U0392363

家庭健康宝典

家庭醫生

［主编］ 闫松

線裝書局

中醫古籍出版社

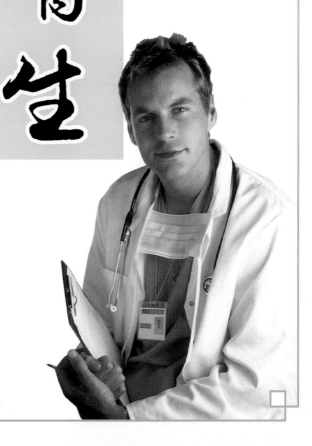

图书在版编目（CIP）数据

家庭医生/闫松主编. - 北京：线装书局，2009.10
ISBN 978-7-80106-999-3

I.家… Ⅱ.闫… Ⅲ.家庭医学－基础知识 Ⅳ.R4

中国版本图书馆CIP数据核字（2009）第178399号

家庭医生

主　　编：闫　松
责任编辑：赵安民　刘　娟
封面设计：博雅圣轩工作室
出版发行：线装书局　中医古籍出版社
地　　址：北京市鼓楼西大街41号（100009）
　　　　　电话：010-64045283
　　　　　网址：www.xzhbc.com
印　　刷：北京彩虹伟业印刷有限公司
字　　数：1290千字
开　　本：710×1040毫米　1/16
印　　张：112
彩　　插：8
版　　次：2010年6月第2版 2010年6月第2次印刷
印　　数：1001-3000套
书　　号：ISBN 978-7-80106-999-3

定　　价：598.00元（全四卷）

ISBN 978-7-80106-999-3

9 787801 069993

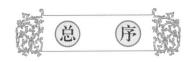

总　序

　　健康对每个人都是最重要的，有健康才会有一切。假设一个人有100000000万，前面的1代表健康，后面的0代表你的房子、车子、妻子、儿子、金子等，如果没有前面的健康1，后面都等于0。可是许多人只有到了病危的时候，才体会到健康和生命的重要。所以我们如何采取积极主动的手段，让自己少生病、不生病，成了摆在我们面前的一个重要课题。

　　当然，健康不仅包括身体健康，还包括心理健康。世界卫生组织宪章早在1948年就提出了健康的概念："健康不仅仅是不生病，而且是身体上、心理上和社会上的完好状态。"这就是说，健康不是单一的指身体没有疾病，而是包括了人的所有思维、行为等诸多方面。而要保持这一完好状态，就需要科学的健康管理。

　　实施健康管理，就是变被动的疾病治疗为主动地管理健康，达到节约医疗费用支出、维护健康的目的。健康管理的宗旨是调动个人及集体的积极性，有效地利用有限的资源来达到最大的健康改善效果。

　　现在，健康与养生已经成为热门话题。健康与养生是两个不同的概念。健康是养生的前提，养生是在健康的基础上提出来的，是对健康更加深入的理解与追求。健康偏重于理念，养生偏重于方法。要理解养生，先要理解健康。

　　如今，只要有钱什么都可以买到，但有一样东西是绝对买不到的，那就是健康。健康是人生最大的财富。提醒朋友们，不要拿自己的健康开玩笑，努力去理解健康和追求健康，享受生活的乐趣是我们生活中最重要的内容。

　　那么，如何综合个人、环境等各方面的因素，从整体上把握自己的健康，如何以更加正确的态度来对付疾病，以及改善自己的生活方式，更好地制定健康计划，延年益寿，本套书系——《中华健康管理书系》将为你解决你所遇到的麻烦和问题。本套书系包括《中华国医健康绝学》、《中华养生秘笈》、《家庭医疗养生保健百科全书》、《本草纲目》、《中医四大名著》、《黄帝内经》、《心理医生》、《家庭医生》等。

　　本套书系是由医学和养生专家、学者耗时三年时间编辑而成，是根据中国人的身体特点和生活习惯，专为国人量身定做。书系里提供了一种全新的健康哲学，一套全新的身心健康理念，她所传播的以拥有健康知识为基石的生活方式和对人类保健的全面的看法，必将成为一种全新的健康文化。总之，此套书系对于促进国人整体身体素质的提高，保障国人个人健康以及家庭的幸福将起到重要的作用。

《中华健康管理书系》编委会

二〇一〇年六月于北京香山桃源居

　　《家庭医生》涉及临床各科，立足于常见病、多发病的诊断、治疗、预防、卫生保健，集中西医为一体，突出实用性、科学性、可行性的特点。全书共分"医疗常识篇"、"物理保健篇"、"疾病防治篇"和"家庭护理篇"，体例鲜明、条目清晰、资料翔实。

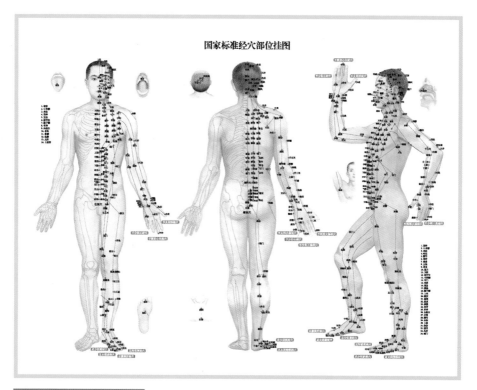

国家标准经穴部位挂图

国家标准经穴部位挂图

　　穴位的学名是腧穴，别名包括："气穴"、"气府"、"节"、"会"、"骨空"、"脉气所发"、"砭灸处"、"穴位"。

　　人体周身约有52个单穴，309个双穴、48个经外奇穴，共409个穴位。人体中，五脏六腑"正经"的经络有12条（实际上，左右对称共有24条）。另外，身体正面中央有"任脉"，身体背面中央有"督脉"，各有一条特殊经络纵贯全身。这14条经络上所排列着的人体穴道，称为"正穴"，全部共有365处。有108个要害穴，其中有72个穴一般采用按摩手法点、按、揉等不至于伤害人体，其余36个穴是致命穴，俗称"死穴"，平常按摩无任何不良影响。所谓致命必有意外的重力，非正常力道，或危险物品造成为必要条件。死穴又分软麻、昏眩、轻和重四穴，各种皆有九个穴。

"人食五谷杂粮而生百病"，怎样治病，怎样养生，首先要从基本的"医学常识"出发，才能达到"事半功倍"的效果。

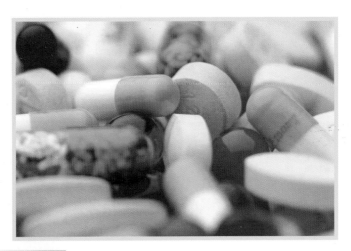

合理使用西药

患者在服药前，要重点看清药品说明书上的五项内容：一看药品的适用症和禁忌症；二看不良反应；三看药品的用法及用量；四看药品的储存；五看生产日期或有效期。

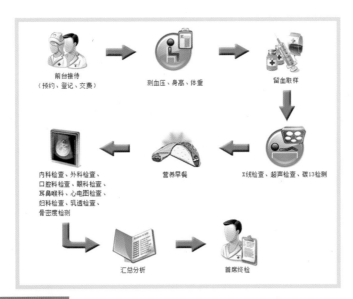

体检流程程序

前台接待→测血压、身高、体重→留血取样→X线检查、超声检查、炭13检测→营养早餐→全身检查→汇总分析→首席终检长寿"秘诀"最简单的一条是"物理保健"。"物理保健"在我国有很悠久的历史，大家熟悉和经常使用的药膳食疗、中医拔罐、穴位按摩、足浴足疗、传统气功等都属于物理治疗保健的范围。

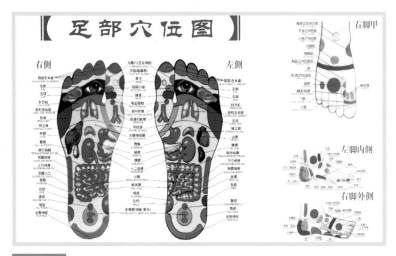

足浴疗法

中药足浴疗法是根据传统中医理论和现代全息生物学理论，应用托毒透邪、补肾活血养血方药，通过足部药浴，药性通过穴位直达脏腑，并施以足部穴位按摩，疏通经气，调理气血。

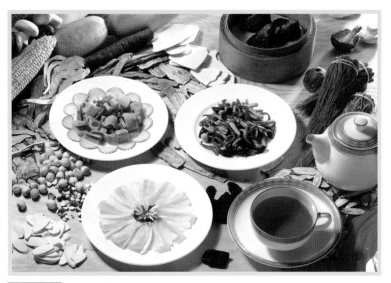

药膳疗法

药膳既不同于一般的中药方剂，又有别于普通的饮食，是一种兼有药物功效和食品美味的特殊膳食。它可以使食用者得到美食享受，又在享受中使其身体得到滋补，从而使疾病得到治疗。

　　"大病去医院，小病去药店"，这是当今人们感到身体不适的主要选择和消费理念。但是，现在许多国家的政府都提出，人们要对自己的健康问题承担责任，发挥积极的作用，提倡将自我药疗作为自我保健首要的和最主要的途径之一。

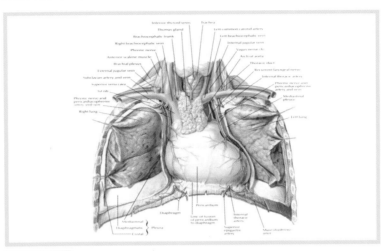

药源性疾病

　　指在药物使用过程中，如预防、诊断或治疗中，通过各种途径进入人体后诱发的生理生化过程紊乱、结构变化等异常反应或疾病，是药物不良反应的后果。

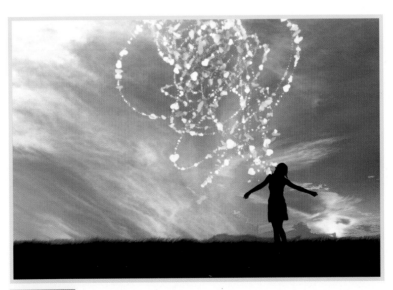

心理性疾病

　　指一个人由于精神上的紧张，而使自己思维上、情感上和行为上，发生了偏离社会生活规范轨道和现象。因此，适度释放郁积在心中的不良情绪，是调节心理的有效方法之一。

护理在病人康复中有着重要的作用。"家庭护理篇"是专门介绍家庭护理技术方法的实用性普及性参考书，内容全面系统，给家庭护理人员以全方位的指导，及早减轻和解除患者的痛苦，使患者尽早康复，从而减轻家庭负担。

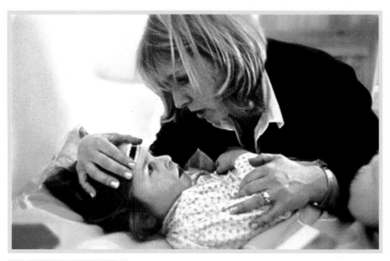

发烧病人的家庭护理

家属不能一见发烧病人，未经医生指点，随便使用退热药或抗菌药。应多喝开水并用冰冷的湿毛巾，或装冰块的塑料袋等放置于额、腋下或大腿跟部，也可用乙醇擦浴。

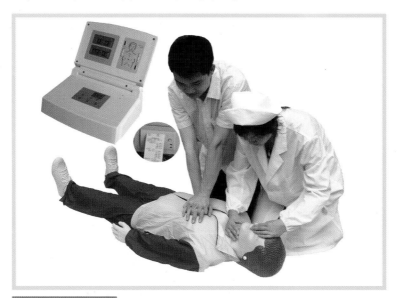

触电后的急救措施

立即切断电源→脱离电源后立即检查伤员进行心肺复苏→对已恢复心跳的伤员不要随意搬动→等待医生到达

家庭醫生

医学常识篇

[主编] 闫松

線裝書局

中医古籍出版社

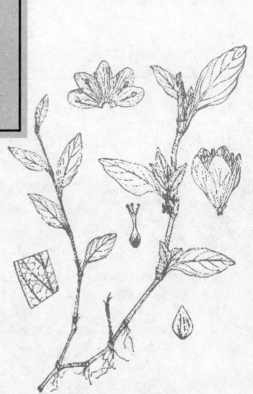

前　言

　　健康是生活质量的基础,身体健康是生命活动的核心,是生命存在的最佳状态,也是幸福的源泉。美国作家爱默生说:"健康是人生的第一财富。"哲学家叔本华说:"健康的乞丐比有病的国王更幸福。"德国作家哈格多恩说:"唯有健康才是人生。"这样简单的道理,大家都懂,人们的健康意识也日益增强。但是病来如山倒,怎样拥有一个健康的身体却是一个难题;况且,如今我们面临的现状是:医疗费用昂贵,工作紧张繁忙,医生职业道德堪忧。怎么办——准备一套适合家庭的保健图书已相当必要。

　　然而,面对市场上各种各样的家庭医疗保健方面的图书,读者的选择是左右为难,而给我们专业人士的感觉是它们并不真正与家庭的实际需要相吻合。为此,我们编写了这套最具实用性的、没有太多的理论和附庸的简单、通俗、实用的真正的家庭医疗保健图书——《家庭医生》。

　　去医院,你能看懂那像外星字符的化验单吗?

　　身体不舒服,你能预测到究竟是哪里要给你添麻烦吗?

　　头疼脑热,你知道按摩哪里能省去打针吃药的苦恼吗?

　　洗脚谁都会,天天洗,可是你知道怎样正确地洗脚吗?

　　……

　　诸如此类,看似简单的问题,涵盖了中医多少学问。

　　本套丛书以通俗易懂的语言,大量的图片,一改医学著作的抽象、艰涩。直接告诉您哪些不该做、哪些该做、应该怎么做,易学易懂,简单明了,真正适合不同层次的家庭,实用性极强。尤其是对疾病防治自查,以及中医物理疗法——针灸疗法、按摩疗法、足浴疗法、药膳疗法、气功疗法、运动疗法等的介绍,更能对您的健康给予最大的保障。

　　这套丛书以保健为核心,以通俗通用为依归,以挖掘和弘扬本民族传统文化为己任。在体例上,我们紧扣与健康最为密切的两部分——身和心。

人的一张嘴可以说话,其实生命也能说话。

杏花开了,就好像大自然在传话要赶快耕地;桃花开了,又好像在暗示要赶紧种谷子。

竺可桢曾说,花香鸟语,草长莺飞,都是大自然的语言。那么,肚皮腆起来了,是不是肚子在传话要去锻炼锻炼了?腰容易发酸了,是不是腰在嘱咐要改掉一些坏习惯了?脉搏跳动,气息呼吸,肤色变换,以及头痛脑热……这些都是生命的语言啊!

生命天天在说话,年年在说话,谁在静心聆听生命的声音?我们是不是该停一停步,松一松手,认真地倾听一下生命对我们的提醒、嘱咐、劝告乃至嘟囔、抱怨呢?

生命的健康是人生最大的财富。那么,就让我们从今天做起,来共同关注自己以及家人的健康吧!

特别需要强调的是,本套《家庭医生》的科学性和可行度极高。我们的编辑工作者是资深的专家,而且在编辑过程中,我们并不是仅仅打个电话向某个医生证实一下我们的观点——请相信我们,这种方法并不罕见!我们从来不这么做。我们的做法是遍搜世界各地的医学杂志,走访最好的医学院校,请教最著名的学者,甚至还要让人们再度确证我们提出的建议。换言之,你在书中读到的已经经过反复的核查。

本套丛书共分为医疗常识篇、物理保健篇、疾病防治篇和家庭护理篇,内容丰富,涉及临床各科,立足于常见病、多发病的诊断、治疗、预防、卫生保健,集中西医为一体,突出实用性、科学性、可行性的特点。全书体例鲜明、条目清晰、资料详实、详略得当、通俗易懂,便于读者学习和掌握,是广大读者的健康护士,医务工作者的良师益友。如读者对病症一知半解或有疑问,还需去医院就诊,以免耽误病情。

地球上的人都有一个梦想:健康。《家庭医生》也有一个梦想,就是为您提供最新、最权威、最实用的健康知识。

卷首语

科学研究表明，在所有的疾病当中，大约有一半会自己痊愈、缓解或有益。一个可以自愈的疾病，你不治它可能会自愈。但如果你盲目地去治它或者盲目养生，就很有可能会再造一个病。然而，遗憾的是，我们许多读者并未对此引起重视，"再造病"已经严重威胁人们的身体健康。

比如，生活中有很多人喜欢用葛根煲汤或文火煮粥来"养生"，自认为这样会对改善"脾胃虚弱"有益。还有一些"中医养生专家"甚至鼓吹用葛根为少女丰胸，其实，这些都是很盲目的，据科学证实，葛根具有损伤胃黏膜的副作用，这意味着它不但不能有益脾胃，反而还会损伤脾胃，而且，葛根汤可引起丘疹。

对于治病养身，公众总是以"跟着感觉走"的方式判断诸如葛根、人身等是"有效"的，比如对于"人参是大补之王"的论断是这样的：

正面的论证是："人参是大补之王，我吃了人参以后，昨晚睡得特别好。"

反面的论证是："人参是大补之王，我吃了人参以后，补得我一个晚上都没有睡着。"

于是，"人参是大补之王"就在感性层面得到 100% "有效"的证明。

再比如，有的人通宵加班，遂得感冒，中医称之为风寒。

而大多数人根据以往体质先是轻敌，不加理会。饮食休息一如既往。然而这个以往只需 1、2 天就可消灭的感冒，居然持续了 2、3 天后愈演愈烈。慌乱中开始胡乱吃药，结果可想而知。而最让人觉得无奈的是人们往往总结是觉得吃药晚了，选药未对症，最后才是饮食，而生活规律根本不在总结之列。

在人们的意识中，假如小孩咳嗽，就去药店里买川贝琵琶糖浆类的药应付一下。这个现代人都觉得很正常的事，恰恰是国人对疾病认识已经简单化了，同时，也正是现代中国人对疾病的认识过分西化了。

为什么这么说呢？咳嗽是症状，引起咳嗽的病很多，当然和肺经有关，但非常复杂，而在病未确定，就根据症状吃药，这个无论是中西医都是不支持的。看看那些止咳药,无非什么冰片川贝什么的,极寒性药,表面上是可以压制一下表症,但有什么用呢? 于病无用,可对体内脏器的伤害却已经累计开始了。这样的伤害的一年两年不会爆发,而当爆发时,长期聚集的寒性体质已非一朝一夕可以扭转了。

以上现象,司空见惯,为什么会出现,这就是由于广大民众的医学常识缺乏所致。

"人食五谷杂粮而生百病",怎样治病,怎样养生,首先要从基本的"医学常识"出发,才能达到"事半功倍"的效果。

目　录

第一章　人体的解剖生理

第一节　人体的基本结构

人体是由无数细胞和细胞之间的物质（细胞间质）所组成。同种细胞和细胞间质结合起来构成组织；几种不同的组织结合起来构成器官；若干器官又结合起来构成系统，以完成某一生理功能。

细胞是人体形态结构的基本单位，也是进行生命活动的功能单位。它由细胞膜、细胞质和细胞核所组成。细胞要在显微镜下放大后才能看清楚。它们的形态多样，游离在血浆中的血细胞多呈圆形；相互紧密连接的上皮细胞多为扁平形或立方形；具有收缩功能的肌细胞多为圆柱形或长梭形；具有兴奋传导功能的神经细胞多有细长并分支的突起。

根据组织的形态和功能的不同，可分为上皮组织、结缔组织、肌肉组织和神经组织四大类。上皮组织由上皮细胞和少量细胞间质相互连接而成，覆盖于身体表面及体内各种管道（消化道、呼吸道、血管等）和囊腔（胸膜腔、腹膜腔等）的内面。结缔组织由细胞和大量细胞间质构成，分布很广，形态多样，如疏松结缔组织、致密结缔组织、脂肪组织等。肌肉组织主要由肌细胞组成，可分为骨骼肌、平滑肌和心肌三种，其功能与肢体运动、胃肠蠕动、心脏搏动等有关。神经组织由神经细胞（神经元）和神经胶质细胞所组成，存在于脑、脊髓和周围神经中。

人体的体腔内有许多器官，如胸腔内有肺、心脏、气管和食管；腹腔内有肝、脾、胃、肠、肾；盆腔内有直肠、膀胱、生殖器官等。各器官具有一定的形态和功能。许多器官相联合组成若干系统，如消化、呼吸、泌尿、循环、神经、内分泌、生殖系统等。每个系统中的器官共同完成某一生理功能，如消化系统包括口腔、咽、食管、胃、小肠、大肠和唾液腺、肝、胰等，它们共同完成对食物的消化和吸收。人体各系统的活动都是在神经和内分泌系统的调节与控制下进行的，从而使人体成为统一的整体。

第二节　人体的化学组成

　　人体内的化学物质主要有蛋白质、糖类、脂类、核酸、水和无机盐。这些化学物质构成人体的各种细胞和细胞间质，并供给细胞活动的能量。

　　蛋白质是生命活动的基础，也是生物体的主要组成物质。人体的每个细胞和各种组织都有蛋白质存在，一切生命活动(如生长、增生、收缩、分泌等)都有蛋白质参与。一个蛋白质分子一般由几百甚至上千个氨基酸分子组成，组成人体蛋白质的氨基酸有二十多种。

　　人体内的糖类主要是葡萄糖和糖原。糖又称碳水化合物，由碳、氢、氧三种元素组成。糖在体内进行生物氧化，产生二氧化碳和水，并放出能量供组织细胞利用。因此，糖是生命活动的主要燃料。

　　人体内的脂类包括脂肪、磷脂、胆固醇等。脂肪也是人体的燃料，在其进行生物氧化时也放出能量供组织细胞利用。磷脂是构成细胞膜的成分之一。胆固醇是一些激素合成的原料。

　　核酸是细胞的重要组成成分之一，有重要的生理功能。核酸可分为核糖核酸和脱氧核糖核酸两类。核糖核酸与蛋白质的生物合成有密切关系。脱氧核糖核酸主要存在于细胞核中，是储存、复制和传递遗传信息的主要物质基础。在细胞核的染色体上，脱氧核糖核酸具有特定的核苷酸排列顺序；其分子中的一个片段储存着特定的遗传信息，是遗传的功能单位，称为基因。

　　水是人体中含量最高的组成成分，占体重的60%，年龄越小所含水分的百分比越大。体内的水分可分成三部分：①细胞内的水分(细胞内液)，约占体重的45%。②组织间液(存在于细胞之间的间隙内)，约占体重的11%。③血浆中的水分，约占体重的4%。

　　体内的无机盐离子主要有钠、钾、氯、钙、磷等。体内含钠约80克，80%分布于细胞外液中；体内含钾约150克，98%分布于细胞内液中；氯在细胞内外均有分布。因此，细胞外液中的主要无机盐是氯化钠。

第三节　运动系统

　　运动系统主要由骨、关节和肌肉三部分组成，起着保护、支持和运动的作用。

　　骨和关节　骨主要由骨质构成，外面包以骨膜，内部藏有骨髓。骨髓充填于骨髓腔和骨松质内,红骨髓是造血器官。骨膜是骨表面的一层结缔组织,对骨的营养和新生起着重要作用。两骨或多块骨连接的部位形成关节,具有一定的活动功能。关节有一层坚厚的、密封的包囊,称关节囊。囊内腔隙为关节腔,内有滑液起润滑作用。

　　骨骼　　成人的骨骼共有206块骨,可分为头颅骨、躯干骨、上肢骨和下肢骨四部分(图1-1)。

　　头颅骨由29块不同的骨组成,起着保护脑、眼和内耳的作用。婴儿颅骨缝未闭合时,颅顶上有较大的空隙,称为前囟。前囟在出生后12～18个月可闭合。

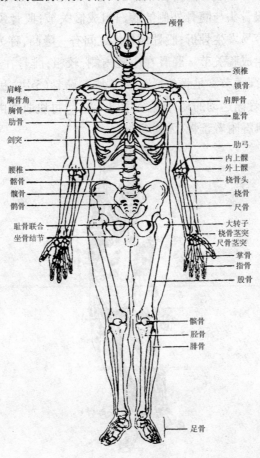

图1-1　骨骼

　　躯干骨包括脊柱、肋骨和胸骨,共51块。脊柱位于背部正中,由颈椎(7个)、胸椎(12个)、腰椎(5个)、骶骨(1个)和尾骨(1个)组成。整个脊柱中央有一管道称椎管,向上经枕骨大孔与颅腔相通。两椎骨体之间有椎间盘,椎间盘在年龄大时可发生变性,如受压过分则向后外侧突出,压迫神经根,产生椎间盘突出症。肋骨共有12对,呈细长弓形,后端与胸椎连接,上部10对经肋软骨与胸骨连接。胸骨位于胸部中央。其上部有一向前隆凸的角称胸骨角,可在体外摸到。胸骨下端为剑突。

上肢骨共有64块。肩胛骨呈三角形,位于胸廓的后外侧,外侧角与肱骨构成肩关节。锁骨外侧端与肩胛骨相接,内侧端与胸骨相接。肱骨在上臂,上端与肩胛骨相接构成肩关节,下端与桡骨、尺骨构成肘关节。当掌心向前位时,前臂的桡骨在外侧,尺骨在内侧。桡骨下端与腕骨组成腕关节。手部骨包括腕骨(8块)、掌骨(5块)和指骨(14块)。

下肢骨共有62块。髋骨由髂骨、耻骨和坐骨组成,与骶骨共同围成骨盆。股骨在大腿部,上端股骨头与髋骨外侧的髋臼组成髋关节;股骨颈部较长,且与股骨体部成一定角度,容易发生骨折;股骨颈与体之间有一隆凸,称为大转子;股骨下端与胫骨、髌骨相接组成膝关节。胫骨在小腿内侧,较粗,腓骨在外侧,较细;胫腓两骨下端与跗骨形成踝关节。足骨包括跗骨(7块)、跖骨(5块)和趾骨(14块)。

肌肉骨骼肌是骨骼运动的动力装置(图1-2)。每块肌肉由肌腹和肌腱组成。肌腹有收缩能力,肌腱附着于骨,无收缩能力。

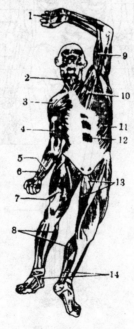

图1-2 肌肉

1.掌腱膜;2.胸锁乳突肌;3.三角肌;4.肱二头肌;5.掌长肌腱;6.桡侧腕屈肌;7.股四头肌;8.腓肠肌;9.肱二头肌;10.胸大肌;11.腹外斜肌;12.腹直肌;13.内收肌群;14.跟腱

在背部脊柱两旁有两条长大的骶棘肌,收缩时使脊柱伸直。胸前两侧部有胸大肌,相邻两肋骨之间有肋间肌。腹前壁正中线两侧有一对腹直肌,收缩时使脊柱和躯干前屈。腹前壁外侧有腹外斜肌、腹内斜肌和腹横肌。胸腹腔之间有膈肌,形如伞状,收缩时膈顶下降使胸腔容量增大导致吸气。

上肢三角肌覆盖于肩关节的外上方。肱骨前方有肱二头肌,收缩时使前臂屈曲。肱骨后方有肱三头肌,收缩时使前臂伸直。前臂的肌肉可分为前后两大群,前群收缩时使腕或手指屈曲,后群收缩时使腕或手指伸直。

臀部有一很发达的臀大肌,对维持身体直立起重要作用,其外上方常作为肌肉注射部位。大腿的前方有股四头肌,其功能是伸小腿并屈大腿。小腿后面有腓肠肌,其粗大的跟腱附着于脚跟骨,对行走起很大作用。

第四节 皮肤

皮肤柔韧而富有弹性,厚度差异在0.5~4.0毫米之间,眼睑等处的皮肤最薄,手掌、足底部皮肤最厚。皮肤由表皮、真皮和皮下组织三部分组成(图1-3)。表皮在外面,是上皮组织,由十多层细胞组成。由于新陈代谢,新生的细胞不断从深部向浅表部生长。衰老的细胞则不断从表面脱落。表皮最底下的一层由基底细胞和黑色素细胞组成。真皮在表皮下面,主要是结缔组织。皮下组织在真皮下面,主要是脂肪组织。真皮和皮下组织内有神经、感受器、血管、汗腺、皮脂腺和毛囊等。皮肤的颜色主要根据所含黑色素多少和血流快慢来决定,晒太阳后黑色素增多而变黑,血管扩张充血时则发红。

皮肤是保护身体的第一道防线。表皮的角质层能耐受摩擦;手掌和足底的角质层最厚,能抵抗较重的撞击。角质层和黑色素能阻挡紫外线的伤害。角质层和皮脂对一般化学品有抵抗作用,但不能抵抗高浓度酸、碱的腐蚀作用。完整的皮肤,微生物不易侵入。

皮肤有散热和保温功能。皮肤散热是通过辐射、传导、对流和蒸发四种方式来完成的。体内产热增多而体温上升时,皮肤内血管扩张而温度升高,使辐射、传导、对流增加,同时汗腺分泌汗液增加而促进蒸发。体温下降时,则皮肤血管收缩、汗腺分泌停止,散热减少,以保持体温。一般的汗腺开口于表皮,也有一些汗腺开口于毛根附近;这些汗腺分布于腋窝、阴部,其分泌物有一定的气味。

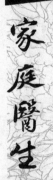

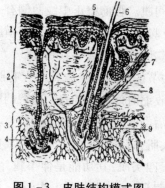

图 1-3　皮肤结构模式图
1.表皮;2.真皮;3.皮下组织;4.汗腺;5.触觉小
体;6.毛发;7.皮脂腺;8.立毛肌;9.脂肪组织

皮肤内有感受器和感觉神经,具有触觉、压觉、温度感觉。皮肤的皮脂腺分泌皮脂,如分泌过多而阻塞毛囊孔时,可发生粉刺。

正常皮肤不吸收水和水溶性物质,但皮肤破损时水和水溶性物质可以侵入。所以皮肤破损时要注意外用药物的浓度和搽药面积,以防止吸收过多而中毒。某些有毒物质(如某些农药)可经皮肤吸收而中毒。

第五节　血液系统

血液是在心血管内流动的液体,呈红色,其总量约占体重的 8%。血液由血细胞和血浆组成,血细胞约占全血的 45%,血浆约占 55%。

血细胞包括红细胞、白细胞和血小板。红细胞的形态像双面凹陷的圆盘,没有细胞核。细胞内含血红蛋白,它具有运输氧气和二氧化碳的能力。血红蛋白为橙红色,因而使红细胞及血液均呈红色。含氧多的动脉血呈鲜红色,含氧较少的静脉血呈暗红色。正常成人男性的红细胞数每升为 $(4.0 \sim 5.5) \times 10^{12}$,血红蛋白每升为 $120 \sim 160$ 克;女性分别每升为 $(3.5 \sim 5.0) \times 10^{12}$ 和 $110 \sim 150$ 克。白细胞比红细胞稍大,为无色圆球形有核的细胞。正常人的白细胞数每升为 $(4 \sim 10) \times 10$。白细胞可分五种:中性粒细胞(占总数的 50% ~70%)、淋巴细胞(占 20% ~30%)、嗜碱粒细胞(占 0% ~0.75%)、嗜酸粒细胞(占 0.5% ~3%)和单核细胞(占 3% ~8%)。血小板是很小的无核小体,正常人的血小板数每升为 $(100 \sim 300) \times 10^{9}$。

血浆中水分占 91% ~92%,蛋白质和其他物质占 7% ~9%。蛋白质主要包括白蛋白、球蛋白和纤维蛋白原,其他物质为糖、脂肪、胆固醇、含氮代谢产物(如尿素、尿酸、肌酐)、无机离子(如钠、钾、钙)等。血液凝固后析出的透明淡黄色液体,一称为血清。

血液在体内不断循环,它具有以下功能:①运输。血液能将氧气、营养物质、激素等运送至全身各组织细胞,又将组织细胞代谢产物运送到肺、肾等处排出体外。②保持身体的酸碱平衡。在血浆和红细胞中有许多能抗酸和抗碱的化学物质,能中和进入血液的酸性或碱性物质,从而保持体内酸碱度相对稳定。③调节体温。器官活动时会产生热量,血液能吸收这些热量并运送到体表散发,使体温不发生大的变化。④防御和保护身体。血浆中含有抗体、抗毒素等,能够对抗和消灭外来的细菌和毒素等。中性粒细胞和单核细胞能吞噬细菌和异物,在细菌感染发炎时白细胞计数和中性粒细胞比率会明显增高。淋巴细胞有重要的免疫功能,T淋巴细胞主要与细胞免疫有关,B淋巴细胞主要与体液免疫有关。血小板在止血、凝血过程中起着重要作用。当血管破裂时,血小板可聚集在破口处堵塞破口,并与各种凝血因子形成凝血块而起止血作用。血小板数量减少时,皮肤、粘膜就会出现出血点。

血型是指红细胞上特异抗原(凝集原)的类型。目前知道红细胞上有多种不同类型的抗原,因此有多种不同的血型系统,如AB、Rh等血型系统。AB血型根据红细胞膜上存在的凝集原A和B的情况分成四型:A型红细胞只含凝集原A,B型只含凝集原B,AB型含A和B两种凝集原,O型不含A和B凝集原。不同血型的人的血清中不含有对抗自身红细胞凝集原的凝集素,但含有对抗他人的不同凝集原的凝集素。因此,当不同血型的红细胞输入其血液时,会发生凝集原——凝集素反应,使红细胞凝集成簇,从而危及生命;而同型或O型红细胞输入时可避免发生凝集反应。

胎儿期5个月以前,血细胞主要在肝、脾内生成;5个月以后,造血部位逐渐移到骨髓。出生后,造血的主要器官是骨髓。如果骨髓造血功能减退或造血原料不足,则血细胞生成将发生障碍,血细胞的数量将会减少。如铁、叶酸、维生素 B_{12} 等是红细胞生成不可缺少的原料,当这些物质缺乏时,红细胞生成发生障碍,红细胞数量或所含血红蛋白量减少,造成贫血。生活在高原的人,由于空气稀薄而氧气较少,缺氧刺激促使骨髓生成较多的红细胞来代偿,因此生活在高原者的红细胞数较多。

第六节 循环系统

心脏和血管组成循环系统,血液在其中按一定方向流动,周而复始,称为血液循环。血液循环可分为两部分。一部分从右半心脏开始,把从静脉回到心脏的血液经肺动脉输送到肺,放出二氧化碳,吸取氧气,再从肺静脉回到左半心脏,称为小循环或肺循环。另一部分从左半心脏开始,经过主动脉、动脉、毛细血管、静脉、腔静脉回到右半心脏,把从肺静脉回到心脏的含氧较多的血液输送到全身,供给组织细胞氧气和养料,并把组织细胞代谢产生的二氧化碳和代谢产物带回心脏,称为大循环或体循环(图1-4)。

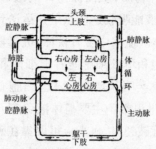

图1-4　体循环与肺循环示意图

(箭头示血流方向)

心脏　心脏是体循环和肺循环的中心,是血液流动的动力装置。心脏收缩和舒张使血液不断从心脏射入动脉,又不断从静脉回到心脏。心脏在胸腔正中偏左,位于两肺之间,横膈之上,前面是胸骨和肋骨,后面是食管和脊柱。心脏形如桃子,心尖向下偏左前,心底朝上偏右后。心底部有动、静脉出入,活动度小;心尖不受牵连而活动度大(图1-5)。心脏收缩时,心尖向前撞击胸壁,在左侧第五肋间可见到心尖搏动。

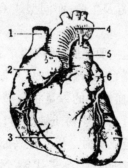

图1-5　心脏的前面

1.上腔静脉;2.右心房;3.右心室;4.主动脉

5.肺动脉;6.左心房;7.左心室;8.心尖

心脏是个中空器官,其结构包括心壁、心房、心室、房室瓣、半月瓣等。心壁主要由心肌构成,心壁内衬心内膜,外包心包膜。心包有内外两层,内层紧贴心肌,两层相连接,其间有腔隙,称为心包腔,腔里有少量浆液。心脏内的腔室被房间隔和室间隔分成左右两半,互不相通。如有异常通道,则是一种先天性心脏病。每半侧心脏又被横分为上下两个腔,上面较小的称心房,下面较大的为心室(图1-6)。房室之间有心内膜构成的活瓣,称为房室瓣,能开放和关闭。左侧房室瓣为两个活瓣,又称二尖瓣;右侧房室瓣为三个活瓣,又称三尖瓣。房室瓣只能向心室开,让血液流入心室而不能返流回心房。在心室和动脉之间有三片半圆形活瓣,称为半月瓣;肺动脉口上的半月瓣也称肺动脉瓣,主动脉口上的半月瓣也称主动脉瓣。半月瓣的作用是防止血液从动脉返流回心室。

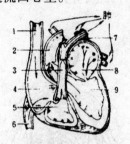

图1-6 心脏的内部构造

1.上腔静脉;2.主动脉;3.肺动脉;4.右心房;5.右心室;6.下腔静脉;7.肺静脉;8.左心房;9.左心室

心脏具有自动发生兴奋搏动的能力,这是因为某些特殊的心肌组织具有自动地、有节奏地发生兴奋和传导兴奋的能力。在右心房和上腔静脉连接处有一个窦房结,它自动地发生兴奋,并传播到左、右心房和房室结,再经房室束传播到左、右心室,使整个心脏各部位相继兴奋收缩起来。如果起始发生兴奋的部位不在窦房结,或者兴奋传播过程发生障碍,则将导致心律失常。心脏各部位先后发生兴奋时伴有生物电变化,通过体液的导电作用,这些电变化可在体表用心电图仪记录下来,就成了心电图。患心脏疾病时,心电图将出现改变。

心脏搏动一次,包括收缩和舒张两个过程。心室收缩时,室内压力增高,房室瓣关闭,半月瓣开放,将部分血液射入肺动脉和主动脉。心室收缩后舒张,半月瓣关闭,房室瓣开放,血液从上、下腔静脉和右心房流入右心室,同时血液也从肺静脉和左心房流入左心室。然后心房收缩,把心房内血液进一步排入心室,接着心室再收缩。在心脏活动过程中,瓣膜关闭的振动和血液撞击心室壁和大动脉壁的振动所产生的声音,称为心音。用听诊器在心前区进行听诊时,可以听到第一心音和第二心音。第一心音音调较低,持续时间较长,由心室射血引起大血管扩张和房室瓣关闭的振动造成,它标志着心室收缩开始。第二心音音调较高,持续时间较短,由半月瓣关闭的振动造成,它标志着心室舒张开始。如果瓣膜狭窄或关闭不全,均可产生涡流而出现杂音。

心率指每分钟心脏搏动的次数。正常成人安静时心率每分钟60~100次。在不同年龄、不同性别和不同生理的情况下,心率都不相同。新生儿心率很快,每分钟可达140次左右,随着年龄增长而逐渐减慢,至青春期时接近成人的心率;成年女性心率比男性稍快。经常进行体力劳动和体育锻炼的人平时心率较慢。同一个人,在安静和睡眠时心率较慢,运动和情绪激动时心率加快。心脏本身的氧气和养料由冠状动脉供应,冠状动脉有病时心肌血液供应减少,可导致冠心病。

　　血管　血管分为动脉、毛细血管和静脉。动脉是将血液从心脏输送到毛细血管的管道,管径随分支由大逐渐变小,因此可分为大、中、小三种动脉。人体的动脉系统(见图1-7)。

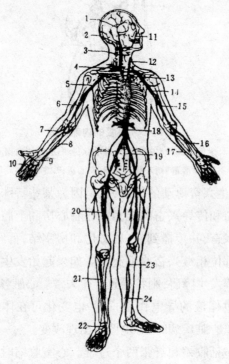

图1-7　动脉系统

1.颞浅动脉;2.颈外动脉;3.右颈总动脉;4.右锁骨下动脉;5.腋动脉;6.肱动脉;

7.桡动脉;8.尺动脉;9.掌深弓;10.掌浅弓;11.面动脉;12.左颈总动脉;13.左锁骨

下动脉;14.腋动脉;15.肱动脉;16.桡动脉;17.尺动脉;18.腹主动脉;19.左髂总动

脉;20.股动脉;21.胫前动脉;22.足背动脉;23.腘动脉;24.胫前动脉

　　心室收缩将血液射入动脉。心室收缩的力量,一方面推动血液在动脉内流动;另一方面通过血液对动脉管壁产生侧压力,使管壁扩张并形成动脉血压。心室舒张不射血时,扩张的动脉管壁发生弹性回缩,继续推动血液前进,并使动脉内保持一定血压。心室收缩和舒张时动脉内的压力不同,收缩时血压升高,它所达到的最高值,称为收缩压;舒张时血压下降,它所达到的最低值,称为舒张压。收缩压与舒张压之差称脉压。动脉血压可在上臂部测量。正常成人动脉收缩压为12～18.67千帕(90～140毫米汞柱),舒张压为8～12千帕(60～90毫米汞柱),脉压为4～

6.67千帕(30～50毫米汞柱)。血压常以收缩压/舒张压千帕或毫米汞柱表示(10千帕＝75毫米汞柱)。

收缩压的高低主要与心室射出血液量的多少有关,运动时心室射血量增加,收缩压升高。舒张压的高低主要与血流阻力,特别与小动脉收缩口径有关。如小动脉收缩,口径缩小,血流阻力加大,则舒张压升高。通常讲的高血压病,主要由小动脉收缩较强而血流阻力过高而造成。因此,其主要表现为舒张压升高。脉压的大小主要与大动脉的可扩张性好坏有关;老年人大动脉硬化而可扩张性较差,对血压波动的缓冲作用减弱,使收缩压与舒张压的差值加大,脉压增大。

心室收缩时,血压升高,大动脉扩张;心室舒张时,血压降低,大动脉回缩。大动脉管壁的这种搏动,称为动脉脉搏。这种搏动可沿大动脉管壁向中小动脉传播,因此在身体浅表的动脉(如桡动脉、足背动脉和颞浅动脉)部位可用手摸到这种搏动。切脉就是通过按摸动脉脉搏,来了解血液循环的变化。

微动脉和微静脉之间的血液循环,要在显微镜下才能加以观察,因此称为微循环。微循环由微动脉、毛细血管前括约肌、毛细血管、微静脉等部分组成。毛细血管分支成网、管壁很薄,血液中的氧气、营养物质和组织间液(组织液)中的二氧化碳、代谢产物,可透过毛细血管壁进行物质交换。亦即血浆中的水分、电解质和营养物质,透过毛细血管壁进入组织间隙,生成组织液;而组织液中的水分、电解质和代谢产物,也可透过毛细血管壁回收到血浆中。毛细血管中的血压促使组织液生成,组织间隙内的组织液压则促使组织液回收,血浆中的胶体渗透压(主要由白蛋白产生)也加速组织液的回收,毛细血管壁的通透性增大则促使组织液生成增多。因此,当毛细血管内血压升高时(如炎症充血),血浆胶体渗透压降低时(蛋白尿流失大量白蛋白),毛细血管壁通透性增大时(过敏反应部位),均可使组织液生成增多或回收减少,导致局部或全身性水肿。发生水肿时,组织间隙潴留水分也同时潴留了电解质(主要是氯化钠),因此限制进食氯化钠以减少氯化钠的潴留,也可限制水肿的发生。平时组织液的生成量稍大于其回收量,多余的组织液将进入淋巴管形成淋巴液。

静脉是将血液从毛细血管返回心脏的管道。浅静脉在皮肤下面可以看到,上下肢的浅静脉常被用来抽血,进行静脉注射和补液。头颈部和上肢静脉血最后汇集到上腔静脉;躯干和下肢静脉血则汇集到下腔静脉。腹腔器官如胃、肠、胰、脾等静脉汇合成门静脉,经过肝脏,再由肝静脉汇集到下腔静脉。由胃肠道吸收的养料,通过门静脉到肝脏,经肝脏加工后,或储存于肝脏,或由肝静脉进入下腔静脉,然后通过心脏、动脉系统分布到全身。

淋巴系统淋巴系统是循环系统的一个组成部分,包括淋巴管、淋巴结和脾脏等。其功能是将部分组织液运回血液,因此是血液循环的辅助装置。此外,还有制

家庭醫生

11

造淋巴细胞、吞噬侵入体内的微生物、产生抗体等重要功能。在各组织间隙中，分布着丰富的以盲端起始的毛细淋巴管网，其内压较低，管壁通透性较大，部分组织液能透入毛细淋巴管内形成淋巴液（淋巴）。淋巴液无色透明，成分与血浆相仿，含有大量淋巴细胞，某些分子较大的颗粒如脂肪滴也能透过毛细淋巴管壁（如肠道淋巴管）而进入淋巴液。淋巴液经各级淋巴管汇集到较大的淋巴导管，最后注入颈根部的大静脉，返回血液循环。

淋巴结镶嵌于淋巴管间，它们有过滤淋巴液，扣留和清除微生物、癌细胞等作用，并能制造淋巴细胞，产生抗体。淋巴结常群集于关节的屈侧凹窝内（如腋窝、腹股沟处），脏器周围（如肺门处）和大血管附近（如颈内静脉处）。各群淋巴结承接身体一定区域的淋巴回流。当某些淋巴结肿大时，常提示其所属区域有一定病变（如炎症、癌肿）。如颌下淋巴结肿大，提示口腔、鼻腔或面部有病变；腋淋巴结肿大，提示上肢或乳房有病变；腹股沟淋巴结肿大，提示下肢或外阴部有病变；锁骨上淋巴结肿大，提示内脏癌肿已转移。

脾脏是最大的淋巴器官，位于左侧第9～11肋之间的腹腔内，能制造淋巴细胞和单核细胞。脾有吞噬异物及破坏衰老血细胞的功能。脾质软而脆，受暴力打击时易破裂而造成严重内出血。

第七节　呼吸系统

呼吸系统包括鼻、咽、喉、气管、支气管和肺（图1-8）。鼻、咽、喉、气管和支气管是空气进出的通道，肺是进行气体交换的场所。

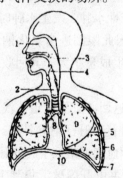

图1-8　呼吸器官解剖图

1.鼻；2.气管；3.咽；4.喉；5.胸膜脏层；6.胸膜
壁层；7.胸膜腔；8.支气管；9.肺；10.横膈

鼻腔被鼻中隔分为左右两侧。鼻中隔的血管非常丰富，特别是前下部，血管汇合成网,鼻出血常在此处发生。鼻腔四周有含空气的骨质空腔,它与鼻腔相通,称为鼻窦。当鼻腔发炎时可能波及鼻窦,引起鼻窦炎。吸入的空气通过鼻腔时,即被加温和湿润,并清除掉较大的尘埃。鼻腔顶部有嗅觉感受器。鼻腔和鼻窦是发声共振器,对发声起辅助作用。

咽上连鼻腔与口腔,下接喉与食管,可分为鼻咽、口咽和喉咽三部分。鼻咽前方为鼻腔,两侧有耳咽管的开口,由此可通中耳。口咽前通口腔,两侧有扁桃体,悬雍垂(小舌头)处于两侧扁桃体之间。喉咽的前下方通喉部,后下方连食管。咽是空气和食物的通道。

喉由软骨、肌肉和结缔组织构成,上与喉咽相连,下接气管,内有声带。喉是发声器官,也是空气进出的通道;吞咽食物时通道能关闭,防止食物进入气管。

气管上端接喉,下端在胸骨角水平分为左右两支气管。左右两支气管成70°角,右支气管粗而短,近于垂直;左支气管细而长,趋向水平。所以落入气管的异物多进入右支气管。支气管入左右两肺后,反复分支,越分越细,形成树枝状。

肺呈圆锥形,左右各一,位于胸腔内。两肺各有肺尖、肺底和外侧面,其内侧面有支气管、血管和神经进出处,称为肺门。右肺分上、中、下三叶;左肺分上、下两叶。每叶肺各有一细支气管,并反复分支,最后形成肺泡。肺泡外面包绕着毛细血管网,肺泡内的气体与毛细血管血液中的气体可通过薄而通透性好的肺泡壁进行交换。肺泡数量极大,约有7.5亿个,能进行气体交换的面积约有130平方米。

胸膜为一层光滑的浆膜,覆盖在肺的表面(胸膜脏层)和衬在胸壁内面(胸膜壁层)。脏层与壁层互相连接围成一密闭间隙,称为胸膜腔。胸膜腔左右各一,互不相通,腔内有少量浆液起润滑作用。由于肺有回缩的能力,导致胸膜腔内压低于大气压,称为胸膜腔负压。负压有利于肺扩张,并促进血液和淋巴液回流入心。当胸壁外伤或肺组织病变导致胸膜破损时,空气由于胸膜腔负压而进入胸膜腔,形成气胸。严重气胸时,肺将回缩,血液回流入心发生障碍,造成呼吸、循环功能紊乱而危及生命。

人体与外界环境之间的气体交换,称为呼吸。它包括呼吸运动和肺通气、肺换气和组织换气、气体在血液中的运输等环节。肺本身不能运动,其活动要依靠呼吸肌的收缩和舒张。平静吸气时,肋间吸气肌收缩,使肋骨和胸骨向上、向外移动,胸腔前后径和横径增大;膈肌收缩,横膈下降,胸腔上下径也增大,于是整个胸腔容积扩大。胸膜腔内的少量浆液使两层胸膜紧密相贴在一起,胸腔扩大时肺也随之扩大。肺扩大时使肺内压下降到低于大气压,空气就吸进肺内。平静呼气时,吸气肌舒张,胸廓因本身弹性和重力关系而恢复原位,横膈上升,胸腔容积缩小,肺也随之缩小;此时肺内压升高超过大气压,肺内气体被排出体外。当呼吸增强时,参与活动的吸气肌加多,且收缩力量加大,一些呼气肌也在呼气时参与活动。以肋间肌活动为主的呼吸运动,称为胸式呼吸,以膈肌活动为主的呼吸运动,称为腹式呼吸。呼吸肌的活动是受呼吸中枢控制的,呼吸中枢主要在延髓部位,延髓受损时呼吸运动将停止。窒息时,血液中二氧化碳增多而氧气缺少,能刺激呼吸中枢使之兴奋增强,使呼吸运动加强以排出过多的二氧化碳和吸取较多的氧气。

在深吸气后作最大的深呼气所能呼出的气量,称为肺活量。肺活量随年龄、性别和健康情况而不同。青壮年比老年人大,男性比女性大,运动员比一般人大。肺部疾病(如重度肺结核、肺气肿、矽肺等)可使肺活量减低。

通过呼吸运动吸入肺泡的气体,要与肺泡周围毛细血管血液中的气体进行气体交换,这种气体交换称为肺换气。吸入肺泡的新鲜空气含氧多而二氧化碳少,在肺泡周围毛细血管中的血液是从全身各组织细胞部位流回来的,因此含氧少而二氧化碳多;于是氧气从肺泡进入血液,二氧化碳从血液进入肺泡。经气体交换后的血液经肺静脉返回左心房再流向全身,而交换后的肺泡气则通过呼气排向体外。肺换气后的血液流回心脏经动脉运至全身各组织细胞后,又与组织细胞进行气体交换,这种气体交换,称为组织换气。由于组织细胞不断进行新陈代谢,氧气被消耗并产生二氧化碳,组织细胞处的氧气少而二氧化碳多;于是血液放出氧气供组织细胞利用,二氧化碳由组织细胞进入血液。经组织换气后的血液经静脉返回右心房,再流向肺进行肺换气。

氧气从肺运到组织细胞,二氧化碳从组织细胞运到肺,都是靠血液来运输的。氧进入血液后,只有极小部分直接溶解在血浆中,而98%的氧是与红细胞的血红蛋白结合成氧合血红蛋白而被运输的。在一氧化碳(煤气)中毒时,一氧化碳能与血红蛋白牢固结合,严重限制了氧与血红蛋白的结合,氧的运输就发生障碍而危及生命。二氧化碳的运输较为复杂,它大部分经红细胞生成重碳酸盐,小部分与血红蛋白结合成氨基甲酸血红蛋白,极小部分则直接溶解在血浆中。

第八节　消化系统

消化系统包括消化管和消化腺。消化管由口腔、咽、食管、胃、小肠、大肠、肛门等组成(图1-9)。消化腺有唾液腺、胃腺、胰腺、肝和肠腺。

人体摄取的主要营养物如蛋白质、糖类和脂肪,都是结构复杂的有机物,不能直接被人体利用,必须在消化管内经过分解,变成结构简单的小分子物质,才能透过消化管粘膜进入血液循环,供组织细胞利用。食物在消化管内的分解过程,称为消化;消化后的小分子物质,透过消化管粘膜进入血液循环的过程,称为吸收。

口腔　口腔具有吮吸、咀嚼食物、辨别味道、吞咽和辅助发声等功能。牙齿是

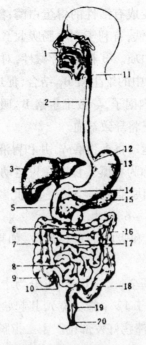

图 1-9　消化系统：

1.口腔；2.食管；3.肝脏；4.胆囊；5.十二指肠；6.横结肠；7.升结肠；8.回肠；9.盲肠；10.阑尾；

11.咽；12.贲门；13.胃；14.幽门；15.胰；16.降结肠；17.空肠；18.乙状结肠；19.直肠；20.肛门

咀嚼食物的利器，也帮助发声。出生后 6 个月左右开始出乳牙，到 2 岁左右出齐，共 20 个；到 6~7 岁时，乳牙开始脱落，并逐渐长出恒牙，恒牙共 32 个。切牙的功能是切断食物，尖牙可撕裂食物，前磨牙用来捣碎食物，磨牙则能磨碎食物。舌由肌肉组成，在咀嚼、吞咽过程中有重要作用。舌表面有味蕾感受器，能感受味觉；舌尖部对甜味较敏感，舌两侧对酸味较敏感，舌两侧前部对咸味较敏感，而舌根部对苦味较敏感。正常的舌表面有很薄一层的白色舌苔。患病时，舌质和舌苔可发生变化。唾液腺有腮腺（在耳前下方）、颌下腺（在下颌骨的内面）和舌下腺（在口底）三对；它们分泌唾液，经导管流入口腔。唾液能湿润食物，便于吞咽；唾液的淀粉酶能使食物中的淀粉水解为麦芽糖。

食管　位于气管的后面，沿脊柱下降，穿过膈肌后与胃相连接。当食物被咽下时，食管肌肉发生一系列从上而下的收缩运动（蠕动），使食团较快进入胃。吞咽时，咽部进入气管的通道被关闭，食团不会进入气管。

胃　位于上腹部，上连食管，下接十二指肠，是消化管中最宽大的部分。胃可分成胃底、胃体和胃窦三部分。胃的入口处为贲门，出口处称幽门。胃有前后两面，还有大弯和小弯。胃小弯和幽门部是溃疡好发部位。

胃壁的粘膜层中有许多胃腺，能分泌胃液。胃液为酸性消化液，含下列成分：

①盐酸:它能使胃蛋白酶原变成有活性的胃蛋白酶;能杀死进入胃里的细菌;能使食物中的铁质变成游离的低铁,有利于在小肠吸收。②胃蛋白酶原:遇到盐酸,转变成胃蛋白酶,它能分解蛋白质。③粘液:带碱性,对胃粘膜有保护作用。④内因子:是一种糖蛋白,能与食物中的维生素 B_{12} 结合,促进维生素 B_{12} 的吸收。胃粘膜萎缩的患者,其胃液中缺乏内因子,导致维生素 B_{12} 吸收困难;由于维生素 B_{12} 是红细胞生成所必需的,它的缺乏将导致贫血。

食物进入胃后,通过胃运动将食物磨碎,并和胃液混和,使食物中蛋白质分解。经胃消化后的物质呈粥状,称为食糜。食糜在胃运动的推动下,逐步排入小肠,称为胃排空。糖类食物排空最快,脂肪排空最慢,因此多吃脂肪不易感觉饥饿。平时吃的混合食物,经胃排空需 4～6 小时。

小肠　小肠是食物消化和吸收最重要部位,如果小肠被切除全长的 70% 以上,就将危及生命。

小肠在腹腔中,成人小肠全长 5～6 米,可分为十二指肠、空肠和回肠三部分。十二指肠长约 25 厘米(约等于 12 个指头宽),其起始部在 X 线观察下呈锥形或圆球形,称为十二指肠球部,是溃疡好发部位。十二指肠中段有胆总管和胰管的共同开口,因此胆汁和胰液均进入十二指肠。十二指肠以下的小肠,前 1/3 是空肠,后 2/3 是回肠。

小肠内的消化液有胰液、胆汁和肠液。胰液由胰腺分泌,它含有淀粉酶、脂肪酶和蛋白酶,能分解淀粉、脂肪和蛋白质。胰腺形细长,横贴在腹后壁,可分头部、体部和尾部三部分。胰管贯通头尾,开口于十二指肠。胰腺还有内分泌功能。胆汁由肝脏分泌,经毛细胆管逐渐汇集到大的胆管,再由胆总管排入十二指肠。胆总管由胆囊管和肝总管会合而成,胆汁可经胆囊管流入胆囊贮存并浓缩。胆汁能帮助脂肪进行消化和吸收。肠液由肠壁粘膜层内的肠腺所分泌,它也有多种消化酶,可对糖、蛋白质、脂肪进行分解消化。

小肠运动可进一步对食糜进行分割,并和消化液充分混合,促进食物进行分解;同时,逐渐推送食糜向下移行。食物经口腔、胃和小肠消化后,已分解成可吸收的小分子物质,可被小肠粘膜吸收。小肠是营养物质吸收的主要部位。糖类吸收的主要形式是葡萄糖;蛋白质吸收的形式是氨基酸;脂肪消化后主要生成甘油、脂肪酸和甘油一酯,它们在胆盐的辅助下被吸收。

大肠　大肠从回盲瓣开始,分为盲肠、阑尾、升结肠、横结肠、降结肠、乙状结肠和直肠等部分。在回肠与盲肠的交界处,有一条蚯蚓样的突起,称为阑尾;当其发炎时,称为阑尾炎。

大肠的主要功能是吸收食物残渣中的水分和无机盐,暂时存放粪便和排出粪便。多吃纤维素食物后,纤维素在大肠中能限制水分被吸收,并刺激大肠运动,可促进排便,预防便秘。大肠运动少而慢,但每日有数次大蠕动,往往在餐后发生;这种大蠕动可把粪便推向结肠下段和直肠,引起排便感觉。大肠内有较多细菌,它们能利用肠内较简单的物质,合成维生素 B 复合体和维生素 K,由大肠吸收供身体利用。

肝脏 肝脏是体内最大的腺体,也是重要的代谢器官,位于腹腔右上方。肝脏分为左、右两叶,右叶较厚,左叶扁薄。肝脏有下列重要功能:①参与糖、脂肪、蛋白质的代谢。从消化管吸收来的营养物质,可通过门静脉到达肝脏,在肝脏中加工成各种代谢所需的物质。肝脏能合成血浆蛋白(尤其是白蛋白)与合成凝血有关的物质等。当肝脏患病时,可导致各种代谢紊乱,血浆白蛋白减少,凝血有关的物质也减少,因而易出现出血现象。②解毒与防御功能。体内代谢产生的有毒物质、外来的毒物和药物,主要在肝脏解毒。进入肝脏的细菌或异物,可被肝内某些细胞吞噬。③分泌胆汁。胆汁由肝细胞分泌后经胆道系统贮存于胆囊或排入十二指肠。胆汁主要含胆盐和胆色素。胆盐能促进脂肪的消化和吸收,也促进脂溶性维生素 A、D、E、K 的吸收。胆色素与粪便颜色有关。④在胚胎期和新生儿期,有造血功能。

呕吐 呕吐是将胃及肠内容物从口腔强力驱出的动作。是一种具有保护意义的反射动作。一些刺激作用于舌根、咽、胃、大小肠、胆管、泌尿生殖器官、视觉、内耳位置觉(晕船时)等均可引起呕吐。呕吐时,胃和食管下端舒张,而十二指肠和空肠上段运动加强,膈肌和腹肌猛烈收缩,挤压胃内容物经食管、口腔吐出。由于十二指肠内压力高于胃内压力,肠内容物可倒流入胃,呕吐物中常混有胆汁和小肠液。

第九节 代谢与体温

人体不断地进行着新陈代谢,一方面不断从外界环境中摄取氧气和营养物质,将它们转变成体内新的物质;另一方面又不断分解体内旧的物质,把分解产生的代谢产物排至体外,并在分解时释放出能量,供生命活动时利用。

代谢都需要在酶的参与下才能进行,因为酶具有加速化学反应的作用。人体内酶的种类很多,各有其特定的作用,但其本质均为蛋白质。大多数酶在温度 37℃ 时作用最好,温度过高会使蛋白质破坏而丧失其功能。酸碱度对酶的作用也有影响,大多数酶在酸碱度近于中性时作用最好。

糖和脂肪在体内生物氧化时,均产生二氧化碳和水,并放出能量;蛋白质生物氧化时,也产生二氧化碳和水,此外还产生含氮代谢产物,并放出能量。代谢放出的能量,一部分用以维持体温,另一部分储存于腺苷三磷酸(－钉、P)中;然后组织活动时再从 ATP 中获得所需要的能量,进行各项生理活动(如肌肉收缩等)。但是,各项生理活动消耗能量后,最终将转变成热量(除人体作外功劳动外)。

在清醒而又极端安静的状态下,排除肌肉活动、环境温度、食物和精神因素等影响时,所测得的代谢产热量,称为基础代谢。测定基础代谢要在清晨未进餐以前,而且前晚要吃清淡菜肴而不能过饱;测定前不做费力活动,测定时要平卧而肌肉放松;测定时室温控制在 20℃左右;被测者精神放松而不紧张,才能符合测定要求。甲状腺功能不足时,其基础代谢降低;甲状腺功能亢进时,其基础代谢升高。因此,测定基础代谢有助于甲状腺疾病的诊断。

代谢过程中不断产生热量(产热),同时这些热量通过血液循环运到体表,经辐射、传导、对流和蒸发等方式向外界发散(散热)。产热和散热是保持平衡的,因此体温能维持在 37℃左右。人体各部位温度稍有差异,体表处的温度比深部组织处低。直肠温度为 36.5～37.5℃,口腔温度为 36.0～37℃,腋窝温度为 35.5～36.5℃。一昼夜中,清晨 2～6 时体温最低,午后 2～6 时体温最高,波动幅度在 1℃之内。女性体温比男性稍高,且随月经周期而变动;月经期及经后体温较低,排卵后到下次月经期前体温较高(由于孕激素水平升高)。在新生儿(特别是早产儿)体温调节机制尚未发育完善,体温调节能力较差,体温易受环境温度变化的影响。因此,对新生儿应加以特别注意,避免体温的过分波动。体温调节的主要中枢在下丘脑。

第十节　泌尿系统

泌尿系统包括肾脏、输尿管、膀胱和尿道(图 1－10)。

肾脏左右各一,位于腹后壁脊柱两旁,相当于第 11 胸椎至第 3 腰椎的水平,右肾较左肾稍低。肾脏外侧缘凸出,内侧缘中部凹陷处称肾门。肾门是肾动脉、肾静脉、输尿管、肾神经出入的部位。肾脏的主要功能是生成尿液,排出代谢产物;它在维持身体的水、电解质和酸碱平衡中起重要作用。

肾脏内部结构可分成肾实质和肾盂两部分。肾实质内有许多生成尿的功能单位,每个单位由肾小体和肾小管组成。肾小体内有一团毛细血管,称为肾小球;当血液流过肾小球时有 20% 左右的血浆可以滤出,但血细胞和血浆蛋白质则不能滤过。滤出的液体随即进入肾小管,在肾小管内滤液中的葡萄糖、氨基酸被全部重吸收回血液,钠和氯离子、水等大部分被重吸收回血液,一些物质(如氨等)被肾小管分泌入滤液。经过肾小管的处理后,滤液就成为尿液。尿液经乳头管、肾小盏、肾

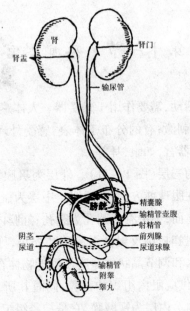

图 1 - 10　泌尿系统解剖图

大盏而汇集到肾盂,再流入输尿管。

　　成人每昼夜生成的尿量一般为 1~1.5 升。垂体后部分泌的抗利尿激素,能促进肾小管对水的重吸收,从而使尿量减少。大量饮白开水后,抗利尿激素分泌减少,尿量可明显增加,称为水利尿。一些利尿药物是通过限制肾小管对钠和氯离子、水的重吸收而使尿量增加,从而达到利尿的目的。

　　输尿管　输尿管上接肾盂,下连膀胱。管壁可产生节律性蠕动,将尿液从肾盂输送入膀胱。正常时输尿管每分钟蠕动 3~5 次。当输尿管受结石阻塞时,蠕动次数增加,蠕动力量加强,甚至产生输尿管痉挛,表现为腰部有绞痛。

　　膀胱　膀胱是一个空腔器官,空虚时呈锥体形,顶端细小,向前上方;底部膨大,向后下方。膀胱底的内面为三角区,其尖端向下接尿道口,其两侧角有输尿管开口。三角区是肿瘤好发部位。膀胱的功能是贮存和排空尿液。排尿是受意识控制的反射活动。当膀胱内尿量增加到一定程度时。膀胱内压升高而刺激膀胱壁感受器。感觉冲动经神经传入中枢,产生尿意。如无排尿机会,则排尿活动被抑制;如有排尿条件,则膀胱收缩、尿道括约肌松弛,尿液即被排出。

　　尿道　男性尿道从阴茎头部开始直到尿道内口。尿道上段为前列腺所包围,前列腺分泌管和两侧射精管都开口于该段尿道。因此,男性尿道具有排尿和排精双重功能。当前列腺肥大时,尿道受压,排尿发生困难。女性尿道较男性尿道直、宽而短,外部细菌易经尿道而抵达膀胱,造成膀胱炎。女性尿道仅有排尿功能。

第十一节 感觉器官

各种刺激引起反射活动,需要作用于感受器。人体感受器很多,有的分布在体内,感受人体内部的各种刺激;有的分布于体表,感受外环境的各种刺激。有的感受器结构复杂,称为感觉器官,如眼、耳等。

眼 眼球的球壁分为三层(图1-11)。外层为巩膜和角膜,巩膜不透明呈乳白色,起保护作用;角膜在眼球前方,完全透明。中层为血管膜,包括虹膜、睫状体、脉络膜三部分。虹膜在前面,中央有一圆孔为瞳孔;虹膜内平滑肌的舒缩能改变瞳孔的大小,当外界光线较强时,则反射性引起瞳孔缩小,称为瞳孔对光反射。睫状体的主要作用是产生房水和调节晶状体凸度使远近物体在视网膜上成象清晰。脉络膜在后部,主要作用为供应眼内组织的营养,同时其所含色素起着遮光作用,使光线只能从角膜进入眼内。内层为视网膜,它是神经组织,能感受光刺激并发出视觉冲动传入大脑。

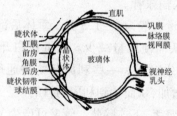

直肌
巩膜
脉络膜
视网膜
睫状体
虹膜
前房
角膜
后房
晶状体
玻璃体
睫状韧带
球结膜
视神经乳头

图1-11
眼的水平断面模式图

在眼球内有一透明而有弹性的晶状体,像一个凸透镜,能将光线聚焦在视网膜上,形成物象(倒象)。物体远近发生变化时,通过反射调节睫状体的收缩状态,使晶状体凸度发生改变,而使视网膜上成象始终保持清晰,视觉就始终很清楚。老年人晶状体变硬,凸度改变发生障碍,视近物发生困难,出现老视(老花眼)。由于眼球前后径过长或角膜和晶状体的屈光力过强,远处的物体光线进入眼球后形成的物象落在视网膜前,因此视远物困难,称为近视。由于眼球前后径过短或角膜和晶状体的屈光力过弱,近处的物体光线进入眼球后形成的物象落在视网膜后,因此视近物困难,称为远视。由于角膜的垂直方位的弯曲度与横向方位的弯曲度不一致。物体的光线进入眼球后不能聚焦在一处,物象会变形,视觉模糊不清,称为散光。

晶状体与角膜之间充满着房水,虹膜将这一间隙分成前房和后房。房水由睫状体产生,进入后房,经瞳孔流入前房,再由前房的周边部吸收入血液循环。如果房水回流吸收受到阻碍,则眼内的压力将升高而导致青光眼。

光线抵达视网膜后能刺激感光细胞(视锥细胞和视杆细胞),转而产生视觉冲动。视锥细胞主要集中在视网膜中央部分,能感受强光,具有色觉功能;视杆细胞分布在视网膜边周部分,能感受弱光,产生灰暗视觉而无色觉。因此,在光线明亮的环境下,视锥细胞发挥其功能;在光线暗淡的环境下,视杆细胞发挥其功能。视杆细胞的功能与维生素 A 有密切关系,缺乏维生素 A 时视杆细胞功能减退,从而出现夜盲症。

耳 耳分为外耳、中耳和内耳三部分(图 1 - 12)。外耳分耳廓和外耳道两部

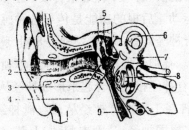

图 1 - 12 外耳、中耳和内耳

1. 耳廓;2. 外耳道;3. 鼓膜;4. 鼓室;5. 听小骨;
6. 半规管;7. 前庭;8. 耳蜗;9. 耳咽管

分,是声波传入中耳的通道。中耳包括鼓膜、鼓室和 3 块听小骨,它们的功能是将外耳声波的空气振动,转变成听小骨的振动,再把振动传向内耳。因此,外耳道、鼓膜、听小骨承担着声波传导的功能,传导功能障碍则导致传导性耳聋。内耳由耳蜗、前庭器官和半规管组成。耳蜗与听觉功能有关,因为它能感受声波的振动,并发出听觉神经冲动,传入大脑产生听觉。人耳能听到的声波频率在每秒 16 ~ 20000周之间,如果听神经或大脑听觉中枢功能减退或丧失,则导致神经性耳聋。前庭器官与位置感觉有关,半规管与旋转感觉有关。当头部位置改变时,或人体进行一定方向的旋转时,可分别刺激前庭器官或半规管,其兴奋冲动经前庭神经传入中枢相应部位,反射性调节骨骼肌的活动,以保持或纠正身体的姿势。如刺激强度较大或时间较长,常会引起恶心、呕吐、眩晕、皮肤苍白等反应;一些前庭器官反应性高的人,刺激不算强烈也可出现这些反应,则表现为晕船、晕车或航空病。当内耳的内淋巴液增多而压力增高时,可发生旋转性眩晕,并伴有耳鸣、耳聋的症状,称为梅尼埃病(梅尼埃病,内耳性眩晕症)。

第十二节 神经系统

人体内各器官系统的活动,是在神经和体液(主要是激素)的调节下进行的,从而使人体各部分成为一个统一的整体。神经系统可分成中枢神经系统(脊髓、脑

干、小脑、大脑)和周围神经(脊神经、脑神经、自主神经)两部分。

脊髓 外表呈圆形;有两处膨大(颈膨大、腰膨大),是上下肢神经发出的部位(图1-13)。在脊髓横切面上,中央灰色蝶形结构称为灰质,是神经细胞胞体集聚的部位;位于前面的灰质,称为前角,由此发出运动神经,小儿麻痹症的病变就发生在此;位于后面的灰质,称为后角,是接受感觉神经传入的部位。灰质周围的白色组织,称为白质,是神经纤维集中的部位(图1-14)。

脊神经 由脊髓两旁的前、后两个神经根合成。前根由前角运动神经元发出,支配四肢和躯干的肌肉运动。后根的功能是传导各种感觉,后根的脊神经节是感觉神经元的所在部位。脊神经共有31对:颈神经8对、胸神经12对、腰神经5对、骶神经5对、尾神经1对。脊神经发出后,除胸神经单独形成肋间神经,支配胸腰部皮肤和肌肉外,其他的脊神经相互结合起来形成神经丛。颈神经1~4形成颈神经丛;颈神经5~8与胸神经1形成臂神经丛;腰、骶神经形成腰神经丛和骶神经丛。各神经丛又分出许多周围神经,分别支配颈、上肢、胸、腰、下肢和会阴部的皮肤和肌肉。

反射 在神经系统的参与下,人体对感受刺激作出反应的活动称为反射。反射是神经系统活动的基本方式。如膝反射,当叩击膝关节前方的股四头肌肌腱时,该肌肉的牵张感受器发生兴奋,神经冲动沿传入神经传到脊髓,反射中枢发生活动并发出传出冲动,沿传出神经传到股四头肌引起收缩,使小腿向前跳动。在神经纤维上传导着的兴奋活动,称为神经冲动,其本质是兴奋的生物电变化在神经纤维上传播。反射活动通过的路径,称为反射弧,它包括感受器、传入神经、反射中枢、传出神经和效应器五部分(图1-14)。脊髓能完成的反射还有许多,如排尿反射、排便反射等。

脑干 由延髓、脑桥、中脑和间脑组成。延髓下接脊髓,间脑上接大脑,脑干背部与小脑连接。脑干中有上传下达的神经纤维和许多神经核团(神经元集中处),部分神经核团发出脑神经。在延髓和脑桥中有许多重要的神经中枢,调节呼吸、心血管、消化等生理功能,这些中枢如受损伤则可危及生命。间脑包括丘脑和下丘脑。丘脑是感觉活动中枢,绝大多数感觉传入冲动都先抵达丘脑,再传送到大脑皮质。下丘脑是调节内脏活动的中枢,如摄食、饮水、体温恒定、内分泌等活动都受下丘脑的调节。

脑神经 共有12对。第Ⅰ对(嗅神经)、第Ⅱ对(视神经)和第Ⅷ对(听神经,也包含前庭神经),分别与嗅觉、视觉和听觉(包含位置感觉)功能有关。第Ⅲ对(动眼神经)、第Ⅳ对(滑车神经)和第Ⅵ对(展神经),管理眼球的运动。第Ⅴ对(三叉神经)接受面部感觉和支配咀嚼肌运动。第Ⅶ对(面神经)支配面部表情肌的运动和舌前部的味觉,如发生病变损伤会发生面瘫。第Ⅸ对(舌咽神经)与咽部

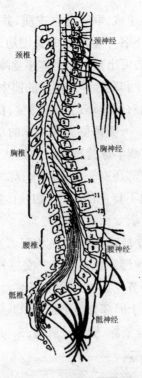

图1－13 脊髓和脊神经

颈椎　颈神经
胸椎　胸神经
腰椎　腰神经
骶椎　骶神经

感觉运动和舌后部的味觉功能有关。第Ⅹ对(迷走神经)与吞咽、发声、呼吸、心脏、消化等活动有密切关系。第Ⅺ对(副神经)与头颈转动和耸肩动作有关。第Ⅻ对(舌下神经)支配舌肌的运动。

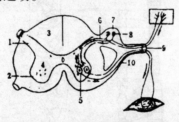

图1－14 脊髓射弧模式图

1.后角;2.前角;3.白质;4.灰质;5.运动神经元;6.后根;7.脊神经节;8.感觉神经元;9.脊神经;10.前根

　　小脑　形如栗子,位于脑干背侧,在大脑的后下方,有3对小脑脚与脑干连接。小脑与躯体运动的反射调节有密切关系。小脑病变时,可产生姿势平衡障碍,肢体肌肉的张力发生改变,运动过程中动作不协调。动作不协调表现为把握不住动作的方向,行走摇晃,呈醉汉样步态,称为小脑性共济失调。

　　大脑　由两个大脑半球组成。大脑表面有许多凹凸不平的沟和回,所以总面积很大,功能复杂,是中枢神经的最高级部分。大脑半球表层为灰质,即大脑皮质;

皮质之下为白质,由神经纤维组成,联系各区皮质,并把皮质与皮质下各中枢联系起来。内囊就是皮质与皮质下各中枢联系的关键通道,属白质结构;卒中(中风)或脑梗死时,常导致内囊损伤,可出现一侧身体感觉障碍和肌肉运动瘫痪。大脑半球表层可分为额叶、顶叶、枕叶和颞叶等。额叶的前中央回管理对侧躯体肌肉的随意运动,顶叶的后中央回管理对侧躯体的体表感觉,枕叶的后部与视觉功能有关,颞叶的上部与听觉功能有关。人类两侧大脑半球的功能有一定分工,绝大多数人的左侧半球管理语言功能,右侧半球管理非语词性认识功能(如空间的辨认、音乐欣赏分辨等)。在大脑半球深部还有一灰质结构,称为基底神经节;它由尾核和豆状核组成,发生病变时可出现不自主的动作(如肢体抖动等)。震颤麻痹(帕金森病)就是由于基底神经节发生病变而造成的。

自主神经系统又称植物性神经系统,支配内脏器官的平滑肌、心肌和腺体。它包括交感神经系统和副交感神经系统两部分。交感神经来自脊髓的胸腰段,经前根进入交感神经节,再由神经节发出神经纤维到绝大多数内脏器官。副交感神经来自脑干和脊髓骶段,来自脑干的部分经第Ⅲ、第Ⅶ、第Ⅸ、第Ⅹ对脑神经进入副交感神经节,再分布到眼内肌、唾液腺、胸腹腔脏器;来自脊髓骶段的部分经前根进入

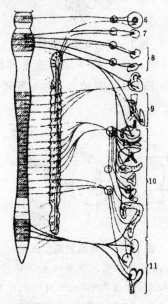

图1-15　自主神经系统:
1.中脑;2.延髓;3.胸脊髓;4.腰脊髓;5.骶脊髓;
6.眼;7.泪腺;8.口鼻粘膜和唾液腺;9.呼吸系统;10.消化系统;11.泌尿生殖系统8、9之间为心脏血管系统

副交感神经节,分布到盆腔脏器(图1-15)。多数脏器既有交感神经支配,又有副

交感神经支配,两者的作用往往相反。

脑膜和脑脊液　脑和脊髓表面有脑(脊)膜包裹。脑膜外层(硬脑膜)紧贴颅骨,对脑起固定和保护作用;内层(软脑膜)紧贴脑表面;中层为蛛网膜,它和内层之间的腔隙充满脑脊液。脑膜炎就是指中层和内层的脑膜发炎。脑和脊髓实质中间的腔隙是脑室和脊髓中央管,腔隙内也充满脑脊液。

第十三节　内分泌系统

内分泌系统由垂体、甲状腺、甲状旁腺、肾上腺、胰岛、性腺(睾丸、卵巢)、胸腺和松果体等内分泌腺组成(图1-16)。内分泌腺分泌激素,激素直接进入血液循环分布至全身有关脏器组织,调节物质代谢和脏器功能,称体液调节。内分泌腺的活动,绝大多数直接或间接地受神经系统的调节控制,因此是神经调节的一个辅助环节。

垂体　位于颅底的蝶鞍内,通过垂体柄与下丘脑相连。垂体前部为腺垂体,分泌生长激素、生乳素、促甲状腺素、促肾上腺皮质激素、促性腺激素;垂体后部为神经垂体,分泌抗利尿激素、缩宫素(催产素)。

(1)生长激素　是一种调节生长发育的激素。如在儿童期缺乏生长激素,则身体不能长高,也不能发育,但智力正常,称为侏儒症;生长激素分泌过多,身体可长得很高大,称为巨人症。如在成年期生长激素分泌过多,则患者肢端粗大,称为肢端肥大症。

(2)生乳素　能使发育完善而且具备泌乳条件的乳腺分泌乳汁。平时生乳素分泌很少,怀孕和哺乳期分泌增多。

(3)促甲状腺素　能促进甲状腺吸收碘和分泌甲状腺激素。促甲状腺素分泌过多时,使甲状腺功能亢进,甲状腺增生肥大;分泌过少时甲状腺萎缩,功能减退。

(4)促肾上腺皮质激素　能刺激肾上腺皮质分泌多种激素。

(5)促性腺激素　具有促进和维持性腺功能的作用,分为卵泡刺激素和黄体生成素两种。卵泡刺激素在女性能刺激卵巢内卵泡成熟,在男性能刺激睾丸生成精子。黄体生成素在女性能刺激成熟卵泡排卵并形成黄体,在男性能刺激睾丸分泌男性激素。

(6)抗利尿激素　作用于肾脏,促进水的重吸收,调节水的代谢。缺乏抗利尿激素时,尿量大增,出现尿崩症。注射较大剂量抗利尿激素时,可使血管明显收缩,血压升高,所以又称为血管升压素。

(7)缩宫素(催产素)　能刺激子宫收缩,并促进乳汁排出。

甲状腺 位于颈前中下部，分为左右两叶，贮藏着丰富的碘质。碘是合成甲状腺激素的重要原料。甲状腺激素由腺泡细胞分泌，其生理作用是促进细胞的氧化代谢。当甲状腺功能亢进时，体内氧化代谢加速，氧耗量增加，基础代谢明显高于正常。当婴幼儿甲状腺功能减退时，体内氧化代谢减慢，生长迟缓，智力减退，称为呆小症（克汀病）。此外，甲状腺内有一种腺泡旁细胞，产生另一种激素，称为降钙素。降钙素可以使血钙下降，其作用与甲状旁腺激素相反。

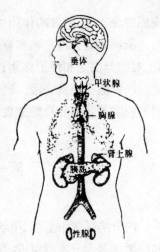

图1-16　内分泌系统

甲状旁腺 是绿豆大小的四颗腺体，紧贴于甲状腺后侧上下，分泌甲状旁腺激素。这种激素的作用是调节钙与磷的代谢。当分泌过低时，血钙降低，血磷升高；分泌过多时，血钙升高，血磷降低。

肾上腺 位于两侧肾脏上端，外形呈三角形。腺体分皮质和髓质两部分，周围部分是皮质，内部是髓质。皮质分泌的激素很多，主要可分为两类：①以氢化可的松为代表，其作用主要是调节糖、蛋白质、脂肪代谢，促使蛋白质和脂肪分解转化为糖，并抑制糖的氧化利用，使糖在体内积聚。这类激素已作为药物在临床上广泛应用，因为它可抑发炎和过敏反应。②以醛固酮为代表，其作用是调节电解质和水的平衡，可促进肾脏等保留钠排出钾。肾上腺髓质分泌肾上腺素和去甲肾上腺素，但以肾上腺素为主。肾上腺素能使心搏力量增强，心率加快，支气管扩张，瞳孔放大等；去甲肾上腺素能使血管收缩，血压上升等。

胰岛 胰腺既是外分泌消化腺，又是内分泌腺。胰腺的腺泡分泌胰液起消化食物的作用，而腺泡间的胰岛细胞则分泌激素。胰岛细胞有几种，其中B细胞分泌胰岛素，其主要作用是使葡萄糖加速利用或转变为糖原或脂肪，结果使血糖下降。当胰岛素分泌不足时，或细胞对胰岛素不敏感时，则血糖升高，尿中有糖排出，出现糖尿病。胰岛的A细胞分泌胰高血糖素，它能促进肝糖原分解成葡萄糖，使血糖升高。

性腺 男性的睾丸分泌睾丸酮激素，女性的卵巢分泌雌激素和孕激素（参见生殖系统节）。

胸腺 位于胸骨的后方，在儿童期胸腺功能很活跃，在青春期达最大体积，以后逐渐萎缩。胸腺与体内的免疫功能有密切关系。它产生胸腺素，具有刺激机体产生淋巴细胞的作用，并对来自骨髓的淋巴细胞使之成熟为具有免疫作用的淋巴细胞。

松果体 位于间脑背侧部正中。松果体由神经细胞演变而来。松果体分泌褪黑素,其主要作用是抑制垂体促性腺激素的分泌,从而抑制性腺的活动,因此这种激素可能控制着性成熟。给予正常人较大量褪黑素后,会表现嗜睡现象。因此,褪黑素可能有促进睡眠的作用。正常人白天褪黑素分泌很少,而晚上则分泌增多。

第十四节　生殖系统

人体的生殖包括生殖细胞(精子或卵子)的形成、交配、受精和妊娠等环节。生殖系统由生殖腺、输送管道、附属腺体和外生殖器四个部分组成。生殖腺除产生精子或卵子外,还能产生性激素。性激素能促进生殖器官的生长发育,并能维持第二性征,如男性有胡须、喉结明显、体格高大、声调低沉等;女性骨盆较宽、皮下脂肪丰富、乳腺发达、声调较高等。输送管道能运输精子或卵子,而子宫则是孕育胎儿的部位。男性附属腺体的分泌参与组成精液,女性附属腺体的分泌能湿润阴道口。

男性生殖系统　阴茎主要由三个海绵体组成,背侧为两个圆柱状的阴茎海绵体,腹侧中央有一个较细的尿道海绵体,其中有尿道通过。尿道海绵体前端膨大,称阴茎头;阴茎头的裂孔为尿道外口。在阴茎头的后方,阴茎皮肤向下延长成一折叠,掩盖着阴茎头,称为包皮。

阴囊是阴茎根部下垂的皮肤样囊袋,内藏睾丸、附睾和输精管的起始段。阴囊不仅能保护睾丸、附睾等结构,而且能调节睾丸的温度,以利于精子的发育和生存,因为睾丸必须处在比体温略低的环境中才能产生精子。阴囊调节睾丸温度的功能是通过囊壁平滑肌的舒缩来实现的。当环境温度升高时,平滑肌舒张;环境温度降低时,平滑肌收缩,以改变阴囊的散热面积,从而调节阴囊内睾丸的温度。在胚胎发育期间,由于某种原因睾丸不降入阴囊而停留在腹腔内或腹股沟内,称为隐睾症。这种情况下,睾丸所处温度环境过高而不能正常发育,也无精子产生,将影响生育。

睾丸在阴囊内,是两个灰白色的卵圆形结构。通常左侧睾丸的位置较右侧略低。睾丸内有许多精细管,是产生精子的部位;在青春期后,精细管内的生殖细胞逐步发育成熟,形成精子。精细管经输出小管和附睾相连。附睾位于睾丸的背外侧,接受精细管送来的精子,是贮存和输送精子的结构。在精细管之间的间质细胞能分泌男性激素(如睾酮等),该激素能促进男性生殖器官的生长发育,产生和维持男性第二性征。

前列腺形似栗子,位于膀胱下方,其内有尿道穿过。前列腺后面是直肠,用手指插入肛门检查时,通过直肠壁向前可触摸前列腺的形状、大小和硬度,用以诊断前列腺的疾病。前列腺的分泌管开口于尿道。

家庭醫生

精囊腺左右各一,位于膀胱底的后面,输精管的外侧,其分泌管和输精管末端合成射精管(图1-17)。输精管是附睾的延续部分,是输送精子的管道,在阴囊中可触及。射精管处在前列腺组织中,开口于尿道。

精子在睾丸的精细管中形成后,暂时贮存于附睾内。精子在附睾内能生存1个多月。射精时,精子从附睾排出,经输精管抵达射精管,最后与精囊腺、前列腺等的分泌物合成精液,从尿道排出。1次射精的精液量为2～6毫升,每毫升精液约含精子1亿个。如每毫升精液中精子少于2000万个,则受精机会将显著减少;少于400万个,则不易受精。

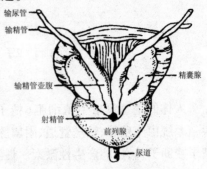

图1-17　膀胱底的联属

女性生殖系统　女性外阴部包括阴阜、大阴唇、小阴唇和前庭。阴阜为耻骨联合前方的隆起,皮下脂肪发达。大阴唇为一对肥厚的皮肤皱襞,前接阴阜,后连会阴。小阴唇是大阴唇内侧的一对皮肤皱襞。两侧小阴唇在前端互相连接包绕阴蒂,在后端也彼此会合。前庭为两侧小阴唇间的裂隙,前方有尿道开口,后方有阴道开口。阴道口有一层薄膜,为处女膜,膜中央有小裂孔。会阴指阴道口与肛门之间的软组织,在分娩时易被撕裂,应注意保护。

阴道是前后扁平的肌性管道,管壁多皱折,富有弹性,易于扩张。阴道的排出液常呈乳白色。由阴道上皮细胞的渗出物、子宫颈腺体和子宫内膜分泌物混合而成,内含脱落的阴道上皮细胞、白细胞等。成年女子在雌激素作用下,阴道粘膜较厚,阴道内保持酸性,病菌不易生长。老年女子,因雌激素少,阴道粘膜变薄,阴道内酸度降低,易发生阴道炎。在阴道口两侧的粘膜深处,左右各有一前庭大腺,开口于阴道口两旁,能分泌粘液湿润阴道口。阴道前面邻接膀胱和尿道,后面与直肠相邻(图1-18)。

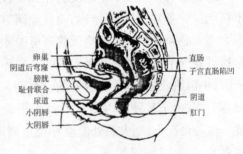

图1-18　女性生殖系统剖面图

子宫形状像倒放的梨,前后略为扁平。子宫分三个部分:输卵管入口以上的部分为子宫底,下端狭窄的部分为子宫颈,颈与底之间的部分为子宫体。子宫颈的下部伸入阴道内。子宫壁最里面的一层是内膜层。子宫内膜在卵巢激素的作用下,会发生周期性变化。子宫向两侧延伸部分为输卵管。输卵管的近卵巢部分呈喇叭状开口(伞部),可接受由卵巢排出的卵子,并可通过蠕动将卵子输送到子宫(图1

－19）。

卵巢位于子宫两侧，呈扁椭圆形。其功能是产生成熟的卵子，并分泌女性激素（雌激素和孕激素）。雌激素能促进女性生殖器官的生长发育，使子宫内膜增生，并使第二性征出现；孕激素能使子宫内膜生长便于受精卵的植入，并维持妊娠。

女子的一生，按生理现象和特点，可分为五个时期：①幼年期：卵巢尚未发育成熟，没有明显的第二性征。②青春期：在 12～14 岁时起，卵巢开始发育长大，分泌的雌激素使生殖器

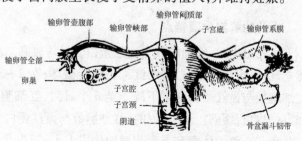

图 1－19　卵巢、输卵管、子宫和阴道

官发育为成年型。乳腺发育增大，皮下脂肪增加，出现女性体形和身材，声调也有改变，第二性征明显表现出来。月经开始，但经期往往不准，因卵巢功能尚不稳定。③成熟期：卵巢成熟，定期排卵（一般每月 1 次），周期性产生雌激素和孕激素，月经正常。此期约维持 30 年左右，具有生育能力。④更年期：在 45～50 岁之间。此时卵巢逐渐萎缩，排卵不规则，月经不正常，生育功能丧失；有时可出现面部潮红、心悸、头晕、情绪易激动等更年期症状。⑤绝经期：卵巢萎缩，月经停止，生殖器官萎缩。

在成熟期，卵巢内每月有 1 个（或偶有 2 个）卵子成熟，成熟的卵子从卵巢排出，称为排卵。排出的卵子经输卵管的喇叭口进入管腔，如有机会遇到精子，精子和卵子在输卵管内结合成受精卵，随后被输送到子宫内发育成胚胎。如果没有遇到精子，卵子几日后就死亡，然后被排出或吸收。在月经规则的女子，排卵日期一般在 2 次月经中间，即下次月经来潮前 14 日左右。2 次月经相隔的时间为 28 日左右，但在 25～35 日之间均属正常。每次月经来时，流血时间为 3～7 日，失血量 100 毫升左右。月经呈周期性，是因卵巢内性激素分泌呈周期性变化的缘故。在排卵前，卵巢产生雌激素，使子宫内膜增生；在排卵后，卵巢产生孕激素，使子宫内膜继续生长，腺体呈分泌状态，为植胚作准备。如果卵子没有受精，卵巢内激素分泌下降，导致子宫内膜脱落，造成子宫腔出血，经血由阴道流出，出现月经。经期过后，卵巢又产生雌激素，进入下一周期。卵巢的周期性活动改变，是由垂体促性腺激素分泌的周期性变化造成的。

第十五节 小儿与老人的解剖生理特点

小儿的解剖生理特点

小儿出生时,红细胞数与血红蛋白含量均较高。出生后不久,由于自主呼吸的建立,血氧含量增加,过多的红细胞自行破坏;在2～3个月时可出现生理性贫血,红细胞数与血红蛋白含量下降。至6个月时,红细胞数与血红蛋白含量已缓慢增加,贫血自行缓解。至12岁时,红细胞数与血红蛋白含量达到成人水平。

小儿心脏的体积和重量相对地比成人大,新生儿心脏重量约为体重的0.8%,而成人心脏只占体重的0.5%。新生儿及2岁以下幼儿的心脏多呈横位,心尖搏动可在左侧第四肋间见到。随着年龄增长,心脏逐渐转为斜位,心尖搏动逐渐下降到第五肋间。小儿的心率较成人快,新生儿每分钟为120～140次,1岁以内每分钟为110～130次,2～3岁每分钟为100～120次,4～7岁每分钟为80～100次,8～14岁每分钟为70～90次。小儿的血压较低,1个月以内的婴儿约为10/4.67千帕(75/35毫米汞柱),3岁时约为10.67/6.67千帕(80/50毫米汞柱),10岁时约为14.67/9.33千帕(110/70毫米汞柱)。

小儿的鼻腔较小,鼻道狭窄,粘膜下血管丰富,发生感染时极易充血肿胀,导致鼻腔闭塞而呼吸困难,出现张口呼吸而不愿吸奶。小儿的喉门也狭小,炎症时常出现声音嘶哑,甚至呼吸困难。小儿的耳咽管较宽、直、短,呈水平位,因此在上呼吸道炎症时易累及中耳,引起中耳炎。小儿呼吸时胸廓活动范围小,主要靠膈肌运动进行腹式呼吸。小儿呼吸次数比成人快,新生儿每分钟为40～44次,1～3岁每分钟为25次左右,10岁每分钟为20次左右。

小儿的口腔较小,舌宽厚,唇肌和两颊脂肪垫发达,均有利于吸吮乳汁;口腔粘膜柔软,富于血管,易受损伤。因此,不能随便用布去擦洗,以免粘膜破损造成感染。出生后几日,口唇粘膜表层可见到干痂,会自行脱落,不需强行剥脱。出生时唾液腺发育差,唾液少;至3～4个月唾液分泌增多,由于来不及咽下会出现生理性流涎。小儿的胃呈水平位,胃容积小,加上贲门部肌肉发育不完善,如喂哺太多,易造成溢乳(回奶)。所以喂奶后应将婴儿竖起,轻拍其背下部使胃内气体排出,则不易发生溢乳。小儿的消化能力比较弱,胃液分泌中胃酸较少,胃蛋白酶活力也差,胰液的消化酶活力也低;年龄越小,消化能力越差。所以,3～4个月以前小儿不宜添加淀粉类食物(如米粉等)。婴儿肠粘膜的通透性较高,对食物中部分蛋白质不需分解也能吸收,从而可能产生过敏(如牛奶过敏、大豆蛋白过敏等)。母乳是婴儿最合适的食物,其中含有最适合婴儿的营养,且较易为婴儿消化吸收,同时不易使婴儿发生过敏。母乳中含有大量免疫物质,可增进婴儿的抗病能力。在出生后最初 3 日,婴儿排出胎粪,呈墨绿色、质粘稠、无臭味,由肠道分泌物、脱落的肠上皮细胞、胆汁和咽下的羊水组成。以后逐渐转为婴儿粪便,用母乳喂养时粪便呈金黄色、柔软、均匀、水分较多、糊状含细颗粒,有酸臭味,每日排便 3～6 次,满月后略减少。用牛乳喂养时粪便较干燥,呈淡黄色,量较多,颗粒较多较大,臭味重,每日排便 1～2 次,易发生便秘。

新生儿出生时,肾内尿生成的功能单位数目已与成人相等,但肾小球的滤过能力很低;大量进水后,由于水利尿速度慢易出现水肿。婴儿尿浓缩能力较差,如饮水量不足,易发生脱水。婴儿在正常情况下,肾脏酸碱平衡调节能力已发挥到最高限度,如出现病理情况,较易出现酸中毒。女婴尿道短而宽,且接近肛门,易受细菌污染。因此,清洗大便时要避免粪便污染外阴部,以防尿路感染。

老人的解剖生理特点

老人在增龄过程中身高逐渐减低。是由于椎闻盘逐渐变薄,脊柱缩短造成的;如因骨质疏松而脊柱后凸,则身材更形变短。

老人的心脏有增大的趋势,心肌内有脂褐素沉积;心肌细胞纤维化,兴奋性和收缩性降低。心脏射出血量降低。心内瓣膜有退行性变化和钙化,可造成瓣口狭窄和闭锁不全。窦房结起搏细胞减少,兴奋传播系统有不同程度的纤维化,可影响心脏的自动发生兴奋和传播兴奋的能力,以致在激动或运动时心率加快不多。随着年龄的增大,动脉内膜增厚,中层胶原纤维增加,弹性纤维断裂并有钙的沉积,大动脉容积增加而弹性和可扩张性减退,小动脉管腔变小,造成收缩压、舒张压和脉压均增加。

老人的肺泡壁变薄,泡腔增大,弹性降低;由于长期吸入灰尘,肺呈蓝黑色。支气管软骨可钙化而变硬,粘膜上皮及粘液腺退化,管腔扩张,支气管纤毛活动减退,由于肋骨、脊柱钙化,胸廓弹性减退而活动幅度受到限制,加上呼吸肌萎缩、力量减弱,老人每次呼吸进出的气体量减少,咳嗽排除痰液的能力减退,易发生呼吸道感染。

老人由于牙龈萎缩,齿根外露,齿槽骨被吸收,所以牙齿松动易脱落。老人食管运动减慢,吞咽困难。各消化腺随年龄增大而萎缩,消化酶的分泌量减少,消化能力减弱。老人唾液分泌减少,仅为年轻人的 1/3;胃酸分泌也减少,从而影响钙和铁的吸收。老人结肠功能也减退,易致便秘。

老人肾的重量减轻,生成尿的功能单位数量到 85 岁时可减少 1/3 左右,因此肾脏生成尿的功能减退。老人膀胱由于纤维化而容量减小,膀胱的平滑肌也常萎缩而排尿力量有所减退。

老人脑组织萎缩,脑室扩大,脑细胞数减少,脂褐素沉积增多;神经反射减弱,感觉迟钝,无论温觉、触觉与痛觉均有减退;自主神经系统功能减退,对环境温度改变的调节适应功能减弱。此外,老人大脑功能衰退还表现为对近事的记忆力减退。

第二章 疾病的基础知识

第一节 疾病的原因

人体患病都是由一定的致病因素引起的,这些致病因素称为病因。就目前人们对病因的认识,人类的疾病大致可分为三类:①单一特异性致病因素所致的疾病,如某些传染病,即细菌、病毒、立克次体、螺旋体、寄生虫等引起的疾病。②多种复合致病因素引起的疾病,如动脉粥样硬化、糖尿病、肿瘤等,其致病因素既包括机体本身的内在遗传素质,也包括个体生存的外界环境、饮食习惯、个人嗜好等复杂因素。③疾病的病因,目前还不清楚,故医学家们常冠以自发性或特发性的名词(如原发性醛固酮增多症),甚至冠以人名(如库欣综合症)等。病因的种类繁多,一般可概括为以下几类。

(1)生物性因素

包括微生物(如细菌、病毒、支原体、衣原体、立克次体、螺旋体和真菌等)和寄生虫(如疟原虫、阿米巴原虫、血吸虫、绦虫、蛔虫和蜱、螨等)两大类。该类致病因素的致病作用常具有一定规律性,如不同种类的病原体具有独特的传播途径、入侵门户和致病部位;疾病的发生有一定的潜伏期、病程经过、特征性病理改变和临床表现;病后机体可获得不同程度的免疫力乃至终身免疫。

(2)理化因素

包括机械力(木刺、刀、枪、弹片等)、物理性因素(温度、电流、光线、声波、电离辐射、大气压改变),以及化学性因素强酸、强碱、重金属元素、砷、汞、磷、苯、有害气体(煤气、二氧化硫)、蛇毒及某些药品等。该类因素对人体的致病作用主要取决于它们的作用强度和时间,而机体内在遗传素质在发病中的地位则不是很重要。

(3)营养因素

人体生存的必需物质,包括水、糖、蛋白质、脂肪、各种维生素和矿物质(如钙、铁)等。如这些物质缺乏则可引起各种疾病,如维生素 B,缺乏可致脚气病、维生素 C 缺乏可引起维生素 C 缺乏症、维生素 D 和钙缺乏可引起佝偻病(软骨病)、碘缺乏可致甲状腺肿等。而营养过剩也可引起肥胖症,后者又可成为动脉粥样硬化、糖尿病和高血压病的病因。

(4)免疫因素

人体正常的免疫功能是重要的防御机制之一。若人的正常免疫功能降低或缺乏时,如原发性胸腺发育不良、先天性低 7 球蛋白血症,或因后天继发性原因(如长期接受免疫抑制剂、蛋白消耗性肠病等),可引起某些条件致病菌(如真菌、病毒、寄生虫等)感染;相反,部分患者在被某些过敏原(如虾、蟹、花粉、漆、青霉素等)致敏后,一旦再次接触则可引起机体超敏反应或变态反应,如风疹块、过敏性鼻炎、支气管哮喘、肾小球肾炎等。过敏反应严重者可因过敏性休克而致死。

(5)遗传因素

鉴于上代双亲生殖细胞(精子和卵子)染色体 DNA 结构的缺陷(基因突变或染色体畸变),可直接引起后代发生各种先天性疾病,如血友病、色盲、唐氏综合症(先天性愚型)和两性畸形等,或又经后天一些诱发因素的影响而容易发生某些疾病,如蚕豆病、糖尿病和高血压病等。近亲结婚是容易造成后代发生遗传性疾病的一个重要因素。

(6)精神因素

精神因素在疾病发生发展中所起的作用越来越被人们所重视,它不仅是构成精神分裂症、心理障碍等的直接原因,而且在其他许多疾病,如高血压病、胃十二指肠溃疡病,乃至肿瘤的发生中也起着不容忽视的作用。

第二节　微生物与疾病

微生物是指一大类个体微小、肉眼看不见、只能借助显微镜或电子显微镜才能识别的生物。它们种类繁多,分布广泛,其中绝大多数对人类无害,甚至有益。引起人类疾病的微生物只占少数,被称为病原微生物。根据其生物学性状又可分为病毒、衣原体、立克次体、支原体、细菌、放线菌、螺旋体、真菌等八大类。其中,与人类致病关系最密切,引起疾病的种类最多,最常见的是病毒和细菌。

病毒体积最小,结构简单,属非细胞结构型微生物。它与其他生物根本不同之处,在于其遗传物质中只含一种类型的核酸－RNA 或 DI 组。病毒不能在人工合成的培养基上生长繁殖,必须寄生于活体细胞内,以核酸复制的方式繁衍它们的子代。病毒引起的疾病很复杂,病种也较细菌多。常见的传染病有病毒性肝炎、麻疹、脊髓灰质炎、流行性出血热、流行性乙型脑炎、流行性感冒、狂犬病等。目前还证明,病毒与肿瘤的发病相关,如乙型肝炎病毒与原发性肝癌、EB 病毒与鼻咽癌、乳头瘤病毒与宫颈癌等。此外。病毒还与胎儿的胎内感染、自然流产与胎儿畸形有关,代表性的病毒有风疹病毒、人巨细胞病毒、Ⅱ型疱疹病毒等。病毒在活体细胞内增生,除可直接杀死宿主细胞外,也可通过免疫病理或自身免疫机制造成组织损伤,如乙型肝炎病毒本身不直接杀死肝细胞,但它表达在肝细胞表面的抗原物质可诱发免疫反应,在排斥病毒的同时,导致受感染的肝细胞凋亡。有些病毒,如人类免疫缺陷病毒,可感染和直接杀死辅助性T淋巴细胞,导致患者细胞免疫功能缺失,引起艾滋病(AIDS)。目前,虽然某些病毒感染,如麻疹病毒、脊髓灰质炎病毒、乙型脑炎病毒、甲型肝炎病毒、狂犬病病毒等,已可用理想的减毒活疫苗诱导人工自动免疫进行预防,但至今仍无既有效杀灭病毒,又不伤害机体的特效抗病毒性感染的化疗药物。病毒引起的疾病,只能靠人体免疫力来自然恢复健康。病毒可通过呼吸道、消化道、吸血节肢动物叮咬、带病毒的动物咬伤、伤口和性接触等不同途径传播。有些病毒还可经胎内感染及围生期感染造成母婴垂直传播(如人类免疫缺陷病毒、风疹病毒、乙型肝炎病毒、人巨细胞病毒等)。近来,因输入污染血、血制品、使用不洁的注射器及医疗器械引起的医源性血源传播途径感染,日益受到关注,通过此途径传播的病毒有人类免疫缺陷病毒、乙型肝炎病毒、丙型肝炎病毒、庚型肝炎病毒等。

细菌细菌属原核微生物,其形态可分为球菌、杆菌、螺形菌三大类。通过革兰染色的方法,细菌可分为革兰阳性菌和革兰阴性菌两大类。这两类细菌的细胞壁结构、染色性、致病物质不同,并对抗生素及某些杀菌物质的敏感性也有所不同。在正常情况下,细菌的细胞膜外还有一层坚固的细胞壁,具有保护细菌和维持细菌外形的作用。细胞壁是某些抗生素杀菌的靶部位,同时也是革兰阴性细菌重要的致病物质——内毒素的来源。除细胞核、细胞质、细胞膜、细胞壁等所有细菌共有的基本结构之外,有些细菌还有一些特殊结构,如荚膜——细菌分泌在细胞壁外的一层很厚的粘稠物质,具有抵抗吞噬细胞的噬菌杀灭作用;芽胞——壁厚、水分少,内含一些抗理化因素杀灭的成分,是构成某些细菌抵抗力特强的重要因素;菌毛——细胞壁外的短小纤毛,分为两类,一类为"性"菌毛,与细菌的遗传变异有关,另一类为普通菌毛,与细菌的侵袭力致病性有关;鞭毛——细菌的运动器官,霍乱弧菌的鞭毛可能与其致病性有关。根据细菌生长时对氧气的需求,一般可分为专性需氧菌、微需氧菌、兼性厌氧菌、专性厌氧菌。细菌的致病物质,按其性质可分为侵袭力物质和毒素两大类。侵袭力物质包括细菌表面的粘附性物质和抗吞噬物质及细菌分泌的胞外酶。毒素可分为内、外毒素两大类。外毒素是活菌生长繁殖时分泌到细胞外的一类毒性蛋白质,以革兰阳性菌为多见。外毒素毒性强,毒性对靶组织有专一性。根据其毒性作用,可分为神经毒素,如肉毒毒素、破伤风痉挛毒素;细胞毒素,如白喉外毒素;溶血毒素,如链球菌O、S溶血毒素;肠毒素,如霍乱肠毒素。内毒素为革兰阴性菌细胞壁成分,由细菌死亡后细胞壁裂解时释放,成分为脂多糖,由表面多糖、核心多糖与类脂 A 组成,毒性基团在类脂 A。内毒素可引起人体发热、白细胞升高、血管舒缩功能紊乱、微循环障碍、休克和弥散性血管内凝血(DIC)。此外,某些细菌有变应原,可引起机体产生变态反应性疾病,如肾小球肾炎、风湿热、结核干酪样坏死等。根据细菌致病能力,又可分致病菌与条件致病菌。后者只有当机体抵抗力下降或细菌移位至不该出现的部位时才致病,如大肠杆菌侵入腹腔后可引起细菌性腹膜炎,入血后可引起败血症。对细菌性疾病可选用磺胺药、抗生素治疗。

衣原体　其大小介于病毒和细菌之间,不能在人工培养基上生长,只能寄生于活体细胞内,其生长史分原体(细胞外周期)与始体(细胞内周期)两个阶段,按二分裂法繁殖。原体具有感染性,始体则无。主要通过直接接触传播,常见者如引起沙眼和人类性病的沙眼衣原体;引起上呼吸道感染与肺炎的肺炎衣原体。衣原体对抗生素治疗敏感。

立克次体　大小与衣原体相似,是一类严格行细胞内寄生的原核型微生物。有细胞壁及内毒素,对多种抗生素敏感,引起的疾病为自然疫源性,常以虱、蚤、蜱、螨等节肢动物为媒介进行传播,如斑疹伤寒、恙虫病、Q 热等。

支原体　是能在人工培养基上独立繁殖的最低等微生物,无细胞壁和固定形态,在培养基上可形成特定的煎蛋样菌落。致病性支原体有肺炎支原体和溶脲支原体;前者可引起人类间质性肺炎,后者可致泌尿生殖道感染与不孕症。支原体对红霉素、氯霉素、多西环素(强力霉素)等抗生素敏感。

螺旋体　细长呈螺旋形,按螺旋数目可分为疏螺旋体、密螺旋体、钩端螺旋体三大类。它们可依赖体内轴丝带动菌体扭动,十分活泼。有些能用人工培养基培养,如钩端螺旋体、伯氏疏螺旋体;另一些则不能进行人工培养。常见的致病性螺旋体如钩端螺旋体,主要通过接触其污染的疫水传播;梅毒和雅司病螺旋体主要通过性交或皮肤伤口传播;回归热螺旋体、伯氏疏螺旋体经吸血节肢动物叮咬传播。螺旋体对抗生素敏感。

放线菌　介于细菌与真菌间的原核微生物,能在人工培养基上生长。对人致病的放线菌有衣氏放线菌、诺卡菌。感染特征为病程长,伤口久不愈合,可在创口或脓汁中形成黄色小颗粒,称为硫黄颗粒,是放线菌感染的特征之一。诺卡菌感染常易形成漏管。治疗可选用敏感的抗生素,但治疗周期较长。

真菌　属真核类微生物,细胞结构较完整,有细胞壁和完整的核,类似于植物,但不含叶绿素,无根茎叶的分化。少数为单细胞,多数为多细胞。它由菌丝和孢子组成,菌丝相当于植物根茎叶、孢子相当于种子。真菌有 10 万余种,对人致病的仅100 余种,包括引起致病、条件致病、产毒及致癌的真菌。浅部感染的真菌主要引起皮肤毛发的癣症。深部感染多见于机会性感染,常见的有引起鹅口疮、真菌性阴道炎的白色念珠菌,引起真菌性脑膜炎的新型隐球菌。

第三节　寄生虫与疾病

寄生虫　是一类必须依赖另一类体型较大的动物或人才能生存的低等生物或动物,被寄生虫依赖的动物或人常称为宿主。寄生虫不仅依赖宿主为生,还可损害宿主而引起疾病,即称为寄生虫病。可寄生于人体的寄生虫虫种多达百余种,其中对人造成严重危害者有数十种。通常可分为三大类,即原虫、蠕虫和昆虫。

原虫　是一类单细胞真核动物,体积微小,直径由 2～3 微米至 100～200 微米,必须借助光学显微镜才能见到。虫体内含有细胞核,并常以形成鞭毛、伪足和纤毛为运动细胞器作自由活动,在不利环境下可形成不活动而具抵抗力的包囊,后者成为传播疾病的重要传染源。寄生人体的原虫有四类,即鞭毛虫、变形虫(阿米巴)、孢子虫和纤毛虫。

(1)鞭毛虫　是一类具有鞭毛运动细胞器为特征的原虫,由其引起的常见疾病有利什曼原虫(在我国主要为杜氏利什曼原虫)所致的黑热病、阴道毛滴虫引起的滴虫性阴道炎及尿道炎、蓝氏贾第鞭毛虫引起的肠炎等。

(2)变形虫　即阿米巴原虫,具有伪足运动细胞器,以变形运动为特征。对人具有致病力的变形虫主要是溶组织内阿米巴,寄生于人体肠道或肝、肺等脏器,并引起阿米巴病,表现为阿米巴痢疾或肝、肺脓肿等。

(3)孢子虫　是一类不具有特殊运动细胞器的原虫,对人致病的孢子虫有引起疟疾的疟原虫、弓形体病的弓形体和肺孢子虫性肺炎的卡氏肺孢子虫等。

(4)纤毛虫　即结肠小袋纤毛虫,以形成纤毛运动细胞器为特征,且是寄生于人体最大的一种原虫,通常寄生于人的结肠,可引起酷似阿米巴痢疾的肠道病变。

蠕虫　是一类软体的、借肌肉的收缩而蠕动的多细胞动物。寄生在人体的蠕虫主要分为吸虫、绦虫和线虫。寄生蠕虫的生活史常有中间宿主,以其虫卵或幼虫感染宿主而引起疾病的地方性流行。

(1)吸虫　形状常为扁平叶状,大多数吸虫是雌雄同体,靠吸盘吸住在宿主的某些脏器中。最常见的吸虫为寄生在肠道内的姜片虫;寄生在肝胆管中的肝吸虫;寄生在肺组织内的肺吸虫;寄生在静脉内的血吸虫。它们都能引起相应器官或组织的病变和全身反应,如消化不良、肝硬化、便血、咯血痰等症状。

(2)绦虫　形如扁带,虫体分头节、颈节和链体三部分。链体由许多节片组成,最长的绦虫节片可多达几千节,体长可达 10 米。成虫寄生于宿主肠腔内,节片不断从颈节陆续分生,链体尾部则不断脱落,故在患者大便中可见白色节片。若为猪肉绦虫和牛肉绦虫,对患者治疗时一定要查出粪便中排出的虫体头节,方可认为治疗彻底。若人体感染猪肉绦虫的幼虫(囊尾蚴)则可得囊虫病,其中以脑、眼囊虫病的后果最为严重;若人体感染棘球绦虫的幼虫(棘球蚴)则可得包虫病,其中以肝包虫病为最常见。

(3)线虫形呈圆柱状,以蛔虫、钩虫、蛲虫、鞭虫、丝虫、旋毛虫为常见,其中以钩虫病、丝虫病对人体造成的危害较为严重。线虫感染以儿童的感染率为高,故常给儿童的生长发育带来一定的影响。

昆虫对人类造成直接或间接危害的节肢动物,分属节肢动物门的两个纲,即昆虫纲,如蚊、蝇、蚤、虱等,以及蛛形纲,如蜱、螨。昆虫的发育过程可分为卵、幼虫和成虫期,对人类造成的直接危害表现在:①骚扰吸血,如蚊、蝇。②刺螫和毒素,如蚤、虱等刺螫引起的局部瘙痒、皮炎,蜱分泌神经毒素可致瘫痪,桑毛虫、松毛虫毒毛刺入皮肤可引起皮炎、关节炎。③寄生人体,如疥螨引起疥疮,蝇蛆引起蝇蛆病。④过敏反应,如尘螨虫体分泌的排泄物可引起螨性哮喘等。此外,还可对人类造成更为严重的间接危害,如通过蝇、蜚蠊可传播伤寒、霍乱、痢疾等疾病;由蚊传播疟疾、丝虫病、乙型脑炎等;由蚤、虱传播斑疹伤寒、回归热等;由蜱传播森林脑炎、出血热等。

第四节　免疫与疾病

免疫　在我们生活的环境中有许多致病因子,如病毒、细菌、毒素,甚至花粉、灰尘等,那么,为什么多数人并不患病呢? 就是因为具有免疫力。免疫即"免除疫病",是人体抵抗外界环境有毒害物质所产生的保护性反应。健康人体的免疫力不仅可以抵抗外界的各种致病因子,而且同时能够监视体内的衰老细胞和发生病变的肿瘤细胞,及时加以清除,从而维持人体的生理平衡。而当免疫功能异常时,则可能产生一系列的免疫性疾病。免疫力的产生是人类在进化过程中与环境长期斗争和适应的结果,一方面受遗传因素的控制,如少数先天性免疫疾病;另一方面可通过后天锻炼身体,补充营养等加以提高。

免疫系统　免疫功能是由人体内一整套器官、组织、细胞和分子来执行的,它们总称为免疫系统。免疫器官包括骨髓、胸腺、脾脏和淋巴结,是免疫细胞起源、分化、发育和定居的场所。免疫细胞有多种,起核心作用的是淋巴细胞,即 T 细胞和 B 细胞。淋巴细胞起源于骨髓,一部分随血流迁移到胸腺,增生分化为 T 细胞;另一部分则在骨髓中发育成熟为 B 细胞。成熟的 T、B 细胞随血流分布至脾脏和淋巴结的一定部位,不断地更新和循环。淋巴细胞是打击病原生物的最直接"生力军",其中 B 细胞产生抗体,发挥体液免疫功能;T 细胞分化为杀伤细胞,发挥细胞免疫功能。它们相互协助和制约,共同识别和清除致病因子。

非特异性免疫和特异性免疫　　人体免疫系统对病原生物的免疫应答分为两种:非特异性免疫和特异性免疫。非特异性免疫也称先天性免疫,是人类先天遗传、广泛针对各种病原体的免疫;而特异性免疫也称获得性免疫,是个体后天获得、不可遗传、由某种抗原激发后产生的特定反应。非特异性免疫功能包括:①皮肤、粘膜的屏障功能:皮肤和粘膜是病原生物进入机体首先接触的部位,是人体的第一道防线,可阻挡和排除病原生物。完整的皮肤使病原无法进入人体,皮肤的汗腺能分泌乳酸,酸性汗液不利于大多数病原菌的生长;皮脂腺能分泌脂肪酸,杀灭细菌和真菌。当皮肤受到损伤,如大面积烧伤时,由于屏障作用被破坏,人易严重感染造成死亡。呼吸道粘膜上的纤毛,通过摆动阻止异物进入人体,当受寒冷、烟雾刺激而发生损伤,会使人易患感冒、气管炎、肺炎等疾病。②细胞的吞噬功能:血液中的粒细胞、单核细胞及组织中的巨噬细胞可直接吞噬病原生物,在细胞内用酶将其分解消化。因此,如外周血中粒细胞数显著减少的患者,容易发生严重感染。③体液成分的杀菌、调节功能:人体正常体液中的许多成分能杀灭病原体、调节免疫应答。如血清中的补体,有协助抗体溶解细菌和加强吞噬的作用。唾液、泪液、乳汁中的溶菌酶,可破坏细菌的细胞壁,使其裂解。病毒的感染可诱发组织细胞产生干扰素和白细胞介素等细胞因子,发挥抗病毒、抗肿瘤和调节免疫反应的作用。

特异性免疫是机体受某一特定病原刺激后,免疫细胞发生增生活化、并针对病原实施打击效应的反应,对机体产生保护作用。凡能刺激机体产生特异性免疫反应的物质,称为抗原。抗原一般是非己的异物,如细菌、病毒、寄生虫、异体皮肤和器官等。抗原的相对分子质量较大,具有比较复杂的化学组成和结构。抗原引起特异性免疫反应是一复杂的过程。抗原进入人体后,首先被抗原提呈细胞捕获,经处理后传递给 B、T 细胞。B 细胞受抗原刺激后分化为浆细胞,分泌多种免疫球蛋白(Ig),即抗体。抗体存在于血清和消化道、呼吸道分泌液中,可与入侵的抗原结合,使病毒、细菌等失去毒性和侵袭力,这一反应称为体液免疫应答。T 细胞被激活后则成为杀伤 T 细胞,直接破坏被病原感染的细胞,称为细胞免疫应答。体液免疫应答和细胞免疫应答联合作用,以清除病原、保护自身,因此缺一不可。

抗体的产生需经过 5~7 日,维持 6 个月至几年逐渐下降。如第二次接触同一抗原,可迅速产生大量的抗体,称为记忆反应。因此,在预防接种中,进行 2 次或 2 次以上的接种,比 1 次接种的免疫效果好。抗体可分为五类:IgG、IgA、IgM、IgD 和 IgE。IgG 是血清中主要的和最重要的免疫球蛋白,在机体抗感染、抗毒素中起重要作用。IgG 也是唯一可通过胎盘传递给免疫力尚未成熟胎儿的抗体,使新生儿在 6 个月内不易感染像白喉、麻疹等疾病。IgM 是人体受到感染后最早合成的抗体,因

家庭医生

此检测到 IgM 抗体,表示新近受到某种细菌或病毒的感染。IgA 在唾液、泪液、乳汁以及呼吸道、消化道粘膜分泌液中含量最高,能保护局部免遭感染。IgM 则与过敏反应有关。成人血清中各类免疫球蛋白含量有一定的范围,超出或低于范围者,称为高免疫球蛋白血症或低免疫球蛋白血症。

免疫与疾病免疫反应能够清除抗原、抵御疾病时称为生理性免疫应答;在某些情况下,免疫反应可损伤机体,称为免疫病理作用。临床上常见的免疫病理作用有变态反应(过敏反应)、免疫缺陷病、免疫增殖病和自身免疫病等。

●变态反应　就是常说的过敏。有人吃了鱼虾会呕吐腹泻;接触花粉、皮毛后会发生皮疹、哮喘;使用青霉素后发生休克,都属于变态反应。变态反应主要是由于受了过敏原的刺激,如食品、花粉、青霉素、漆等;另一方面与个体有关,容易发生过敏的人称为过敏体质者,具有遗传倾向。变态反应可分为四类,最常见的是工型变态反应,即过敏体质者接触到青霉素等发生的药物过敏性休克、食物过敏、皮肤过敏和花粉等引起的哮喘。其他的变态反应,如由于血细胞表面抗原不同即血型不符,输血后引起的溶血反应;抗原抗体结合成复合物沉积在血管壁或肾小球基底膜上,引起的肾小球肾炎或类风湿关节炎等。变态反应的防治首先应查出过敏原(如青霉素皮试),避免与之接触;采取脱敏疗法及抗组胺和免疫抑制剂等治疗。

●免疫缺陷与免疫增殖病　免疫系统一旦发生缺陷,人体就容易受病原感染、发生恶性肿瘤。先天的免疫缺陷有 B 细胞发育异常引起抗体产生缺陷、T 细胞缺陷以及 T、B 细胞联合免疫缺陷。后天免疫缺陷的典型例子就是艾滋病,由于艾滋病病毒直接侵犯、破坏免疫系统本身,造成患者缺乏免疫力而死亡。免疫增生病表现为淋巴细胞恶性增生,产生过多或异常的免疫球蛋白,如多发性骨髓瘤、巨球蛋白血症、重链病等;还可发生淋巴细胞性白血病和淋巴瘤等。

●自身免疫病　是由于免疫反应攻击自身组织细胞造成的疾病,如系统性红斑狼疮等。一般情况下,自身组织不会成为抗原。但某些情况下自身组织会成为抗原,如自身组织受辐射或病原感染后性质发生改变,使免疫系统视之为"异己"而予以排斥;有些组织如脑、睾丸、眼球内的晶状体等通常隐蔽于特殊部位,不与免疫细胞接触,而一旦因外伤或感染使其暴露,就会被淋巴细胞视为异物。另外,某些外来抗原,如 A 族溶血性链球菌与人体心肌间质、心瓣膜有相似成分,感染后产生的抗体可能攻击心脏和其他结缔组织导致风湿病。

免疫在医学上的应用　①疾病的防治:免疫学在医学上的重要贡献之一就是发明了疫苗用于疾病的防治。将病原体减低毒性或去除毒性制成疫苗,注射给人体后,就会产生针对这一病原体的特异免疫力,使人不再得病,称为主动免疫,如接种牛痘疫苗来预防天花。疫苗的种类很多,死疫苗是通过化学或物理方法杀死的病原生物,如伤寒、百日咳、霍乱、流行性乙型脑炎疫苗等;活疫苗是病原体被减低毒力后制成,如卡介苗、麻疹疫苗等;细菌的外毒素经甲醛脱毒后可制成类毒素疫苗,如破伤风类毒素;联合疫苗如百、白、破三联疫苗,是用百日咳死疫苗、白喉类毒素、破伤风类毒素混合制成,1次注射可同时预防三种疾病。除主动免疫外,还可通过给患者直接注射免疫效应物质,如抗体或细胞因子等,使人体立刻获得免疫力,作为应急之用,称为被动免疫,如外伤后立即注射破伤风抗毒素可预防破伤风。这种免疫力出现快,但维持时间短。干扰素和白细胞介素等细胞因子也常被用于预防或治疗某些病毒感染。②疾病的诊断:抗体可与抗原发生高度特异性的结合反应,广泛用于疾病的诊断。如肥达试验,即是用伤寒菌测定患者血清中有无伤寒抗体来诊断伤寒;用乙肝病毒表面抗体来检测血清中有无相应抗原来诊断乙肝;皮肤试验可检测机体免疫反应是否正常,如皮内注射结核菌素来观察机体免疫功能是否正常。

第五节　遗传与疾病

遗传的物质基础　遗传与变异是生物体的基本特征,前者表现为子代与亲代之间的相同性或相似性,后者则表现为子代与亲代之间的差异性。遗传与变异的共同基础是基因。在化学上,基因是指脱氧核糖核酸(DNA)的分子中的某一特定节段,人的大约10万条基因都是以这样的方式存在的;人体的精子和卵子中均含有23条DNA分子,因此由精子和卵子结合所形成的体细胞就有了23对DNA分子,从而实现遗传物质从上一代到下一代的传递。DNA分子与相应的蛋白质分子结合后形成染色质,后者在细胞分裂期形成在显微镜下可见的染色体。相应于DNA分子,人类体细胞的染色体共23对,其中22对为常染色体,它们在男性与女性之间没有区别;另一对为性染色体,男性为XY,女性为XX。据此,可对运动员或某些"患者"进行生物学性别的鉴定。

遗传物质的突变　人类细胞内的DNA分子(基因),以及携带DNA分子的染色体都能保持其相对稳定性,但并非固定不变。在一定的内外因素影响下,遗传物质就可能发生变化,这种变化及其所引起的表型改变,如果不引起人体明显的疾病,则为变异;如果这种改变导致人体疾病的发生,则为突变。微小的突变仅仅是DNA分子的改变,称为基因突变;严重的突变可影响到染色体结构与数目的改变,称为染色体畸变。

环境中有很多因素可导致突变的发生,物理因素有紫外线、电离辐射(X射线、T射线和快中子等);化学因素有羟胺、亚硝酸盐、烷化剂(甲醛、氯乙烯、氮芥等)、碱基类似物(5-溴尿嘧啶、2-氨基嘌呤等)等;生物因素包括病毒(如麻疹、风疹、流感、疱疹病毒等）及某些真菌和细菌所产生的毒素或代谢产物（如黄曲霉菌所产生的黄曲霉素等）。

遗传病的概念　由于基因突变或染色体畸变所引起的疾病，称为遗传病。但在不同疾病中，遗传因素所起作用的大小不尽相同，可归纳为：①完全由遗传因素决定，找不到环境因素的作用，如先天性成骨不全症、白化病、血友病及一些染色体病等。②基本上由遗传因素决定，但有环境中的某些诱因，如蚕豆病只有患者吃了蚕豆或使用某些药物后才诱发溶血性贫血。③遗传和环境因素对发病都有作用，即在不同的疾病中，其遗传力度各不相同，如唇裂、腭裂、先天性幽门狭窄等畸形和精神发育障碍、精神分裂症、先天性心脏病、胃十二指肠溃疡病、某些糖尿病、脊柱裂、无脑儿、高血压病、冠心病等，这一类疾病也称为多因子疾病，是目前医学研究的重点之一。④发病完全取决于环境因素，基本上与遗传无关，如烧伤、外伤等。在临床上，遗传病具有以下特征：①遗传性疾病一般以垂直方式传播，而不延伸至无亲缘关系的个体，表现为家族性。如亨廷顿（Huntington）舞蹈病常表现为亲代与子代间代代相传。但不是所有的遗传病都表现为家族性，如白化病在家系中可能仅仅是偶发的。换言之，家族性疾病可以是遗传的，但不是所有的家族性疾病都是遗传的，如夜盲症就是由于饮食中长期缺乏维生素 A 所引起的。②遗传病往往还表现为先天性，如白化病的患儿刚出生时就表现有"白化"症状。但不是所有的遗传病都是先天的，如亨廷顿舞蹈病往往在 35 岁以后才发病。相反，先天性疾病也有两种可能性，即有些先天性疾病是遗传的，如白化病；有些则是获得性的，如妇女妊娠时因风疹病毒感染致胎儿发生的先天性心脏病。

遗传病分为基因病和染色体病，前者又可分为单基因病和多基因病（或多因子病）；后者则分为常染色体病和性染色体病。①单基因病是由单基因突变所致。一对基因之一的突变所引起的疾病为常染色体（或性染色体）显性遗传病；一对基因同时突变引起的疾病为常染色体（或性染色体）隐性遗传病。除了细胞核基因的突变外，细胞质基因的突变也会导致疾病的发生，如勒伯尔视神经病。②多基因病包括一类具有一定家族史，但没有单基因遗传病所见到的系谱特征的疾病，它们的发生不仅需要若干基因的共同参与，而且环境因素也起了不同程度的作用。③染色体病是染色体结构或数目异常引起的一类疾病，包括常染色体病和性染色体病。本质上，这类疾病涉及一个或多个基因结构或数量的变化。因此，其对个体的危害往往大于单基因病和多基因病，最常见的染色体异常为先天愚型，该患儿细胞中比正常人多一条21 号染色体，为21 三体。

单基因病的遗传方式　单基因病按一定的方式在家族中传播，具体可包括为以下几种遗传方式：

（1）常染色体显性遗传　常染色体上的一对基因之一的突变所引起疾病的遗

传方式为常染色体显性遗传,其临床特征为:①发病与性别无关,即男女患病的机会均等。②家族中呈连续传递,即通常连续几代都有该类患者。

(2)常染色体隐性遗传　常染色体上的一对基因同时突变才可以引起疾病的遗传方式为常染色体隐性遗传,其临床特征为:①发病与性别无关,即男女患病的机会均等。②系谱中患者的分布往往是散发的,通常无连续传递现象。③近亲婚配时,子女中隐性遗传病的发病率要比非近亲婚配时高得多。

(3)X连锁显性遗传　X染色体上的一对基因之一的突变所引起疾病的遗传方式为X染色体显性遗传,其临床特征为:①发病与性别有关,即人群中女性患者比男性患者约多1倍。②家族中为连续传递,即通常连续几代都存在该类患者。

(4)X连锁隐性遗传　X染色体上的一对基因,同时突变才可以引起疾病的遗传方式为X染色体隐性遗传,其临床特征为:①发病与性别有关,人群中男性患者远较女性患者多。②系谱中患者的分布往往是散发的,通常无连续传递现象。③近亲婚配时,子女中隐性遗传病的发病率要比非近亲婚配时高得多。

(5)Y连锁遗传　如果决定某种性状或疾病的基因位于Y染色体,那么这种性状(基因)的传递方式,称为Y连锁遗传。其临床特征为父传子、子传孙,因此称为全男性遗传。

遗传病的防治　遗传病的防治对于提高人口素质是非常重要的,需要全社会每一个成员的密切合作:①认真贯彻执行国家的婚姻法、母婴保健法、计划生育管理条例以及独生子女病残儿医学鉴定诊断暂定标准等法律、法规,避免近亲婚配。②认真执行婚前检查制度,对患有严重遗传病和先天性畸形等不应结婚的对象应依法予以劝阻;对不宜结婚的对象和应延期结婚的对象,必须先采取恰当的医学措施再准予结婚;提倡适龄生育,统计表明过早过晚生育都不利于后代的遗传健康。③要重视孕前期的保健,避免接触有害物质,并进行必要的生理和心理准备;孕早期要避免药物、有害物质及病毒感染对胎儿的遗传危害。产前检查是近年发展起来的一项良好措施,其目的是对一些胎儿可能患遗传病或先天性畸形的孕妇进行检查,然后根据检查结果,建议是否应进行选择性人工流产,这样可以避免一部分患有遗传病或先天性畸形的胎儿出生。此外,目前在许多医院开展的辅助生殖技术既可以使某些不育患者获得后代,也降低了遗传病的发生率。④要重视新生儿的筛查工作,因为对于一些可临床治愈的遗传病来说,早期发现是治愈的保证。目前进行新生儿筛查的疾病包括苯丙酮尿症、半乳糖血症、甲状腺功能低下等。

第六节　循环障碍

血液循环系统由心脏和血管两部分组成。它的功能一方面为组织和细胞的正

家庭医生

常代谢提供氧气和养料;另一方面帮助清除组织内生成的代谢废物,以维持人体各种细胞生存所需的内环境恒定。一旦血液循环发生障碍,正常组织的生理功能就会因氧和营养物质的缺乏和代谢废物的堆积而受到严重影响,甚至可引起局部组织的死亡,即组织坏死。血液循环障碍可分为全身性或局部性两种。前者如心力衰竭、休克等均在内、外科疾病的有关内容中叙述,本节着重介绍几种常见的局部循环障碍。

充血 按其发生部位,可分为动脉性和静脉性充血(即淤血)两种。

(1)动脉性充血 可发生在生理状态时,如温水洗澡后全身皮肤发红、发热,害羞、激动时的面红耳赤等。人体患病时所见的动脉性充血以炎性充血为最常见。由于动脉血含氧量高、营养物质丰富,故动脉充血的结果常可使局部组织和细胞的代谢旺盛和抵抗力增强,对人体一般是有益的。临床上所采用的拔火罐、热敷和电疗等方法来治疗某些外伤性疾病,其道理就在于此。

(2)静脉性充血 又称淤血,多见于病理情况。若我们把手指紧缚过久,局部就会逐渐发生肿胀,变冷、青紫(因静脉血含氧量低所致),这就是因静脉受压,血液回流受阻引起的静脉性充血之故。静脉性充血的原因多与静脉腔不同程度的阻塞有关,如静脉受压、静脉壁增厚和静脉内血栓形成等。此外,若患者心功能不全时,由于静脉回心血量的减少,可引起人体许多器官或组织的淤血,如肝、肾、胃肠道及下肢等。静脉性充血的结果可使局部组织发生缺氧、代谢废物堆积和器官、组织的功能减退,严重者可引起局部组织的坏死。同时,局部组织中的毛细血管壁也因营养障碍而结构变得疏松,通透性增加,血液内液体成分,甚至红细胞可透过管壁而进入组织间隙,导致组织水肿或体腔积液,如心力衰竭的患者下肢浮肿、肝硬化患者的腹水等。如引起静脉性充血的原因及时消除,则水肿的液体往往可被吸收而消失。若水肿持久可对机体造成不利,视其部位不同,给机体造成的后果不尽相同。一般以下述部位的水肿或积液的后果为严重,如喉部水肿可阻塞呼吸通道;心包腔积液可影响心脏的舒缩功能;肺水肿可影响其气体的交换而出现胸闷、气急和紫绀等缺氧症状,严重者可致死。

缺血 又称局部贫血,是指器官或组织内局部动脉血供应不足。当我们把手浸在冰水中,由于低温对局部神经末梢的刺激可反射性地引起局部血管的强烈收缩,致使血管内血流量减少和组织缺血,局部皮肤变得苍白,并有剧烈疼痛感。临床上引起动脉腔狭窄或阻塞的常见病变有动脉粥样硬化,管腔内血栓形成或栓塞,肿瘤对周围血管的压迫等。缺血常会引起组织发生坏死,但人体各种器官组织对血供的需求,以及对缺氧的耐受性却有很大不同。心、脑的缺血常致严重后果,甚至引起死亡,如心肌梗死。而肢体的缺血,因肌肉对缺氧的耐受性较大(一般可长达几小时),故其后果相对较轻。但在实际工作中,如对外伤肢体使用止血带,必须记住每隔30～60分钟放松1次，以避免对肢体造成不可逆性损伤。

出血　引起出血的主要原因是血管壁的破坏。凡血液流到体外的称为"外出血"，常见的有鼻出血（鼻衄）、呼吸道出血（咯血）、消化道出血（呕血或黑便）；如血液积聚在组织或体腔内则称为"内出血"，如胸腔积血、血肿（组织内出血）、瘀点（皮肤粘膜点状出血）、瘀斑（皮肤粘膜斑片状出血，即乌青块）。出血对人体的危害性取决于出血的量、速度和部位。如在短时间内大量出血，又得不到及时输血，就会危及生命；长期少量出血（如痔疮出血）可引起贫血；脑和心包出血，即使出血量不多，后果也甚为严重；皮下出血一般对机体的影响较小。

血栓形成、栓塞和梗死　在活体心血管内血液成分发生凝固的过程，称为血栓形成。凝固的血块称为血栓。血栓形成主要与心血管内膜受损、血液流动缓慢或不规则，以及血液本身凝固性升高有关。心脏功能不全、外科手术、患者卧床不起、动脉粥样斑块等均是血栓形成的诱发因素。血栓形成常因阻塞血管而引起不良后果，对机体不利；但当小血管发生外伤性破裂时，破口局部的血栓形成则可起到止血作用。

血管内形成的血栓可被体内存在的溶解酶逐渐溶解、消散而不对机体产生任何影响，或被管壁周围长入的纤维组织所代替（称为血栓机化）而导致管腔狭窄或闭塞。如血栓发生脱落，随血流而阻塞别处的血管造成栓塞，若发生于下肢静脉的血栓脱落，则栓子随血流而造成肺栓塞；而左心或动脉内的血栓脱落，常致脾、肾、脑等栓塞。引起栓塞的物质称为栓子，它可由脱落的血栓构成，但也可是其他固体、气体和液体物质，如空气、寄生虫、脂滴、羊水和肿瘤细胞等。栓塞的后果是局部血管的阻塞，由此而引起局部器官、组织的缺血性坏死。然而人体对局部血管的阻塞往往具有一定的适应能力，即可通过缺血边缘组织内血管的开放（侧支循环）而获得血液供应。只有在动脉血流阻断迅速，侧支循环不能及时建立时，才会导致组织的坏死，即为梗死。梗死形成后，对人体的影响取决于发生的部位、范围大小及有无合并细菌感染等因素。一般来说，脾、肾等器官的小范围无菌性梗死，对人体造成的危害性较小；而心、脑等发生较大面积的梗死，常能引起严重后果。如梗死发生在肢体的末端（手指、足趾）或与外界相通的器官（肺、胃肠道、生殖道等），常因合并腐败菌感染而致坏死组织变黑，称为坏疽。对发生坏疽的肢体或器官必须尽快处理，否则因局部坏死组织或细菌毒素的吸收而致机体中毒。

淋巴循环障碍　淋巴循环与血液循环在体内有着密切的联系。静脉回流障碍可直接影响淋巴液的回流。此外，淋巴管也可因发炎、受压或异物的阻塞，或手术中被结扎等都可造成淋巴液的回流障碍。然而在一般情况下，由于淋巴管之间存在着丰富的吻合支，个别小淋巴管发生阻塞并不造成淋巴回流障碍，只有当较大的淋巴管发生阻塞时，才会导致相应淋巴管的扩张和局部组织水肿。淋巴液长久淤积在组织内,可刺激局部纤维组织增生,使其局部组织变硬。如患血丝虫病时,因丝虫寄生在下肢淋巴管内,由于淋巴管炎和淋巴管的阻塞,而致皮下纤维组织增生,皮肤变得粗糙、增厚和发硬,整个下肢变粗,俗称"象皮腿"。若淋巴管因丝虫病阻塞,管腔扩张而破裂,淋巴液流入胸腔、腹腔或随尿液排出,形成乳白色(内含丰富脂质之故)积液和尿液,分别称为胸、腹腔乳糜积液或乳糜尿。

第七节　炎症

炎症,俗称发炎,是人体在日常生活过程中对外界各种有害因素作用所作出的一种防御性反应。人体的许多疾病,如皮肤疖子、伤风感冒、阑尾炎、胃肠炎和肝炎等都以炎症过程为表现。

炎症的原因甚多,但大致可概括为两大类:①生物性病原体,如病毒、细菌、真菌、寄生虫等。②非生物性因素,包括物理性、机械性和化学性因子。总之,凡能造成人体组织损伤的一切因子都可引起炎症,然而,对人体最常见、最重要的是由生物性病原体所致的炎症,医学上常称为感染。

炎症反应是一切生物有机体在长期进化,并与外界损伤因子作斗争的过程中获得的一种自卫反应;在人类,其反应过程及能力最为复杂,也最完备,它包括血管、神经、体液和细胞的反应。如以生物性病原体引起的急性炎症为例,其整个过程是当人体被侵袭某种病原体之后,由于病原体及其产物的直接作用,或通过对局部血液循环的干扰,局部组织和细胞首先出现变性、坏死。继而局部血管受神经体液和局部组织崩解产物等因素的作用而发生扩张充血(炎性充血)和因血管壁通透性增加所致的血浆成分的渗出(炎性渗出)。炎性充血的结果可给炎区局部运来大量的抗菌物质(如抗体等),以及能吞噬、消灭病原体的白细胞。血浆成分的渗出不仅能稀释和中和毒素,而且其中所含的纤维蛋白原渗出后,还可在局部形成呈网状结构的纤维蛋白,起到阻止细菌蔓延,有利于白细胞对病原体的吞噬作用。血液中白细胞的游出是一个主动出击的过程,是人体防御反应中最重要的武器;它们常在某些病原体或组织坏死产物中具有吸引白细胞能力的化学物质的影响下,可不断地向炎区集中,并吞噬和消灭病原体。具有吞噬和消灭病原体的白细胞主要有两种:一种是来自血液的中性粒细胞,又称小吞噬细胞,它们行动迅速,最早出现在"作战前线",能吞噬多种病原体;另一种是来自血液或局部组织的单核巨噬细胞,又称大吞噬细胞,它们的行动稍迟缓,常扮演"后援部队"的角色,不仅能吞噬较大的病原体(如寄生虫虫卵)和异物,还能清除组织碎片,收拾"战场"残局,从而为组织的再生和修复创造有利的条件,故又有"清道夫"细胞之称。最后,受损的局部组织常可通过邻近组织的再生而达到愈合。

炎症局部的典型表现有红、肿、热、痛和功能障碍五大特征。红是由于局部血管扩张、血流加速和血量增多所致。肿是血管内成分渗出到组织间隙的结果。热是由于局部血液供应丰富、代谢旺盛、产热增多的缘故。痛是局部肿胀压迫和某些致痛物质刺激局部神经末梢而致。造成功能障碍的原因视其炎症部位不同而异，如手指发炎，则因剧痛而引起关节活动不便；喉炎时的声音嘶哑，则与声带的炎性水肿、变厚有关。上述炎症的典型表现并不出现在机体的任何部位，如某些内脏的炎症就不一定表现红、肿、热的外部表现；某些不存在痛觉和温觉神经末梢部位的炎症，患者则不感到痛和热。此外，某些病原体所引起的炎症或炎症反应过于剧烈，除局部出现症状外，还可同时伴有全身发热、血中白细胞增多等现象。

炎症的结局因受病原性质、病变程度、病程长短、病变部位、身体抵抗力和治疗等因素的影响而极为不同，但归根结底则取决于人体和病原体双方力量的对比。大致结果有以下三种：①痊愈：指人体通过防御反应战胜病原体，受损的组织得到修补完好。②播散：指病原体在克服或破坏人体的防御机制之后而引起的病灶扩大，或突破炎区的防线而造成全身感染，如败血症或毒血症等。此时如不及时治疗，可危及患者的生命。③慢性迁延：多发生于人体抵抗力较差或治疗不及时等情况。由于病原体在体内不能及时被消灭，致使炎症迁延不愈而变为慢性。此时治疗往往比较困难，常给机体造成不良的后果。

炎症反应是一场既含有病原体对人体组织所引起的损害，又包括人体防御机制对损害因素所作的斗争的过程。对不同原因和部位的炎症，其治疗措施也应有所不同。如发生于某些体表的炎症，临床上常采用局部热敷、膏药、中草药等，使之加剧局部的炎性充血，以利于消灭病原体和促进损伤组织的修复；而某些部位的炎症，如胸膜炎或心包炎，如炎症过于剧烈则可引起大量的浆液渗出，从而压迫肺或心脏，影响它们正常的生理功能，故治疗时宜采用抑制炎症反应的措施，如给予抗生素、肾上腺皮质激素等药物，以减轻对机体所致的危害。

第八节　再生和愈合

人体局部组织遭受损伤之后，不论其致伤的原因是什么，都有修复的可能，在医学上称为创伤愈合。创伤所引起的组织缺损可依靠附近正常组织的增生而得到填补，这一过程称为组织再生。由此可见，组织再生是创伤愈合的物质基础，即愈合的完成有赖于组织再生，如组织不发生再生就没有愈合的结果。

再生人体各种组织的再生能力很不一致，凡平时易受损或生理情况下经常发

家庭醫生

生更新的组织,再生能力较强;反之则较弱。具体地说,人体的皮肤、粘膜、纤维组织、小血管、骨髓、骨组织、肝细胞等再生能力较强;肌肉、软骨、神经纤维的再生能力较弱;中枢神经(脑、脊髓)的神经细胞则无再生能力。再生可分为完全性和不完全性两种。前者是指再生组织的结构和功能与创伤破坏的组织完全相同;不完全性者则指缺损组织被肉芽组织所代替,最后形成瘢痕。这两种再生结果主要取决于不同组织的再生能力。

组织的再生能力虽然由其各自的特性所决定,但也常受其他因素的影响。如年龄因素,年龄小者的组织再生能力强,年龄大者则再生能力弱;又如全身营养状况、局部血供、某些药物等因素,对组织的再生能力也有影响,全身营养或局部血供好的,其组织再生较快;反之则较慢。

创伤愈合 创伤愈合的过程因其伤口的大小、深浅、有无感染等情况而有所不同,大致有三种基本类型:

(1)表浅创伤的愈合 表浅创伤是指皮肤浅层的擦伤,伤口表浅。擦伤处首先由少量凝固、后发生干燥的血块(血痂)覆盖于伤口表面。血痂下伤口边缘的表皮再生,先将伤口覆盖完好,一般在1~2日内即可完成,最后血痂自行脱落。由于浅表伤口的血痂对伤口起到一定的保护作用,故不宜强行剥去,以免影响伤口的尽早愈合。

(2)简单伤口(外科伤口)的愈合 简单伤口是指组织破坏少而无细菌感染的伤口,最常见者为外科手术切口。外科手术切口具有伤口整齐、组织破坏少、无细菌感染的特点。切口经缝合后,在两个切缘的夹缝中留下少量血液,当发生凝固后能暂时将伤口的两端粘合在一起,后被来自血液中的巨噬细胞所吞噬清除,局部逐渐被新生的毛细血管和成纤维细胞(即肉芽组织)所代替,最后将伤口愈合。与此同时,新生的表皮细胞不断地从伤口的边缘向其中心生长,并将伤口覆盖完好。一般来说,上述过程仅需1星期左右,故手术切口的缝线可经7~8日后拆掉。这样的伤口愈合仅留下线状瘢痕,医学上又称一期愈合。

(3)复杂伤口(哆开伤口)的愈合 复杂伤口是指组织损伤范围大、破坏严重,可同时伴有细菌感染的伤口。这种伤口的修补愈合往往不像外科伤口那么顺利,必须先将细菌和破坏了的组织清除后才有愈合的可能。由于伤口范围大,在局部坏死组织被清除之后,常留有相当大的组织缺损或溃疡。因此,伤口的两个残端无法直接结合,必须有赖于从伤口底部和旁侧长出的肉芽组织加以填补。临床所见的下肢溃疡(老烂脚)伤口,通常呈红色、颗粒状、湿润,易发生出血,即为肉芽组织。与此同时,伤口边缘皮肤的表皮细胞再生也逐渐发生,并沿着创缘生长。一旦伤口为肉芽组织所填满,表皮即可将伤口完全覆盖。这类伤口的愈合常留下范围较大的瘢痕,医学上称为二期愈合。

在创伤愈合的过程中,细菌感染、伤口中的异物(纱布、缝线等)、血块和坏死组织等因素,均是影响创伤愈合的大敌,因此对伤口的处理必须及时和彻底。伤口局部血供情况的好坏也对伤口的愈合影响极大,如原先局部血供不好的下肢(如合并下肢动脉粥样硬化、静脉曲张等)发生创伤,其愈合过程显著迟缓,下肢慢性溃疡也常发生于这种情况。此外,全身营养特别是蛋白质、维生素 C 等成分的适当补充,也常有利于伤口的及早愈合。

第九节　肿瘤

肿瘤是指人体某一部分细胞,在致病因素的作用下,细胞核基因发生突变或调控失常而发生的异常增生,与机体不相适应,且常在局部形成肿块的一组疾病。目前,这类疾病已成为严重危害人类健康和生命的常见疾病之一,其死亡率在不少国家内仅次于心血管疾病而居第二位。

肿瘤的种类　种类甚多,一般根据其组织形态结构和对人体危害性的不同,可将肿瘤分为良性和恶性两大类。良性肿瘤的命名常在发生部位和组织来源的后面加一个"瘤"字,如直肠腺瘤、背部脂肪瘤等;恶性肿瘤通常包括来自上皮组织的癌,如食管鳞形细胞癌、胃腺癌、肝细胞肝癌、乳腺癌等,以及来自间叶组织的肉瘤,如纤维肉瘤、脂肪肉瘤、平滑肌肉瘤和骨肉瘤等。还有少数恶性肿瘤至今应用传统的名称,如白血病、霍奇金淋巴瘤等。另有一些肿瘤从形态结构或生物学行为上不能分为良恶性者,称为交界性肿瘤,如甲状腺乳头状腺癌、膀胱移行上皮细胞乳头状瘤、腮腺多形性腺瘤等。

良、恶性肿瘤的区别　鉴于良、恶性肿瘤在治疗和预后方面的不同,正确地加以区别具有十分重要的意义。但两者的区别是相对的。某些肿瘤起始时为良性,以后可转变为恶性,如结肠多发性腺瘤可恶变成腺癌;有些良性肿瘤(如脑胶质瘤、脑膜瘤)虽其组织结构属良性,但因生长于颅内,也可引起严重后果。相反,有些恶性肿瘤如皮肤癌,因生长在体表,易被早期发现,且能及早切除,故预后仍良好。

肿瘤的病因　至今未被阐明,但目前多数学者认为肿瘤是由多种因素造成的,已较为肯定的因素有以下几类:

(1)化学性因素　如工业废气、烟草烟雾和烤制或熏制鱼、肉中所含的多环碳氢化合物(如3,4.苯并芘等),变质蔬菜等食物中的亚硝胺类,霉变食品中的黄曲霉素(如霉变花生、玉米及谷类)、黄米霉素、白地霉素及杂色曲霉素等。

(2)物理性因素　如 X 射线、中子射线、γ 射线等电离辐射作用;取暖"怀炉"、过热饮食等热辐射作用;创伤、烧伤及其慢性机械性刺激等作用。

（3）生物性因素　某些寄生虫病如慢性血吸虫病与结肠癌的发生有一定关系；肝吸虫感染与胆管细胞性肝癌的发生有关；乙型肝炎病毒与肝细胞性肝癌的相关性等，均受到医学家们的高度重视。

肿瘤导致的症状和表现　有关症状取决于肿瘤的良恶性、体积大小、生长速度和部位，以及是否分泌某些激素样物质等因素。良性肿瘤常不引起症状；恶性肿瘤多随着病变的发展而使症状逐渐加重，至晚期，患者常出现疲乏、消瘦、贫血和衰竭等全身症状，医学上称为"恶病质"。体表器官或组织的肿瘤，当其体积变大或生长加快时容易被发现，如乳腺和甲状腺肿瘤。位于体内的肿瘤，可因腔道阻塞、受压或破坏邻近器官组织而引起相应的症状，如食管癌引起吞咽困难，胃癌引起幽门梗阻或上腹疼痛，胰头癌压迫胆总管引起黄疸，脑膜瘤压迫脑实质而出现神经系统症状，肺癌出现痰中带血，子宫颈癌可致阴道出血，阴茎癌在局部形成溃疡，胰岛细胞瘤可引起低血糖症，嗜铬细胞瘤可致高血压等。

肿瘤的预后　关键取决于早期发现和早期诊断，要做到这一点，首先应密切注意某些癌前期病变，包括皮肤粘膜的慢性溃疡、放射性皮炎、烧伤瘢痕、老年性角化病和粘膜白斑；消化系统的慢性萎缩性胃炎、胃溃疡、多发性胃肠道息肉等；生殖系统的隐睾、包茎、宫颈糜烂、葡萄胎、乳腺囊性小叶增生、乳腺导管乳头状瘤等。其次是重视对具有下列癌症信号的患者作定期随访检查。

●摸到肿块尤其是在锁骨上、耳下、颈侧等部位的肿块。肿块质地坚硬、较为固定及无明显压痛的意义较大。短期内明显增大的肿块更应引起重视。

●原因不明的消瘦、贫血、低热。

●上腹部不适，如隐痛、闷胀伴食欲减退等。

●不明原因的自发性出血，如呕血、便血、咳血、鼻血、尿血等，特别在中、老年人中不容忽视。

●进食时胸骨后不适、吞咽困难。

●无痛、进行性加深的黄疸。

●腹痛伴大便习惯性状改变或便条变细。

●妇女停经后阴道流血、性交后出血及有血性白带。

●经久不愈的溃疡。

●增大、出血的黑痣。

然而，值得注意的是，上述信号并不是肿瘤所特有的，只有通过检查才能明确诊断。一经查明不是肿瘤，即应消除顾虑，避免"恐癌症"的发生。若症状持续存在，宜定期复查。

第三章　中医中药常识

第一节　中医基础理论

　　中医基础理论包括阴阳五行、脏象和气血津液。阴阳五行是我国古老的哲学思想。但在医学领域，长期以来应用阴阳五行来阐明人体的生理、病理变化，并用以指导临床辨证和治疗，成为中医药学中的一个重要的基础理论。在目前的社会中，可能有人会对中医药中继续应用阴阳五行，感到不可思议，甚或认为迷信。其实，早在20世纪初，在医学界，包括中医学界，就已经有一些专家倡议，废除阴阳五行用于中医中药的疾病诊治。经过多年的实践，已经证明这是不可行的。中医药的应用离不开阴阳五行。而且实际上，阴阳五行的名称，深深扎根在我国的民族文化中，撇开传统文化不谈，即使在我国的口语中，也存在大量和阴阳五行有关的名称，如"阴盛阳衰"、"阳刚之气"、"背阴面阳"等。所以，在医学领域使用阴阳五行不仅仍是必要的，而且是可行的。

　　关于脏象学说，也是中医基础理论的一部分。有必要提出的是，中医讲的五脏六腑，大部分和现代西医应用的名称相同。但同样的名称而含义不同，或不完全相同。如中医里的脾脏，和西医里的脾脏就不是同一个概念。因此，要用中医的概念来理解中医的名称。

阴阳五行

　　阴阳　阴阳是对立的两个方面，而又互相有联系。从医学的角度来看，男性和女性就是对立的两个方面，男性属阳，女性属阴。在男性或者女性，同一个人身上，腹部属阴，而背部属阳。上部属阳，而下部属阴。一个班级里，女生多而男生少，或者一个学校里，女老师多而男老师少，大家都会讲"阴盛阳衰"。我们身体的下部，口语中也常讲"阴部"。很容易理解。

　　再进一步，阴和阳还有各种变化规律。

　　从人体的解剖结构看，体表属阳，而内脏属阴。但是，从内脏看，各种内脏的阴阳属性又不同。内脏可以分成五脏六腑，五脏—心、肝、脾、肺、肾，属阴，而六腑—

小肠、胆、胃、大肠、膀胱、三焦,属阳。而在五脏中,又可再分阴阳,心、肺属阳,而肝、脾、肾属阴。每一个脏器本身,又可再分阴阳,肾有肾阴、肾阳,心有心阴、心阳等。所以,中医最老的一本经典著作《内经》中说:"阴阳者,数之可十,推之可百,数之可千,推之可万,万之大不可胜数,然其要一也。"主要就是讲,对每一个事物,可以无限地用阴阳来分析。那么这样分析有什么意义? 有意义:其意义就是可以对千变万化的人体生理、病理情况,用阴阳进行分析,并且得到合适的治疗。

阴阳是相对立的,又是相互联系的。从正常人体生理状况看,有阴又有阳,而且互相平衡,当这个平衡关系被打破,就会出现或者阳亢,或者阴盛的情况。所以说"阴盛则阳病,阳胜则阴病",于是就生病。阴盛就会出现寒冷、衰退的种种症状,而阳亢又会出现发热、亢进的种种症状。这就是"阴胜则寒,阳胜则热"的含义。

阴阳又是互相依存,互相联系的。人体不可缺少阴,也不可缺少阳。阳亢会导致阴的衰退,就称为阴虚;阴盛会造成阳的衰退,就叫做阳虚。阴虚,又表现为热证,但这是虚热;阳虚又表现为寒证,但这是虚寒。所以说:"阳虚则寒,阴虚则热。"

正常人体,在活动中,都会有阴阳消长的变化。什么叫阴阳消长,比如说,我们在活动时,不论脑力活动,还是体力活动,都会消耗一定的体力。我们的活动就是阳,消耗的体力就是阴,这就叫"阳长阴消"。而我们通常的饮食,可以补充被消耗的体力,这就是阴长,而要消化吸收,需要体内"气"的运化,这消耗的"气"就是阳,这称为"阴长阳消"。

这是正常的阴阳消长,但如果超过一定限度,或者有外邪入侵,就造成阴阳的不平衡,就会生病。

人体的阴和阳,还可以互相转化,如外邪也可以分成阴邪和阳邪。受到寒邪,称为外感寒邪,通俗讲就是受了冷,寒邪入侵以后,就会有怕冷的症状,其后就会有发热。寒是阴,发热就是阳。这是外邪入侵后的阴阳转化。人体内部的病变,也会有阴阳的转化。治疗更能说明问题,阳盛,治疗要用阴药——清凉的药物,假如阴阳不会转化,治疗就等于白费事了。

所以,从疾病治疗角度讲,"阳病治阴,阴病治阳","寒者热之,热者寒之",就是利用阴阳互有联系,阴阳会互相转化这样的规律。

治疗要用药,中药的药性,也按照阴阳来区分,有温热的药物,用治寒证、阴证;有寒凉的药物,可以治疗热证、阳证。这些,就是在医学里应用的阴阳基本规律。要保持人体的健康,就要使身体阴阳平衡。

阴阳学说指导了中医学的生理、病理、辨证、治疗等各个方面。所以《内经》说:"阴阳者,天地之道也,万物之纲纪,变化之父母,生杀之本始。"

五行　所谓五行,就是指金、木、水、火、土。

中医把人体脏器、生理、病理、中药的药性等,都用五行来概括和分析。

五脏六腑的五行属性是这样的。肝和胆属木,心和小肠属火,脾和胃属土,肺和大肠属金,肾和膀胱属水。

中药的药性是:酸属木,苦属火,甘属土,辛属金,咸属水。根据这些概括,可以用五行规律来分析生理、病理和进行治疗。

五行之间有相生、相克的关系。

相生的关系,木生火,火生土,土生金,金生水,水生木。

相克的关系,木克土,土克水,水克火,火克金,金克木。

为什么有这样的生、克关系,有一些讲法,但我们在医学领域的应用中,不必去管它,只要知道生克关系的应用就可以了。正常时,五行是平衡的,失去平衡就患病。还是举一些例子来加以说明。

肝脏属木。肝脏旺盛,就是木旺。肝旺可以表现为肝火、肝风、肝阳三类。木旺以后会克制土,脾胃属土,出现脾胃有病的证候。中医称为木旺克土,或称为肝脾不和,肝胃不和。

肝旺以后,木能生火,火也旺盛。火旺可以克金,也就是克肺,出现肺的证候。中医里称为木火刑金,或称为肝旺克肺。

肝为什么旺? 肝本身可分阴阳。肝旺,是其中阳旺。阳旺是由于阴虚。肝是要水来滋养的,肾属水,肾阴不足,不能滋养肝,肝阳就旺。这种情况,中医称为水不涵木,或者称为肝肾阴虚,引起肝火上炎、肝阳上亢、肝风内动。

肝旺可以有几种治疗方法。一种是滋养肝阴、滋养肾阴。水足了,肝也不旺了。另一种是对肝旺本身的治疗,那就是,或者清肝火,或者平肝阳,或者熄肝风。此外,可以用培土的治法。土得到滋养,可以不受肝木的克制,相对来说,也是对肝木的抑制。而且,土旺了后,可生金,金旺了,可以克肝木。所以培土,也可得以制肝木。

还可以用清肺的方法,使木火不能克金。肺气旺盛了,一方面不受木火的抑制,又反过来克肝木。

通过这个五行的生克关系,可以看到脏腑间的相互影响,以及采用治疗方法的多样性。大家常常可以看到,不同的中医治疗同一个患者,治疗法则常常不一致,而同样可以得到效果,其中一个原因,就是根据五行规律从不同角度来治疗。

总之,在阐明生理、病理和治疗时,阴阳五行是互相结合起来应用的。两者同是中医的基础理论。

藏象

人体有脏腑,通常称为五脏六腑。用阴阳、五行来研究脏和腑的生理功能、作用,以及病理状况,这种理论,称为脏象理论。是中医学的又一项基础理论。

脏,有五脏,就是心、肝、脾、肺、肾。腑,有六腑,就是小肠、胆、胃、大肠、膀胱、三焦。此外,还有"奇恒之腑",指脑、脉、骨、髓、女子胞等。

五脏,"藏精气而不泻也",是贮藏精、气、血等的,所以叫脏,有收藏的意思。六腑,"传化物而不藏",是管理食物的受纳、消化、吸收、排泄的。五脏,以收藏为主;六腑,以通利为主。

五脏

●心　心的功能是什么呢?"心者,生之本,神之变也,其华在面,其充在血脉"。

心是人体最重要的脏器,所以称为"生之本"。心脏停止跳动,也就是死的别称。

心藏神,管理神志,管理思维活动,所以称为"神之变"。用通俗话讲:"心想事成",心想就是心的功能之一。心的功能发生紊乱,就会失眠、心悸、健忘,严重时,谵妄、昏迷。

心"其华在面,其充在血脉"。心脏主管血脉,使血脉充盈。心的功能健全,血脉充盈良好,可以从面色反映出来,面色红润。心的功能不好,血脉充盈不良,脉象会发生停滞,或跳跳停停,称为"结、代"脉。

因为心主管血脉。而血和汗又是相关的,称为"血汗同源"。所以心又主管汗液,称为"汗为心之液"。心功能不好,会有出汗,而出汗太多,又会影响到心,引起心的虚衰。

"心开窍于舌"。心的疾病,可以在舌诊反映。心火过亢,舌尖发红;心血不足,舌质变淡。

●肝　肝的功能如下。

"肝藏血"。肝脏管理血的贮藏和调节。而上面讲的心脏则是充盈和推动血在脉管中的循行。所以称为:"肝藏血,心行之,人动则血运于诸经,人静则血归于肝藏。"肝的功能不好,藏血功能减退,血的运行也就不好。所以肝血不足,会有头晕目眩、肌肉拘挛的情况。而肝气横逆,气机紊乱,血的运行也发生紊乱,溢出脉外,出现各种出血症。

肝"其华在爪,其充在筋"。肝脏主管一身的筋膜。"肝主身之筋膜",肝血丰富,筋膜得到血的滋营,能保持良好的功能,屈伸自如。肝血充盈良好,爪甲也比较坚韧,外观良好。所以称为"其华在爪"。假如肝的功能失常,筋膜的功能就会出现问题,或者屈伸不利,或者震颤、抽搐,甚至角弓反张,爪甲也变得薄、软、容易断裂。

肝主疏泄。所谓疏泄,是指气的运转流畅。肝脏管理气机的运转,而气又关系到脾胃的功能、关系到人的情志变化。肝的功能正常,人的情绪舒畅,脾胃功能也良好。肝的功能不正常,人的情绪就会郁结,脾胃功能也会受到影响。而人的情绪,反过来也会影响肝的功能。如情绪不好,情志郁结,就会使肝失疏泄,引起气机阻滞。气与血又是相关的。气机阻滞,又可以引起血瘀。

所以,气机运转不畅,称为"肝失疏泄";而气机运转紊乱、反常,称为"肝气横逆"。

肝开窍于目。肝的功能正常,眼睛的功能也健全。所以说:"肝气通于目,肝和则目能辨五色矣。"假如肝的功能不正常,目就有变化。肝火上炎,可以出现目赤肿痛,肝血不足,看物模糊,或者夜盲。肝风内动,眼睛会上翻,或斜视。

●脾　脾的功能主要和消化、吸收等有关。

脾乃"仓廪之本"。所谓仓廪,好像仓库一样,是水谷运化的大本营。脾的功能正常,可以消化、吸收饮食中的精微物质,并且输送到全身。这种功能,称为运化。这种功能好,称为健运。这种功能不好,就会腹泻、消化不好。脾的运化,包括食品和水。水湿运化也要由脾来主管。脾的功能好,水湿运化正常。脾的运化失常,水湿发生滞留,出现水肿、痰饮、臌胀等。

"脾统血"。脾统摄血液循环。前面讲过的心主血的循行,肝主血的收藏,脾则统摄血的循行,使在脉内,而不溢出脉外。脾的功能失常,血可以不循常道,溢出脉外,出现血症。这种血症,称为脾不统血。血症就是指出血现象。

脾"其充在肌"。脾的功能正常,运化良好,肌肉得到充分的水谷精微,肌肉健壮。所以叫"其充在肌"。假如脾的功能失常,肌肉就会萎缩。

脾"其华在唇"。脾运正常,嘴唇显得红润、丰满。脾的功能不正常,嘴唇变得干而糙或苍白、或无光泽。脾又"开窍于口"。脾脏正常,口味正常,食欲良好。功能不好,口味有了改变,即谓饮食无味,而且食欲减退。

由于出生以后,人的生长发育全靠饮食的调养,而饮食的消化、吸收、运转,又全靠脾的功能,所以常称脾是"后天之本"。

●肺　肺的功能主要和呼吸有关。

"肺者,气之本"。人体通过呼吸,吸入"清气",呼出"浊气",主要靠肺的功能。肺的功能失常,呼吸功能也就出现各种障碍。不但如此,由于肺主呼吸功能,肺还管理一身之气。所以说,"诸气者,皆属于肺"。肺的功能不足,可以出现气虚的现象。

吸进的清气,经过肺的推动,遍布全身,这种作用称为"宣发"。假如宣发不畅,就会出现胸闷、鼻塞、咳嗽等症状。此外,吸进去的清气,以向下为顺,向上为逆。这种向下的功能,称为"肃降"。不能肃降,肺气上逆,就会有喘息的症状。

肺"通调水道"。饮水以后,吃进的水液,在体内循环,要经过肺的作用。水液进入体内,先经过脾胃的作用,再经过肺的"通调"。所谓通调,用现在的话讲,就是调节水液的代谢。水的出路，一是通过小便排出，这是膀胱的功能。膀胱这一功能的发挥。要经过肺的推动和促进。此外，就是出汗和通过呼吸、大便排出，这三个出路，都和肺的功能有关。肺本身主管呼吸；肺和大肠相表里，大便排出遂与肺有关；肺主皮毛，出汗也与肺相关。

肺"其华在毛，其充在皮"。全身的皮毛，都由肺脏管理。肺的功能正常，毛发生长柔密滋润。功能不好，毛枯发脱。

皮毛又与体表有关。体表是外邪入侵的重要途径。所谓外感表证，就是邪侵皮毛所致。由于肺主管皮毛，外邪可由皮毛而侵入至肺，引起咳嗽等症状。保卫体表的有卫气，卫气也由肺主管，肺虚则卫气弱，所以容易发生感冒等外感症状。卫气管理毛孔的出汗，肺虚就多汗。

由于肺管理皮毛，通调水道，肺功能不好，发汗、水湿运行失常，是水肿病的一个原因。

肺开窍于鼻，喉又是呼吸的门户。肺功能失调，可以引起嗅觉改变、鼻塞、失音等症状。

●肾　肾的功能主要和发育、生殖等有关。

肾乃"封藏之本，精之处也"。人出生以后，由父母而来的"先天之精"，就封藏于肾，是生长、发育、生殖的原动力。由后天之本——脾消化吸收而来的精微物质，有一部分也封藏于肾，称为后天之精。先天和后天之精相合，使人体得以逐渐成长和具有繁衍后代的能力。所以肾被称为"先天之本"。

男女生长发育到了一定年龄，"肾气盛，天癸至，精气溢泻，阴阳和，故能有子"。这里讲的天癸，包括女子的月经，及男子的生育能力。而到了老年，"天癸竭，精少，肾脏衰，……齿发去"。这是人生的一个自然过程，都与肾的功能有关。

肾也有阴、阳。肾阳称为元阳，肾阴又称为元阴。都是人体有重要功能的环节。

肾阴、肾阳功能失调，就在生长、发育、生殖方面出现证候。

肾对体内气和水也有调节的功能。肾对气的调节，称为纳气。所谓"肺主呼吸、肾主纳气"。肾的功能正常，肺吸入的清气才能归纳于肾，形成正常的呼吸。肾不能纳气，出现的证候，就是吸少呼多，吸短呼长。

肾对水的调节，主要是肾与膀胱相表里，肾阳充沛，膀胱功能正常，小便能正常排出。肾阳虚衰，可以引起水肿，有时又会引起夜尿增多。

肾"其华在发，其充在骨"。肾气充足，骨骼生长健壮坚实，头发光泽乌黑。肾阳不足，骨质生长就不好，头发也显枯焦。

骨又与髓有关。肾功能不好，髓的化源不足，出现腰酸、膝软、痿废的情况。齿，被认为"骨之余"，肾阳不足，牙齿易摇动、易脱落。

髓又与脑有关。所谓"脑为髓之海",肾功能虚衰,脑力减退,头晕健忘。

肾开窍于耳、二阴。"肾气通于耳……则耳能闻五音矣"。肾不足,耳聋、耳鸣。肾主管前阴和后阴,小便和大便均和肾有关。肾功能不好,不仅小便可有异常,大便也会出现异常,或者便闭,或者泄泻。

六腑

六腑指小肠、胆、胃、大肠、膀胱和三焦。

●小肠　小肠和心相表里。小肠本身的功能,是分清浊。从胃中运化来的水谷,经小肠进一步的加工,清者为水谷的精华部分,逐渐吸收;浊者为糟粕部分,逐渐向下运送至大肠,最后成大便排出。

小肠功能不好,可出现消化、大便、小便方面的异常。心移热于小肠,也会出现小便的症状。

●胆　胆和肝相表里。"肝之余气,溢于胆",成为胆汁。胆的功能失常,胆气上逆,口苦,泛苦水。肝胆湿热,则见黄疸。俗话常说人的胆子大或胆子小,中医确认,胆与情志有关。胆功能失常,可有惊恐等症状。

●胃　胃和脾相表里。胃受纳食品、水液,被称为"水谷之海"。在胃内,水谷经腐熟磨积,再下传至小肠。脾胃功能失常,表现消化功能的障碍。脾胃之气,常称为胃气,病至垂危,表现为"胃气绝"。

●大肠　大肠与肺相表里,是传导糟粕的通道,最后将粪便排出。大肠功能失常,出现便闭,或腹泻的症状。

●膀胱　膀胱和肾相表里。膀胱的气化功能,是将津液逐渐转化成小便,再排出。"膀胱者……津液藏焉,气化而能出矣"。膀胱功能失常,表现为小便的失常。

●三焦　三焦包括三个部分,就是上焦、中焦和下焦。上焦的功能,包括呼吸和宣发;中焦的功能包括运化;下焦的功能包括分别清浊和排出。三焦的功能,包含着肺、脾、胃和肾的功能。这些功能都是通过三焦的气化作用来完成的。三焦将精微物质和气、血、津液循行散布于全身。

奇恒之腑中,脑的功能和肾有关。脉和心、肝等有关。骨、髓,也和肾有关。女子胞即为子宫,主月经和孕育胎儿。此外,还有心包,属于心的外围,邪侵入心,常先入心包。心包受邪的症状和心的症状一致。心包受邪主要为热入心包,出现昏迷、谵语等。还有命门,它的功能和肾阳相似。命门火衰的症状和肾阳虚的症状一致。

五脏、六腑的主要功能已见于上。脏与脏、脏与腑间还相互有关。他们之间的关系,主要是阴阳五行的关系和表里的关系。以肝为例说明如下。

肝在五行属木,木可以克土,脾胃属土,因此肝气横逆,可以出现脾胃方面的症状。木的子为火,木火可以克金,肺属金,所以肝火亢盛,可以伤肺,引起肺的证候。

肝火和心火,同属阳,在功能上互相有关,两者也可同病,称为心肝火旺。肝和肾,又是木和水的关系。水可滋养木。肾阴虚衰,就不能滋养肝木,称为水不涵木,就会出现肝阳、肝风、肝火等证候。肝阴和肾阴同属阴,若两脏同病,出现肝肾阴虚。

脏与脏的关系,或互相协调,或功能一致,组成正常的内环境。脏有病,按阴阳五行的规律,或同病,或相克。

脏和腑是表里关系。一脏一腑,脏阴腑阳,阴主里,阳主表,互相联系和配合,这称为表里关系。在功能上互相呼应,在有病时,可互相波及。肝有病,可涉及胆,胆有病,也可影响到肝。

气、血、津液

人是一个整体,从头到脚,从内到外,脏腑、经络,是靠什么使他们互相之间有联系,能够保持平衡;他们活动的动力又是什么;他们的营养物质又来自何方。中医理论认为,是气、血、津液,维系了他们之间的关系,提供他们营养,使他们保持正常的功能。

气　气周流全身,提供各个脏腑、各个组织以营养,使各个脏器保持正常的功能。

气的来源,有先天之气,与出生俱来。有来自自然界的气,有水谷精微之气,这是后天来的气。两者相合,维持了人体的生命活动。

气在不同部位,不同功能时,有不同的名称。如在胃叫胃气,在肝叫肝气,在肾叫肾气等。此外,还有一些特殊的名称,如元气、宗气、卫气、营气。

元气。也叫做真气,是与生同来的气,称为先天之气。"真气者,所受于天"。与后天之气相并,充沛全身。先天禀赋不足,可以通过后天之气来培补。平时我们常说大伤元气,意义大致相同。

宗气。与呼吸、心跳、血循等有关的气。有了宗气,可以正常呼吸、发音、血液正常地运行。宗气有病,可以引起血脉凝滞。。

卫气。卫气循行于血脉之外,它捍卫体表,抵御外邪;还可以"温分肉、充皮肤、肥腠理、司开阖",也就是说,可以温养肌肉,润泽皮肤,滋润腠理,管理毛孔的开或闭。

营气。营气是血的一部分,随着血液循行于血脉之内,环布全身。它的功能是营养全身,而且化生血液。

气有病,主要表现在三个方面,就是气虚、气滞和气逆。

气虚。就是气不足。年老、体弱、各种疾病,都可引起气的虚弱。

气滞。就是气的运行受阻。主要证候就是胀闷和痛。

气逆。气在胃的运行,总是从上至下;肺气的运行,也是从上至下。假如气机逆而上行,称为气逆。胃气上逆,就是呃逆、呕吐之类证候。肺气上逆,就出现吸少呼多、咳喘的证候。

血 血也是运行全身,并且提供营养的。血的运行,需要气的推动。

血的来源有几个方面。"中焦受气取汁,变化而赤,是谓血"。就是说,在中焦、脾胃,吸取了水谷中的精微物质,经过变化,组成了血液。此外,营气有化生血液的作用,这是又一个来源。精和血相互有关。精也是血的一个来源。精通常贮藏于肾。

从脏器而言,血的生成和脾、胃、心、肺、肾、肝等都有关。

血病常见的有血虚、血瘀、出血和血热。

血虚。可因血的生成不足,或出血所致。

血瘀。血的运行阻滞。血瘀常与气滞有关。气行则血行,气滞则血瘀。血瘀的常见症状就是痛。痛的特点是痛处固定不移,按之更痛;而且常常舌质变得紫黯,或者舌有瘀斑。

出血。血的运行发生变化,溢出脉外,就成出血,可以出现在各个部位。引起的病因很多。

血热。外邪入侵,一直到血分,引起发热和血热。其他疾病,也可以引起血热。血热的表现是发热,下午以后较甚,心烦、口渴,但不想喝水,舌红绛、脉细数。血热也可以引起血症——就是出血现象。

津液是体内正常的水液的总称。在口,称为唾液;在胃,称为胃液;在肠,称为肠液。津,通常指清而稀薄的液;液即是指稠厚的一种。习惯上常联用,泛指体内水液。

津液的来源、运转、排泄,需经过好几个脏器的作用。先是从饮食中经脾胃吸收运化;又经过三焦的气化作用,逐渐形成;以后肺、肾、膀胱、三焦等,又使之输布全身,并最后变成汗液和小便排出。

津液的主要作用是滋养脏腑、肌肉、经脉、皮肤,以及填补骨髓、脑髓,滑利关节,并且补充血液。

津液有病。主要表现为津液亏耗和水饮内停。

津液亏耗,常见于热病,以及大汗出、失血等丧失津液的证候。主要表现为口渴、咽干、唇干、舌干、皮肤干燥,甚至干瘪。

水饮内停即津液循环失常,在局部或全身停留,形成水肿或其他局部证候。

第二节　病　因

人生活在自然界之中,不断受到日月星辰、气候变化、地理环境和周围人事的影响。在一般情况下,人体能对各种变化作出相应的反应,适应这些变化,使人体保持平衡。人体本身的脏腑、气血津液等,平时也处于平衡状态,保持了人身的健康。

当周围的各种变化过于剧烈,超过人体能适应的范围,便能诱发疾病。或者,当人体本身的正气,由于各种原因而虚衰,不能适应周围的环境,也导致疾病。这就是《内经》里说的:"邪之所凑,其气必虚。"

这些导致疾病发生的内、外因素的变化,在祖国医学里分别称之为内因和外因。古代还有所谓不内外因,现在也都列入内因或外因中。

内因

内因包括先天的体质因素,以及后天的"七情"、饮食、生活起居和个体的保养。

体质因素　体质的好坏,决定了正气的强弱。体质因素有先天的,也有后天的自我保养。

先天的体质,或者叫禀赋,是由父母决定的。所以,在《内经》中就已经提到:"人之生也,有刚有柔,有弱有强,有短有长,有阴有阳。"

感受同样的外邪,有人发病,有人不发病。有人发病轻,有人发病重,在相当程度上,和先天体质有关。

在不同的地理环境出生,对各种外邪的感受能力也有不同。《内经》中也曾举过一些例子,说明这种影响。如"东方之域……,鱼盐之地,滨海傍水,其民食鱼而嗜咸,……其民皆黑色疏理,其病皆为痈疡"等。清代的一些医生,也常常强调,江南之地的人体质较弱,常不能耐受较强的祛邪药。

先天的体质,再结合后天的保养与否,决定了人体本身正气的盛或衰。表现在抵御外邪时的胜负,或发病,或不病。

七情在发病的内因中,最受重视的是所谓"七情",就是七种情志因素。

所谓七情,是指喜、怒、忧、思、悲、恐、惊七种情绪变化。七情,是人们都有的。但中医学里强调,过分的情绪激动,是导致疾病的重要内因。所以《内经》说,"故悲哀愁忧则心动,心动则五脏六府皆摇"。

喜。通常人们遇到喜事,都会高兴。但过分的高兴,对身体有不利的影响。中医认为,"喜伤心"。过分的喜笑,会伤到心。此外,也会影响到气的运行,所谓"喜则气缓"。所以俗话说："乐极生悲"，是有根据的。

怒。人的一生中，也总会遇到愤怒事例，这是正常的。但过度愤怒，也会伤及身体。"怒伤肝"，"怒则气上"，过度的怒，会影响到肝，影响到气的运行。有的人，大怒之下，甚至会晕厥。这就是"怒则气上"的表现。

忧。忧虑，是最伤人身体的。"忧伤肺"，会伤及肺脏，伤及气的运行。俗语常说，忧虑可使早生白发。

思。正常的人，都有思考能力。这不是什么病态，不会引起什么疾病。但思虑过度，确也是一种致病的因素。"思伤脾"、"思则气结"，思也会伤及内脏。

悲。人生在世，总会有悲伤的事，这也是正常的。但过度的悲哀，也能致病。"心气虚则悲"，"悲则气消"等，都说明了过悲的影响。俗话说，"悲痛欲绝"，反映了悲伤对身体的情况。

恐。恐惧过度，也能致病。古代的医生，就曾记录过不少，因恐致病的例子。历史上的"杯弓蛇影"就是。"恐伤肾"、"恐则气下"，是说明恐致病的病机及表现。

惊。"惊则气乱"，骤然而来的惊恐事，有时可即刻导致精神失常。

这七种情绪变化，是致病的内因。都可以影响到内脏，使人体发生病理改变，总的都会引起气机的改变。所以说："百病皆生于气也。"

气的运行失常，脏腑的功能受到损害，由此而产生了一系列疾病。

后天的保养后天应当知道自我保养，不知保养，也会致病。保养主要包括饮食、劳累、房事和锻炼诸方面。饮食保养不好称饮食失调，劳累太过也能致病，房事不节而伤及肾，锻炼失当也是致病的一个因素。

饮食失调。饮食失调最常见的有过饥过饱，和特殊的嗜好。

过饥过饱，可以伤及身体。古人说："谷不入半日则气衰，一日则气少矣"就是一个例子。过饱，可引起食滞，伤及脾胃，最后导致各种疾病。

有的则偏嗜某些食品，如特别嗜食甘肥之品，就是甜和油腻的食品，过食可以生痰、生湿、生痈疡。酗酒，也有很大的危害。

至于食用不洁的食品，那当然有很大的危害。

劳累可以伤气，所谓"劳则气耗"。正常的劳动，无论脑力劳动或者体力劳动都是需要的。但过度疲劳，则可以伤及身体。

房事不节，可以伤及肾脏，导致"虚劳"。

以上这些内因，有的本身即可致病，有的主要伤及脏腑、气血，最终导致正气下降，易为外邪所侵。

外因

外因包括所谓"六淫"，以及疫疠、外伤等。

六淫　所谓六淫是指风、寒、暑、湿、燥、火等六种气候变化。这是自然界的正常变化。假如正气虚衰，或者气候变化过度，或者出现"非时之气"，就是不该冷的时候冷，不该热的时候热等，就会引起发病。

这六种变化，由天时变化而来，称为外邪。另外，风、寒、湿、火等，也会由体内病变自生，和外邪不同，为了与之区别，有时称为内风、里寒等。外邪，也可引起内部病变，如外风可引动内风。这是几种不同的概念。

风。风邪是最为常见的一种外邪。而且常和其他一些外邪，共同致病，如风寒、风热、风湿等。所以古人说"风者，百病之始也"。

风邪伤人，有几个特点。风邪容易侵犯人体的头面部和体表腠理。所以外感风邪，可以有头痛、多涕、恶风、发热等。"风善行而数变"，风邪伤人后，症状常游走不定，所以称为"善行"，如风疹块、关节痛。而且容易发生各种变化，所以称为"数变"，我们通常看到的所谓"吹风"后口眼歪斜，中医认为这就是"数变"的例子。平时称的"中风"，虽然是内风，不是外风，也可以说明民族文化中对风的理解。

寒。外感寒邪，可以有两个途径。一是通过体表，一是伤及肠胃。

通过体表的寒邪，可以引起外感寒证。发热、恶寒、无汗，可以有咳喘，并且有头痛、肌肉痛，脉浮紧。

有时腹部受寒，如夏令天热，裸卧而腹部受寒，可以引起肠胃病变、腹痛、腹泻、肠鸣等。有时，过度饮食生冷，寒邪也可直接伤及脾胃。

暑。外感暑邪多为我国的夏季。暑邪是一种热邪，容易引起津液耗伤。有时暑邪还兼有湿邪。

感受暑邪，常见的有发热、出汗、口渴、脉虚而数等。严重时，可以晕厥，称中暑，有严重的伤津气虚现象。此外，感受暑湿，可以有低热，下午重，上午轻，胸闷，恶心，人困倦，苔黄腻等。

湿。外感湿邪，常见于黄梅天和暑天。其他长期生活在潮湿地区或潮湿环境中，也会感受湿邪。

湿邪也有几个特点，称为"湿性重浊"、"湿性粘滞"。无论感受外湿或者内湿，都有这些特点。

"湿性重浊"，感受湿邪以后，常有沉重的感觉，如头重、身体困重、四肢酸困。所以《内经》称为"因于湿，首如裹"。另有秽浊的意思。咳嗽有痰，湿邪引起的，是粘腻的痰。

"湿性粘滞"，感受湿邪以后，疾病常缠绵不愈。

所以外感湿邪，症状虽与风邪同样有恶寒、发热，但头重身重、胸闷、舌苔腻，但病程常较长。湿邪入肌肤、入关节，可以引起关节酸痛而沉重，肌肤麻木。

燥。一般认为燥是秋天的主气。感受燥邪，主要出现干燥、伤津的证候。燥邪与热邪结合,则表现热而燥,如在早秋,天气干而热。在晚秋,天气凉而燥,感受时邪,证候为凉而燥。热而燥,可有发热,微恶风,头痛,口渴,鼻唇干;如有咳嗽,常为干咳,舌质红。凉而燥,可有发热,恶寒,口渴,干咳,舌质不红。

火。是较热进一步的概念。风、寒、暑、湿、燥,五种邪,发展到疾病最重的时候,都会化火,出现火的证候。

火的特点是"炎上"。其势向上,可以有咽喉肿痛、口舌糜烂的证候。火又能烧灼津液,故口干唇焦,急欲冷饮。火可以引起"血症",称为"迫血妄行"。

火,最后可以引起神志昏迷等危重征象。

疫疠。疫是指有传染性的疾病,疠指一种污浊之气,可以引起疾病。所以古人说,"五疫之至,皆相染易,无问大小,病状相似"。

这是一种厉害的外邪。

外伤　外伤是引起创伤的一种外因。外伤有的为武器所伤,有的是跌仆损伤,有的是虫蛇咬伤。

正气虚衰,脏腑受损,以及感受外邪,引起了疾病。疾病不论生在某一局部,或是遍及全身,都会有气、血、津液方面的变化。最常见的是气滞、血瘀和痰饮。

七情致病,常引起气滞。其他病因,在其致病过程,或疾病发展过程,也常会有气滞。

气滞的主要表现为胀满和疼痛,疼痛常走窜不定。

气滞可以引起血瘀,外伤等因素也常致血瘀。

血瘀的主要表现为疼痛,而且痛处固定,按之更甚。可以有肿块,可以引起血症。舌质紫黯,且有瘀斑。

痰饮是津液凝聚而成,是肺、脾、肾等脏器功能失调而引起。

痰饮的主要证候包括多痰,这是痰饮在肺;恶心、呕吐,则痰饮在胃;胸背作痛而喘,这是痰饮在胸;痰饮在四肢,则疼痛麻木;在经络,可有痰核、流注;痰饮而兼肝风,则为中风;痰饮在心或心包,则神昏、谵语。

总之,痰饮像气滞、血瘀一样,既是一种征象的总称,又是疾病的一些病理基础。

不论是外因,还是内因,也不论是外感或者内伤,在疾病过程中,还有一个正和邪的关系。

正邪相争,贯穿在整个疾病过程中。

一般来说,在发病初期,正气尚盛,邪气尚浅,治疗容易见效,常以祛邪为主。发病至中期,正气渐虚,而邪气渐盛。在证候上,表现出复杂的状况,应仔细辨别。治疗可以祛邪为主,佐以扶正;或者以扶正为主,佐以祛邪;也可扶正与祛邪并重。也有单用扶正,根据"扶正即所以祛邪"的主张。也有单用祛邪,倡导"祛邪即所以

63

扶正"者。总之,根据当时的病情,择而施之。疾病到了晚期,邪气大盛,而正气大虚,治疗已相当困难,疗效也已较差。治疗大都以扶正为主,或者已需施以抢救措施。

第三节 诊断方法

中医传统的诊断方法有望、闻、问、切四种,通常称为"四诊"。望诊就是观察患者的全身和局部情况。闻诊包括听患者的声音、谈吐,和嗅气味的异常。问诊是询问有关发病情况,以及过去史、家属史、婚姻史等。切诊除切脉外,还包括检查全身和局部变化。

望诊

望诊主要观察精神状态、全身总体状况、面部或其他部位色泽或异常情况、舌诊和其他局部异常。

精神状态 有的精神委靡不振,有的神志抑郁,有的亢奋,有的烦躁等。这些或者是疾病的反映,或者是平素如此,是辨证的重要参考。

还要观察神智是否正常,有无昏迷,有无抽搐等。此外,还应观察谈吐、语调,以及行步是否歪斜、步态和某些坐姿有否反常。

全身总体情况包括消瘦、肥胖、肿胀、营养状况等方面。《内经》中说:"头倾视深,精神将夺矣……背曲肩随,府将坏矣;腰……转摇不能,肾将惫矣;膝……屈伸不能,行将偻俯,筋将惫矣;骨……不能久立,行则振掉,骨将惫矣。"就是说明观察全身的重要性。

色泽和其他异常 色指颜色,泽则是光泽。其他异常,如体表有异常隆起、斑疹、出血、瘢痕等。

色可反映身体内部情况。中医把五色和五行、脏腑相联系。

青色,主"肝"有病,或者表示有寒、有痛或有瘀。赤色常表示心有病,或者为热象。黄色表示脾胃有病,或者有湿。白色代表肺有病,或者表示虚证,失血。黑色表示肾有病,或者表示有水病,有肾虚,有寒象。当然,这只是一个方面,不能根据一点颜色,就作为诊断定论。

泽指光泽,可反映人体正气的盛衰。气色鲜明、滋润,常表示正气尚存,病变尚轻。气色晦暗、枯槁,表明正气虚衰,病变已深。

色泽连在一起,表示正邪变化的情况。

其他还要观察有无局部红肿、异常隆起,有无出血、斑疹等。

舌诊这是中医诊断的一个特色。主要观察舌的外形、舌的润滋情况,舌质和舌苔。

舌的外形包括是否柔软,活动是否自如、有否歪邪、胖瘦如何等。舌的不同部位,反映不同脏器的变化。舌尖常表示心,心火旺,舌尖常红。舌的中部代表脾胃,脾胃有食滞,中部有苔且厚腻。舌边属肝胆。舌根部属肾。

舌的滋润与否,表示津液的充沛程度。舌干,表示津少液亏。

观察舌质颜色的变化。较正常为淡,称为淡或淡白。较正常为红,称为红或绛。或呈青紫或黯。舌质淡或淡白常表示正虚或阳虚或寒证。舌红常表示热证,或阴虚有热。红绛表示阴虚火旺较重,或邪热较甚。青紫表示气滞血瘀,或寒或热。黯常表示瘀血。

舌苔色白,常表示有表证或寒证。黄苔常表示有热。灰苔、黑苔可表示寒邪或热邪。舌苔常由于饮食或吸烟等原因染上各种颜色,为假象,观察时应注意。

舌苔有腻、厚腻、腐腻、剥等变化。腻常表示有痰、湿或其他积滞,愈厚积滞愈重。腐腻常表示内有食滞、消化不良,剥或花剥,常表示阴虚。无苔也称舌光,常表示正气不足而邪气较盛,或津亏液虚。

其他局部异常可观察全身其他部位有无异常。如头发枯疏,常为精气不足。眼睛充血,常为肝火上炎。黄疸,常为湿热蕴滞。眼睑浮肿,常为水肿病。鼻翼煽动,多为肺疾病重。鼻红,常为风热。嘴唇淡白无华,常为血虚。唇红而干,常为热证。牙齿干燥,常为热极伤津。牙龈肿胀,常为胃火上炎。痰白,常表示寒邪。痰黄,常表示有热。痰粘,常表示痰湿等。

闻诊

听声音 声音洪亮,常表示病患不久,或病势不重,正气尚盛。声音低微,懒于语言,常表示正气已虚。声音嘶哑,或为外感,或为久病而肺气虚衰。呼吸粗重,常为外感,新病。呼吸低微,常为久病、体虚。

语言有条理,表示神志无异常。语无伦次、神智不清,都是病态。

其他还有咳嗽,若声音响亮,属外感。有否呃逆,若久病呃逆,常为危重的表现。

嗅气味

嗅口气。口臭,常表示消化不良、食滞,或胃火上炎而有口腔疾患,如牙龈肿胀等。

嗅汗气。多汗者如汗气较臭,常为湿热。但饮食某些食物,如大蒜等,也可造成假象。

嗅痰气。腥臭常为肺痈。

嗅鼻涕气。腥臭常为鼻渊症。

嗅呕吐物气。腐酸臭，常为不消化、反胃、食滞等。色黑腥臭常为出血。

小便腥臭常为湿热下注，大便奇臭常为消化不良，如大便色黑、腥臭，常为血症。

问诊

中医问诊，除与近代西医相同者外，另有其特点。过去有"十问歌"，提示问诊的重点。

十问歌："一问寒热二问汗，三问头身四问便，五问饮食六问胸，七聋八渴俱当辨，九问旧病十问因，再兼服药参机变，妇女尤必问经期，迟速闭崩皆可见。再粘片语告儿科，天花麻疹全占验。"重点是寒热、汗、头身、二便、饮食、胸、聋、口渴等，以及妇科、儿科的注意点。

问寒热　恶寒就是指怕冷，外感风寒时可出现怕冷。寒证、虚证也会有怕冷。要结合其他证候，辨别是外感还是里证，是虚证还是实证。

发热有多种情况。怕热但体温正常，可以是外感风热，或外感暑热，或者是阴虚内热。体温升高，则为发热。外感风寒，可以发热而又恶寒；外感风热，可以发热而有恶热。还有外感寒邪，邪入少阳引起所谓寒热往来。每日有一定时间的发热，称为潮热。自感烦热而又有手足心热的，称"五心烦热"。自感内热，而体表不热的称劳热。视其他症状，综合考虑，或为虚热，或为实热。

问汗　对表证来说，外感风寒，发热恶寒而无汗，称为表实，恶寒发热而有汗，称为表虚，治法不同。发热而又有汗出，不恶寒，则为里热。

平时常出汗，称为自汗。而睡后出汗，醒来汗止，称为盗汗。自汗常为气虚，盗汗常为阴虚。

问头身　头面、胸腹有无不适，或疼痛，或痒，或酸，或麻木不仁。

如有痛，则部位如何。头痛，如在前部，常为阳明经头痛；痛在后部，常为太阳经头痛；痛在两侧，则为少阳经头痛；痛在头顶，为厥阴经头痛。用药有一些不同。

胸痛，需辨别气滞、血瘀，或有无肺痈。

胁痛，常为肝气抑郁，或少阳病。

胃脘胀满，常为脾胃有病。

少腹疼痛，可为肝经有病，或疝，或肠痈。

小腹胀满，可为膀胱、下焦有病。

腰痛，或为外伤，或为肾亏，或有血瘀、寒湿。

关节酸痛，常为风寒湿痹。

疼痛走窜不定，常为气滞；疼痛固定不移，常为血瘀。

痛而喜按,常为虚证;痛而拒按,常为实证。痛而喜温,常为寒证;痛而喜冷,常为热证。

体表瘙痒,常与风、湿有关。

问二便　二便指大小便。

大便干结、便闭,对于刚患病者来说,常为食滞、实热。而对于久病者、老年、产后,则常为虚证。大便稀软不成形,称为溏薄,常为脾气虚。大便次数增多,称为泄泻。泄泻而大便臭、肛门灼热者为内有热。大便稀薄而不臭者,为虚寒。天明前腹泻,称五更泻,常为脾肾阳虚。大便脓血、里急后重,为大肠湿热,或下痢。

小便少而色黄或赤,解时有热感,为有热证,或为大汗后,较长期未饮水者。小便色清而长,常为寒证。小便次数增多,称为尿频。尿频,而伴尿痛者,常为膀胱湿热。老年人尿频或夜尿增多,常为肾虚。小便点滴而出,称为"癃"。小便不出称为"闭"。可有实证、虚证的不同。尿不解自出,为尿失禁。睡时尿自行排出为遗尿,可为肾气不固。

问饮食食量渐减而兼胃脘饱胀,常为脾胃有病。病后食量渐增,则表示胃气渐恢复。

食欲减退,在实证常和外感、实热、食滞有关,若久病也可为虚证。食欲亢进,多食善饥,常为胃火亢盛。

口味也很重要。口淡常为有湿;口苦常为有热;口酸常为食滞,或脾胃运化不良;口臭多为食滞、胃热;口甜常为湿;口咸可能与肾虚有关。

问渴　口渴喜饮,或口渴喜冷饮,常为有热;口渴不喜饮,多为有湿或有寒;口渴喜热饮,也常为有湿或有寒;口不渴,可为寒证。

问睡眠　失眠而伴心悸、易惊,常为心有病。失眠而有内热,常为阴虚火旺。失眠而口苦、舌尖红,常为心火上炎。失眠而脘腹不适者,常为胃有病。

问月经和带下情况　有否先期或后期,有否崩漏,有否闭经,以及带下情况。

问其他　问旧病,问起病,问家属情况等等。

切诊

切诊包括脉象和按诊。

脉诊脉象也有中医的特色。

古代诊脉的部位较多,不局限在现在手的部位。古代对脉象的名称也较多,有些可达20多种。现将目前常用的脉象名称及其意义简述于下。

浮脉。常意味有表证。

沉脉。与浮脉相对应,意味有里证。

迟脉。脉跳得较慢,正常一呼一吸之间脉跳 4～5 次,如不足此数,为迟脉,常表示寒证。

数脉。与迟脉相对应。脉跳较快,一呼一吸间有6次以上,常表示热证。

滑脉。常表示实证,如有湿阻、食滞、痰症。

涩脉。常表示有瘀,如气滞、血瘀,或者精亏血少。

弦脉。常表示肝有病,或气滞,或有痛症。

细脉。常表示阴血虚损。

洪脉。常表示有实热证。

濡脉。常表示虚证。

以上几种为常用的基本脉象。患病后,几种脉象可以同时出现,如浮数、弦细数等。

脉象有力,表示正气尚好;脉象无力,常表示正气已虚。

按诊　包括按体表肌肤、按手足、按胸腹、按肿块、疮疡等。

按体表肌肤。主要辨别寒热、润枯及有无肿胀。

按手足。主要也是辨别寒热,如恶寒而四肢、手足心冷者为寒证等。

按胸腹。观察有无异常,有无按痛,痛为拒按或喜按,有无癥瘕等。

按肿块等。如有无红肿,质地坚硬或软等。

综合以上望、闻、问、切四诊所得,就可以大致推断病因、病机。

在综合资料时要注意,有时证候、脉、舌所反映的资料并不一致。就要根据中医理论、医生经验,或舍症从脉,或舍脉从舌。

第四节　辨证论治

辨证论治,是中医的精华,是中医诊治疾病有别于西医西药的特色部分,是中医基础理论运用于具体诊治疾病的反映。

基本概念

辨证论治,是一个简称,应该称为"辨证求因,审因论治"。因此,辨证论治的具体内容包括辨证、求因、论治等几个方面。

首先是辨证。什么是证? 证与一般讲的症状并不尽同。或者说,证把症状包括在内,而症状只是证的一部分。证自然包括症状,也就是病人的主诉,以及医生询问患者所得到的有关症状、现在史、过去史、家属史等等,也就是包括了诊断方法中问的内容。还包括望、闻、切的内容。

辨证。就是根据望、闻、问、切所得到的内容,用中医基础理论——阴阳、五行、脏腑等,加以分析、归纳。这个过程,就是辨证的过程。

辨证的目的,就是求因和论治。

根据辨证所得,就可以探求一个病因,是外因,还是内因,并且探求到病机。

有了病因、病机,就可以探求治疗法则。所谓"审因论治",就是对病因、病机,再仔细审核,然后确定治则。

治则既然确定,就可以推敲应用的方和药了。然后开出处方。

但是辨证论治的过程,到此还没有终止。还要根据治疗的效果复核辨证、审因的确切与否。一般来讲,治疗后有效,辨证审因大致是正确的;治疗后效果不好,就要再仔细推敲。

有的病证,可以很快就好。但也有另外的情况,有的病证确实不会短期见效,有的病会有反复,有的病治疗时已经没有治愈的希望。因此效果不好,并不一定是辨证论治没有辨好。只要辨证无误,仍可继续治疗。

从以上介绍的情况看来,辨证论治不是"对症治疗",辨证论治也不是"问病发药",而有深刻的含义。辨证论治与通常西医治病的方式不同。西医治病,或者可以简单地说是"辨病治疗"。中医和西医是从两个不同的角度来诊治同一个患者,各有特色,是互相不能替代,但是完全可以互补的。

通常辨证方法有所谓八纲辨证、六经辨证、卫气营血辨证和脏腑辨证。

治疗原则

辨证的最后目的是论治,且要观察治疗的结果。治疗是根据辨证、求因以后才决定的。治疗自然也根据八纲辨证、六经辨证等而定,但还有一些总的治疗原则。

预防为主中医古代就提倡预防为主。《内经》里说上工治未病。最高明的医生是"治未病"的。"治未病"就意味着预防。

这里的预防,有两个含义。一是没有病时防病,一是有了病后,防病的演变。

没有病的预防,和我们现在对预防的概念是相似的,这里不多说。

有了病,防病的演变,这也是中医的特点之一。最早在汉代,著名的医生,被称为医圣的张仲景在他的《金匮要略》中就曾说:"夫治未病者,见肝之病,知肝传脾,当先实脾。"

在五行一节中,已经知道,肝属木,脾属土。根据五行规律肝木会克脾土。肝有病,会影响到脾。"上工治未病",看到是肝的病,不但治疗肝,而且要补脾。这是防病的演变。

张仲景又指出:"中工不晓相传,见肝之病,不解实脾,惟治肝也"。这就是说,不懂得预防,遇到肝的病,只知道治疗肝,而不知道补脾的重要。这就不是"上工"。

病邪会演变,或者叫传变。治疗的原则之一,就是防其传变,"治未病"。

治病必求其本疾病出现的症状。出现的变化，可以多种多样，甚至病因、病机也可以有好几个。辨证求因，要求出最根本的病因，最根本的病机。

治疗就是要针对这个最根本的病因和病机。

举一个例子。如怕冷，或者称为恶寒，这是很多人都曾有过的一种感觉。它的病因有多种多样。表证可以有怕冷，里证也会有怕冷，虚证会有怕冷，实证也会有怕冷。治疗就先要辨证，确定怕冷的本，再给予合适的药物。外感寒邪的怕冷，要用辛温解表的方法。外感风热，有时也会有轻度的怕冷，就不能用辛温药，而要用辛凉解表的药。体质虚的人怕冷，要用温补的药。而里有寒邪的实证，就要用温化寒邪的方药。

治病必求其本，是辨证论治的一个重要原则。

区分标本缓急　在疾病过程中，有标有本，有时病势缓，有时病势急。

如因外感而咳嗽，外感是本，这个本或者是风寒，或者是风热，或者是其他表邪。咳嗽就是标。治疗或者治本，或者标本兼治。治本就是祛表邪为主，标本兼治就是祛表邪同时再予止咳化痰药。因为咳嗽不太严重，又不是很急的症状，治疗就可以先治本，或者称为"缓则治其本"，或者标本同治。

又如肺病咯血，胃病吐血。血症，特别是大出血，是一个很严重的证候。这时，尽管肺病是本，或者胃病是本，咯血是标，或者吐血是标，治疗应以止血为主，否则就会危及生命，这称为"急则治其标"。先救急治标，再以后才能顾及治本，在上述例子中即治肺或治胃。

因此，治疗还要顾及当时患者的情况，确定主次、标本、缓急。

注意虚实补泻　疾病有虚证，有实证。一般来讲，虚证要补，而实证要泻。

补的方法又有不少。虚证，一般有气虚、血虚、阴虚、阳虚等，补就要根据不同的虚予以适当的补。气虚补气，血虚补血。但又因气和血相关，所谓"气为血帅"，所以有时血虚，用补血药的同时又要用补气药。

补的种类也有不少。如气虚下陷，要用提升中气的方药，精气耗散，又要用收敛精气的药物。所用的这些药物，不属于补益中药，但是他们的作用，又具补益的功效，也是补法的一种。

泻也同样。这里的泻法，不是我们平时讲的腹泻。当然对胃肠有实热的病人用药，泻他的实热，可以引起腹泻，也包括在泻法之内。但泻法还有多种含义。通常讲的活血化瘀，也是泻法的一种。软坚散结，也是一种泻法。还有，祛表邪，重镇肝阳，也包括在泻法内。总之，是实证，可以用泻法。

所谓补，就是补正气；所谓泻，就是泻邪气。

那么，正又虚，邪又实，怎么治疗。那就要看情况，看标本缓急。邪的方面急，邪是本，那就先祛邪，再扶正。正虚方面急，正虚是本，那么扶正为主，祛邪为辅。

也可以扶正和祛邪同用。

正治和反治　治疗原则中,还有一个叫正治和反治。正治,举例来说,就是寒证用热药,热证用寒凉药。和病气正好相反的治疗,称为正治,一般都是这样认为的。所谓"寒者热之"、"热者寒之",就是这个意思。反治正好相反,称为"寒者寒之","热者热之"。寒证,不用热药,而用寒药;热证,不用寒药,而用热药。这主要关键在于辨证必须准确。寒证,其实不是寒证,而是表现为寒象,实质是热证,热证是本。同样,热证用热药,是因为表现为热象,而本是寒证,表现的热是假象。这就是反治。

这些是总的治疗原则。具体应用时,还要根据患者的不同情况,如年龄、性别、体质等的不同,甚至还要考虑季节的不同、环境的不同等,来具体处方。

八纲辨证和治则

所谓八纲,就是表里、寒热、虚实和阴阳,八个纲,可分成四对。

根据望、闻、问、切所得到的资料,用中医理论归纳和分析,就可以推断出人体的正气如何,是虚还是实;病邪的性质如何,是寒还是热;病变的演变如何,是在表,还是已经至里,等等。

表和里两纲是一对,反映病邪侵入人体的深浅。病邪刚入人体,比较浅,称为在表,出现的证候,为表证。病邪侵入人体,由浅入深,深入到脏腑,就出现里证。

寒和热两纲是一对。这一对反映了疾病表现的不同性质,或者表现为寒,或者表现为热。

虚和实两纲是一对。虚实反映患病后所表现出的正气的虚衰情况和病邪的亢盛程度。有种种不同的表现,如邪盛而正未虚,邪盛正虚,邪不盛而正已虚,邪不盛而正亦不虚等等。

阴和阳两纲又是一对。这里的阴和阳不仅是其他六纲的总纲,而且还有特定的含义,即所谓阴证和阳证,都有其特殊的证候。

八纲所归纳的证候

表证。外邪侵表,可有发热、恶风、恶寒、脉浮等证候,还可有鼻塞、咳嗽、头痛等。

里证。外邪入里,或邪自内生,出现各种证候。或者出现"伤寒"、"温病",由表入里的证候,或者入侵不同的脏腑,而出现不同的证候。在六经、脏腑辨证中将述及。

表证和里证的主要区别,在于表证发热,有恶风或恶寒,脉浮;而里证发热,无恶风恶寒,或恶寒而不发热,脉沉。

寒证。恶寒喜暖,手足冷,不渴,小便清长,大便溏薄,舌质淡、舌苔白,脉不数。

热证。发热喜凉，手足心热，口渴，小便短赤，大便干结，舌质红而干，舌苔黄，脉数。

寒和热的区别相当明显。

虚证。精神不振，面色㿠白，倦怠乏力，心悸气短，自汗盗汗，大便溏，小便多，舌质淡，无苔，脉细弱。

实证。精神亢奋，面红气粗，胸腹胀满，烦躁不安，大便秘结，小便淋沥，舌苔腻，脉有力。

实证和虚证由于可由多种因素形成。累及的脏腑或气血阴阳不同，而有不同的表现，以上只是部分的表现。

阴证。恶寒，四肢冷，乏力气短，但欲睡觉，下利清谷，小便清白，舌淡，脉沉微。

阳证。身热、恶热，手足心热，心烦口渴，目赤，大便干结，小便短赤，舌红绛，脉滑数有力。

以上是八纲所归纳的主要证候。但实际上，八纲之间相互有关，如表证，又有表寒、表热的不同，八纲互相联系起来，组成一个能分析、归纳各项证候的辨证体系。

八纲的相互联系

表里寒热。表证可以再分成表寒证，表热证。里证也可以分成里寒证，里热证。①表寒证：主要是表证中恶寒明显，无汗，苔薄白，脉浮紧。②表热证：主要是表证中发热明显，口渴，可以有汗，舌质偏红，脉数。③里寒证：恶寒，四肢冷，面色白，口不渴，喜饮热，小便清长，大便溏薄，舌质淡，脉沉迟。④里热证：身热，四肢热，面色红，口渴，喜冷饮，小便短赤，大便干结，舌质红，苔黄，脉滑数。

表里虚实。表、里证又可再分表虚、表实、里虚、里实。①表虚证：恶风，自汗，脉浮缓。②表实证：恶风，恶寒，无汗，脉浮紧。③里虚、里实和前面的虚证、实证是一致的。

又可总的用阴证、阳证来概括。如阳证包括表证、热证、实证；阴证包括里证、寒证、虚证。

此外，表里、寒热、虚实、阴阳还有其他错综复杂的关系。如表里同病，即表、里都有病；寒热错杂，身上既有寒证，又有热证，如上寒下热，或上热下寒；虚实并存，又有虚证，又有实证等，甚至还有假热真寒，假寒真热，假虚真实，假实真虚等情况。都要仔细辨别。

八纲的治则

表证。以解表为主，表邪可有风寒、风热等等的不同，风寒则治以辛温解表，风热则治以辛凉解表。

里证。视不同脏腑、不同虚实而定治则。里寒，则以温中散寒为主；里热，则以清化里热为主。里虚、里实的治疗,同虚证、实证的治则。

虚证,则以补虚为主。

实证,则以泻实为主。

阴虚证,则以滋阴为主。

阳虚证,则以温阳为主。

六经辨证和治则

六经是指太阳、阳明、少阳和太阴、少阴、厥阴,即三阳经、三阴经。这是汉代张仲景在其《伤寒论》一书中,用以分析、归纳外感寒邪及其后疾病传变规律的辨证纲要。迄今仍然用于某些外感热病。

太阳病　外感寒邪的初期,病邪在表。主要证候有恶寒、发热、头颈强痛、脉浮。

按照八纲辨证,太阳表证还可分表实、表虚。

表实证。在六经辨证中称太阳伤寒。主要证候:恶寒,发热,头痛,身疼,腰痛,骨节痛,无汗,喘咳,脉浮紧。治则:辛温解表。

表虚证。在六经辨证中称太阳中风。主要证候:发热,恶风,汗出,头痛,脉浮缓。治则:解肌祛风,调和营卫。

可见,表虚(太阳中风)和表实证(太阳伤寒证)的主要区别在于有汗和无汗,脉浮缓和脉浮紧。

太阳病还有腑症、兼证。本节不赘述。

阳明病　太阳之邪在表时未解,向里深入,正邪交争,成阳明病。

阳明经症。主要证候:大热,大汗出,大烦渴,脉洪大。一般称为"四大"证候。治则:清阳明热。

阳明腑症。主要证候:发热,汗出,便闭,腹胀满,或疼痛拒按,烦躁,可有神昏谵语,舌苔黄燥,脉沉而有力。治则:清热荡结。

此外,尚有阳明发黄,阳明蓄血等症。

少阳病　被称为半表半里证,表明外感之邪与正气交争于半表半里间。主证候:口苦,咽干,目眩,寒热往来,胸胁苦满,嘿嘿不欲饮食,心烦喜呕,脉弦。治则:和解少阳。

此外,尚有少阳兼太阳经症,少阳兼阳明腑症等。

太阴病寒邪入侵太阴,形成脾胃虚寒证候。主要证候:腹满,呕吐,腹泻,腹痛,喜温,喜按,舌淡,脉迟或缓。治则:温中散寒。

少阴病　病邪日重,引起全身虚寒证候。主要证候:恶寒,手足冷,但欲寐,或下利,小便清长,舌质淡,脉微。治则:温化少阴。

此外,少阴亦可致阴虚内热,以及水湿停留诸症。

厥阴病　正气已衰,寒热错杂的表现。主要证候:手足厥冷,消渴,心中疼热,气上撞心,饥不欲食,食则吐蛔。治则,调理寒热。

卫气营血辨证和治则

卫气营血辨证是对外感温热病及其传变的证候概括,主要包括卫、气、营、血四个不同的自表及里的阶段。

卫分症　外感温热的早期,病邪在表和肺。

邪在表,或邪在皮毛。主要证候:发热,稍恶风,或有咳嗽,咽痛,脉浮数。治则:辛凉解表。

邪在肺。主要证候:微怕风,稍有热,咳嗽,痰咯不爽,咽痛。治则:辛凉解表、宣肺。

气分症　温热之邪,已从表入里,从卫分到气分,较病在卫分已深入一层。主要证候:发热,恶热,汗出,口渴,咳嗽,苔黄,脉滑数。治则:清气分热。

营分症　温邪进一步深入,入心和心包。主要证候:发热,日轻夜重,神昏,谵语,舌质红绛,脉细数。治则:清营透热,清心开窍。

血分症　温热之邪深入至血。主要证候:各种出血症状,如吐血、便血、鼻出血,发热夜重,见斑疹,抽搐,舌干,舌绛,脉细数。治则:凉血散瘀、滋阴潜阳等。

脏腑辨证和治则

无论是外感或者内伤,无论外因或者内因,最后都会损伤到脏腑,引起脏腑的各类证候。

心病辨证　心病又可分实证和虚证。

心病实证,包括心火亢盛、痰迷心窍。

心火亢盛证候:烦热,失眠,口舌糜烂,口渴,脉数,舌尖红。治则:清心泻火。

痰迷心窍证候:晕仆,不省人事,喉间痰声漉漉,苔白腻,脉滑。治则:涤痰开窍。

心病虚证,包括心气虚、心阳虚、心血虚、心阴虚。

心气虚、心阳虚主要证候:心悸,气短,自汗。如阳虚,可恶寒,舌淡,脉弱。心阳虚严重时,可虚脱,大汗,四肢厥冷,脉微欲绝。治则:补益心气,或温通心阳。虚脱时宜急救,用回阳救逆法。

心血虚、心阴虚证候:心悸,心烦,易惊,健忘,舌质偏红,脉细数。治则:滋养心血和心阴。

肝病辨证　肝病常见的有肝气郁结、肝阳上亢、肝火上炎、肝风内动等。

肝气郁结证候:情志抑郁,胸胁胀满,脘腹不适,脉弦。治则:疏肝解郁。

肝阳上亢证候:头晕,头痛,目眩,口苦,舌质偏红,脉弦滑。治则:滋阴潜阳。

肝火上炎证候:头痛,目赤,面红,尿黄,舌苔黄,舌质红,脉弦数。治则:清肝泻火。

肝风内动证候:抽搐,震颤,麻木,角弓反张等,脉弦,严重时可昏迷。治则:平肝息风。

脾病辨证脾病也有虚、实证候。

脾虚,又包括脾气虚和脾阳虚。

脾气虚证候:面色萎黄,胃纳减少,大便溏薄,或有血症,或有脱肛、阴挺等。治则:益气健脾。

脾阳虚证候:腹泻,腹痛,得温痛减,恶寒,苔白,舌质淡,脉濡软缓。治则:温中健脾。

脾病实证,主要是脾为湿困,有寒湿和湿热两种。

寒湿困脾证候:脘腹胀满,身重,舌苔白腻,脉濡。治则:温中化湿。

湿热困脾证候:黄疸,脘腹胀满,舌苔黄腻,舌质偏红,脉滑数。治则:清化湿热。

肺病辨证也有虚证和实证。

虚证包括肺气虚和肺阴虚。

肺气不足证候:咳喘无力,语音低微,恶寒,自汗,舌质淡,脉软无力。治则:补益肺气。

肺阴虚损证候:干咳无痰,声音嘶哑,舌质红,脉细数。治则:滋阴润肺。

肺病实证有风寒束肺、风热袭肺、燥热伤肺、痰湿阻肺等。

风寒束肺证候:即外感风寒,而有咳嗽或咳喘。治则:祛风寒而宣肺。

风热袭肺证候:即外感风热,而有咳嗽。治则:辛凉解表、清宣肺热。

燥热伤肺证候:干咳少痰,或有痰血,嚼干喉痛,舌偏红,舌干,脉浮细数。治则:清燥润肺。

痰湿阻肺证候:咳嗽痰多,痰白而黏,易咯出,舌苔白腻,脉滑。治则:化痰燥湿。

肾病辨证　主要有肾阴虚和肾阳虚。

肾阴虚证候:午后升火,五心烦热,咽部干痛,盗汗,舌质红,苔剥或有裂,脉细数。治则:滋养肾阴。

肾阳虚证候:恶寒,四肢冷,倦怠,浮肿,阳痿,舌质淡,脉沉无力。治则:温补肾阳。

以上是五脏的辨证,另有腑病辨证。由于脏腑互为表里,常有脏腑同病者。

小肠病辨证　小肠与心相表里。心火亢盛,可移热于小肠。主要证候为小便短赤,口舌糜烂。治疗仍用清心火之法。通常称作"小肠气痛"的病证,为疝证,治疗常用温厥阴经的方法。

胆病辨证　胆与肝相表里。常肝胆同病,称肝胆湿热。主要证候为黄疸,苔黄,舌质红,脉滑数。治疗用清肝胆湿热的方法。

胃病辨证　胃病有胃寒、胃火、食滞、胃阴虚损等。

胃寒证候:胃痛,得热痛减,呕吐清水,遇寒证重,苔白滑,脉不快。治则:温胃散寒。

胃火证候:胃痛,喜冷饮,多酸水,口臭,苔黄,舌质红,脉滑数。治则:清泻胃火。

食滞证候:胃痛,脘腹胀满,呕吐酸腐,大便臭,舌苔厚腻,脉滑。治则:消食和胃。

胃阴虚损证候:胃脘不适,不思饮食,咽喉发干,大便不畅,舌红,无苔,脉细数。治则:滋养胃阴。

另外,脾胃互相表里,可同病,如脾胃湿热,证候和湿热困脾一致。脾胃不和,可见胃脘隐痛,不适,饱胀,暖气等,应治以健脾和胃。

大肠病辨证　大肠病有大肠湿热,以及津液亏耗。

大肠湿热证候:大便泄泻,里急后重,或大便脓血,肛门灼热,小便短赤,舌苔黄腻,舌质偏红,脉滑数。治则:清大肠湿热。

大肠津液亏耗证候:大便干结不畅,舌质红、干,苔燥。治则:生津润肠。

由于大肠和肺互为表里,润肺药也往往润肠,如杏仁、麻仁等。

膀胱病辨证　湿热下注证候;小便不畅,尿频尿急,尿道刺痛,小便浑浊,有臭味,舌苔黄腻,舌质红,脉滑数。治则:清利膀胱湿热。

肾与膀胱相表里,肾虚可累及膀胱,治疗仍以针对肾虚为主。

除上述腑病外,还有多个脏腑同病。如心脾两虚、肝肾阴虚等,可见多个脏腑的证候。治疗可多个脏腑同治,其中较独特的有"心肾不交"。

心肾不交证候:失眠,腰酸膝软,咽干,舌红,脉细数。治则:交通心肾。

第五节　中药常识

在我国民间,对中药(包括草药)都有一些应用的常识。有一些证候,人们常常在家中自己用一些中药治疗而得以获效。这里再作一些比较系统的介绍。

不少国家,已经将药物大致分成处方用药和非处方用药。中药由于其多数不良反应较少,常可以作为非处方用药而自行应用。假如具备了应用中药的必要的知识,在家庭中使用,将更为方便。

应用中药,先要了解中药的药性。

中药的药性

中药的药性,传统分为四气五味和升降浮沉。此外,还有所谓"归经"等,因不适合家庭实用,略去不提。

四气　四气是指寒、热、温、凉。每一味中药都有寒、热、温、凉的不同药性。

寒性、凉性是和热性、温性相区别的。寒和凉,温和热则是性类相仿,只是程度上的区别。

凡是表现为热的证候,治疗上一般就要用寒性或凉性的药物,而表现为寒的证候,就要用温性、热性的药物。中医惯常说的"寒者热之,热者寒之",就是这个意思。

相反,确实表现为热的证候,还去用热性的药物;或者,表现为寒的证候,还去用寒凉的药物,那就会加重病证,产生不良反应。

所以,中药也会有不良反应,倒不一定是有毒的中药所引起。通常无毒性的中药,应用不正确,也会产生不良反应。了解四气,也是避免不良反应的一个方面。

在以后的每一味中药,都将注明它的四气的类别。

除了四气以外,还有一种叫做平性。也就是既不寒凉,也并不温热,所以称为平性。在中药中,属于平性的药物比较少,通常应用较多的有茯苓。

五味　除了四气之外,还有五味。

每一味中药也都有五味的不同。所谓五味,就是指辛、甘、酸、苦、咸五种味道。

辛,指带有辛辣的味道。调味品中的胡椒,就属于辛。胡椒实际上也是一种中药。

辛味的中药,一般都有发散、行气的作用。中医治疗表证,常要用辛味中药,予以发散。由气机不通畅引起的证候,也要用一些辛味的药物。胡椒在通常的中医处方中虽然很少用,但它也有发散、行气的作用。轻微的受寒感冒,有时喝一碗热汤,加一些胡椒,出一些汗,睡上一觉就好了。

甘,就是甜的意思。甘味的药物,具有滋补、和中的作用,常用的补益药物,大都具有甘味。和中的意思,常指能调和药性。民间俗语,指起调和作用的称为"药里的甘草",就是因为甘草是最常用的和中药。

酸的意义很明确。酸味的药物,常有收敛、固涩的作用。有时中医在治疗感冒以后的长期咳嗽,或者脾胃功能不好的长期泄泻,方中用乌梅,就是用它的酸来收敛、固涩。

苦的意思也明了。苦味的药物有多方面的作用,有的苦味药物可以通便,如大黄;有的可以泻火,如黄连;有的可以燥湿。

咸味的药物可以软坚散结。中医认为属于"癥瘕"、"痞块"一类的肿瘤性疾病,中药方中常有咸味的软坚类药物。有些咸味药,也有通便作用。

除了以上的五味之外,还有一些中药是"淡味",也就是没有什么味道。淡味的中药,常有利尿作用。上面提到的茯苓也是淡味。

五味各有它的作用,但假如应用不当,也会有不良反应。如辛味有发散的作用,但是在不应该发散的时候用发散药,会损耗"元气",产生其他弊害。甘的中药,不能用在"湿重"、消化不好等情况,否则会留住"邪气"。酸的药有收敛作用,在需要把痰咳出的时候,收敛止咳,也会损害身体。其他几种,也是一样。

应用中药,要正确辨证才能正确用药,就是这个道理。

升降浮沉升降浮沉也是中药的一种药性。

升就是上升的意思。有一些病证,有气机下陷的现象,如脱肛、子宫下坠,中医处方中常用一些有上升作用的药物。

降就是下降。有的高血压患者,中医认为属于"肝阳亢盛",就要用一些降的药物,称为重镇药,意思是把亢盛的肝阳镇下去。这就是降的作用。

浮带有发散的意思,也有上升的意思。

沉带有泄利的意思。

升降浮沉的功能和四气、五味是分不开的。如辛的药,就常有升、浮的功能。而苦、咸的药,常有降、沉的功能。

中医常说:"辛散、酸收、甘缓、苦坚、咸软。"又说:"酸咸无升,辛甘无降,寒无浮,热无沉,"就是说明四气、五味、升降沉浮的相互关系。

中药的配伍和禁忌

一般在家庭中自用中药常常只用单味药或少数几味;有病时由中医诊视后处方,常用多味中药。在用多味中药时,就要注意中药间的相互影响,或者会增强总的药效,或者会降低疗效,或者会增加毒副反应,或者又会降低不良反应。处方时考虑药物间的相互影响,就是考虑中药之间配伍、禁忌。了解配伍、禁忌,对自用中药,也颇有益。

配伍古代的中医,用一些不同的名称来表明药物间的配伍关系。

几种药物作用相似,合用后增加疗效,称为"相须"。有一个有名的方剂,叫白虎汤,里面用生石膏和知母配伍,两者合用,增加清热效果,就是相须。

用一些药物来提高主药的功能称之"相使"。如黄芪有补气、补血的作用,如合用枸杞子,可以增加黄芪补血的功效。

有些中药有一定的治疗作用，但又有一些毒性，如生半夏、生南星之类。中医常同时用生姜来减轻毒性而不影响他们原有的疗效。生姜这种减轻毒性的作用，在配伍中被称为"相畏"，就是说生半夏、生南星畏生姜。反过来也可以称为"相杀"，即生姜杀生半夏、生南星的毒性。

有的中药合用，反而会降低疗效，这种配伍称为"相恶"。有的配伍以后，使毒不良反应大为增加，这种配伍，称为"相反"。

这种不同的配伍，都要根据临床的不同需要而应用。假如只用单味药，古代也有一个名称，叫做"单行"。

禁忌传统的禁忌，有所谓"十九畏"、"十八反"等等。这里面不少是有毒药物。有的药物，临床较少应用。有的禁忌是否有根据，还在探索中。

这里要强调以下的一些禁忌。

有一些药物有毒性，大家都知道的如砒霜、巴豆、木鳖子等，这些中药绝不能自行应用。

有的中药，对特殊体质的或个别人有毒性，还有的人对某些中药有过敏反应。因为这并不是普遍现象，因此在服用中药时，要注意有无异常证候出现，及时告诉医生。

中药用量过大，或者炮制不当，或者辨证用药不适合，有时也会有不良反应。

妊娠用药禁忌。妊娠时用药特别需要注意禁忌，否则会影响胎儿，甚至堕胎。一般来说，上面讲的有毒药物，妊娠时都不能用，一些强烈的破气、破血药，如虫类药、枳实、大黄、红花等都不能轻易使用。

妊娠有病，以请医生处方为好。

煎药和服法

通常用的中药，一般以煎服为主。

煎药用具，过去都用砂锅。现在也不强调都要用砂锅，其他器皿也可，如搪瓷锅、铝锅也可。

中药放入器皿后，先要加水。加水多少，视中药的作用而定。大致是这样的，治疗表证时，水不一定多，以盖满药物再稍多一些即可。滋补药物，则水要稍多一些，以备煎煮的时间较长而不致烧焦，在煎煮的时候如发现水不足，还可加一些。此外，总的药量少，水也相应少一些；总的药量甚大，则水也要相应多一些。

煮药的时间。治疗表证的药物，煮的时间要短，大致用急火至沸，再用小火煮数分钟即可。有的芳香药物要后下，即在煮沸后再放入，用小火滚数分钟。补益的药物，煮的时间要长，在煮沸后用小火慢慢煮30分钟至1小时。此外，也要看总药量的多少，总药量少，煮的时间可稍短，药量甚大，煮的时间宜长。有的药物，质地较重,或不易煎透,要先煎,即在煮其他药前,先单独煮 10 分钟左右,再加入其他药物。

有一些药物要用纱布袋包起来煎,称为包煎。常适用于药粉,或细小状的药物,不包煎,将散满在煎好的汤剂中,难于服用。另外,如阿胶之类的药物,要另行炖烊后,再加入煎好的药汁中。

药汁煎好后,就可服用。如何服用也颇有讲究。治疗表证的药物,要趁热吃。第 1 次煎出的药,称为头汁,煎好即服用。一般 6 小时后,再煎服 1 次。也可根据医嘱,每日服用 3~4 次,或者,每日煎服 2 包药物。

补药煎的时间长,服用时也要多分几次,最好每日分 3~4 次服用。由于第 1 次煎的时间长,有时也可每日只需煎 1 次,药汁留存,多次服用。

当日的药,最好当日能服完。

对于一些特殊的病证,或者特殊的药物,煎法和服法按特殊的医嘱执行。

按照各种中药不同的作用,一般将中药分成解表药、清热药等不同的类别,分述如下。

中药方剂

辛凉解表剂

金扑感冒片

【功效】

清热解毒、疏风解表。

【主治】

用于外感风邪的发烧、头痛、咽痛、咳嗽咯痰。

【用法与用量】

治疗:2 片/次,3~4 次/日,小儿酌减。

预防:1 片/次,2 次/日,小儿酌减。

【副作用】

有轻度嗜睡。

【注意及禁忌事项】

高空作业人员及司机慎用。

用于感冒时,应与消炎药同用,以缩短病程。

小儿感冒冲剂

【功效】

清热解表。

【主治】

小儿风热感冒。症见发热少汗、咳嗽鼻塞、咽喉肿痛、烦躁口渴。

【用法与用量】

温开水冲服:1 岁以下,1 次 6 克;1 ~ 3 岁,1 次 8 克;4 ~ 7 岁,1 次 12 克;8 岁以上酌增,1 日 3 次。

【副作用】

无。

【注意及禁忌事项】

风寒感冒及体虚无实火者忌用。

【医生指导】

1. 用于感冒发烧时,应加服退烧药,如扑热息痛、儿童百服宁等。

2. 可用于流行性感冒。

3. 体虚的患儿慎用。

小儿宝康冲剂

【功效】

解表清热、止咳化痰。

【主治】

用于小儿风热感冒。症见发热、流涕、咳嗽。

【用法与用量】

温开水冲服:1 日 3 次。3 岁以上,1 次 1 袋;1 ~ 3 岁,1 次半袋;1 岁以下,1/3 袋。

【副作用】

有个别人出现轻度胃肠不良反应,无须处理。

【注意及禁忌事项】

1. 风寒感冒、高热、恶寒、咳嗽者不宜服用。

2. 服药期间忌辛燥、油腻之品。

【医生指导】

1. 可用于小儿感冒明显发热怕风者。

2. 与消炎药同用,疗效较好。

小儿咳喘灵口服液

【功效】

宣肺清热、平喘、止咳、祛痰。

【主治】

用于上呼吸道感染、支气管炎、肺炎、咳嗽等。

【用法与用量】

口服:1 岁以内,5 毫升/次,2 次/日;1～3 岁,10 毫升/次,2 次/日。

【副作用】

无。

【医生指导】

表证已解,热邪未除的患儿可用,与消炎药合用,效果更佳。

山腊梅清感茶

【功效】

祛风解表、清热解毒。

【主治】

用于治疗和预防外感风热引起的感冒及流行性感冒。

【用法与用量】

沸水浸泡后服:一次 2 袋,3 次/日。

【副作用】

无。

【注意及禁忌事项】

不宜长期代水饮。

【医生指导】

1. 体虚易感者,可服用增强抵抗力的药,如玉屏风散等。

2. 治疗感冒时应与消炎药同用。

辛温解表剂

香苏散

【功效】

理气解表。

【主治】

用于外感风寒,内有气滞,头痛无汗,胸腔痞满,食欲不振。

【用法与用量】

冲服:每次 5 克,3 次/日。也可水煎服。

【副作用】

偶见皮肤过敏。

【注意及禁忌事项】

外感风热者忌用。

表里双解剂

柴胡注射液

【功效】

解表退热。

【主治】

用于外感发热、急慢性肝炎、胆道感染、疟疾等。

【用法与用量】

肌内注射:1次2毫升,1日1~2次;成人首次4毫升,以后每次2毫升。儿童酌减。

【副作用】

无。

【注意及禁忌事项】

注射液过敏体质者慎用。

【医生指导】

1.用于退热的同时,应与抗生素联合使用,有利控制炎症感染。

2.治疗急慢性肝炎时,可以与疏肝利胆的中成药(如金鸡胶囊、甘露消毒丹等)合用,可以有效降低GOT、GPT等指标。

小柴胡丸

【功效】

和解清热、疏肝和胃。

【主治】

少阳证。常用于上呼吸道感染、急性胆道感染、肝炎初起、妇女产后及月经期感冒。

【用法与用量】

口服:1次2~4克,1日2~3次。

【副作用】

无。

【注意及禁忌事项】

忌辛辣及高脂饮食。

【医生指导】

1.用于胆道感染时,可以与消炎利胆的中成药合用。

2.用于治疗感冒时,可舌下含服,加快药效。

正柴胡饮冲剂

【功效】

祛风散寒、解热镇痛。

【主治】

主治流行性感冒,风寒感冒,症见发热恶寒、头痛身痛者。

【用法与用量】

1 次 1 袋,1 日 3 次,温开水冲服,小儿酌减或遵医嘱。

【副作用】

忌生冷、油腻之品。

【注意及禁忌事项】

无。

【医生指导】

与其他广谱抗菌素合用可加强疗效:

1. 治疗外感风寒型感冒时,可与头孢氨苄合用,亦可与其他青霉素类抗菌素合用,可以提高疗效。

2. 治疗上呼吸道感染时,可与双黄连口服液等清热解毒药合用,能缩短病程。

消食退热糖浆

【功效】

清热解毒、消食通便。

【主治】

用于小儿外感夹滞的实热。

【用法与用量】

口服:周岁以内,5 毫升/次;1～3 岁,10 毫升/次;4～6 岁,15 毫升 1 次;7～10 岁,20 毫升/次;10 岁以上,25 毫升/次。均为每日 2～3 次。

【副作用】

偶有恶心等胃肠不适。

【注意及禁忌事项】

肝虚泄泻者忌服。

【医生指导】

1.食积的患儿,与消食化积的中成药(如化积口服液、大山楂丸、醒脾养心冲剂)同用,可缩短疗程。

2.用于上感、肺炎、气管炎等感染性疾患,与消炎西药或抗病毒药同用,可增加疗效。

扶正解表剂

参苏丸

【功效】

疏风散寒、祛痰止咳。

【主治】

用于体弱感受风寒,恶寒发热,头痛鼻塞,咳嗽痰多,胸闷呃逆。

【用法与用量】

口服:1次6~9克,1日2~3次。

【副作用】

无。

【注意及禁忌事项】

燥热咳嗽者不宜用。

【医生指导】

本品用于感冒时,解表力量不够,需加服解表散风的中成药,如感冒软胶囊、板蓝根冲剂等。

防风通圣丸

【功效】

解表通里、疏风散热。

【主治】

用于外寒内热、表里俱实、恶寒壮热、头痛咽干、小便赤短、大便秘结、瘰疬初起、风疹湿疮。

【用法与用量】

口服:水丸,1 次 6 克,1 日 3 次;

大蜜丸,1 次 1 丸,1 日 2 次。

【副作用】

无。

【注意及禁忌事项】

孕妇慎用;体弱便溏者慎用;忌油腻之物。

【医生指导】

1. 用于治疗痤疮时,可与牛黄解毒片配合使用,使毒从大便走,更有利于提高疗效。

2. 大便过于稀,且次数频者,应减量服用。

荆防败毒饮

【功效】

清热散风、解毒消肿。

【主治】

用于流行性感冒、恶寒发热、头痛咳嗽、瘟毒发颐。

【用法与用量】

水煎,1 日 1 剂,分 2~3 次服。

【注意及禁忌事项】

忌生冷、辛辣、油腻食物及烟酒等。

【医生指导】

1. 用于治疗破伤风时,还需配用 TAT 和抗生素治疗。

2. 治疗流行性感冒时,可以与抗病毒的西药(如病毒唑、抗病毒冲剂等)合用,减少复发率,提高疗效。

清热解毒剂

牛黄千金散

【功效】

清热解毒、镇惊息风、涤痰开窍。

【主治】

用于小儿急惊风、手足抽动、痰涎壅盛、神昏者。

【用法与用量】

口服:1次0.6~0.9克,1日2~3次,3岁以内小儿酌减。

【副作用】

偶见皮肤过敏。

【注意及禁忌事项】

忌辛辣食物(乳母同忌);慢惊风者禁用。

西黄丸

【功效】

清热解毒、和营消肿。

【主治】

用于痈疽疔毒、瘰疬、流注、癌肿。

【用法与用量】

温开水或黄酒送服:1次3克,1日2次。

【副作用】

偶见药物性皮炎,停药后即可消失。

【注意及禁忌事项】

不宜久用;虚火者不宜使用;孕妇忌用。

【医生指导】

1.应用本品的同时,治疗原发病的药物不可停止服用。

2.本品以芳香活血化瘀之品为主,对已溃创面不宜使用,应加用消炎药外敷。

黄连解毒丸

【功效】

清热、泻火解毒。

【主治】

用于实热火毒、三焦热盛之症,症见口燥、咽干、不眠、热病吐血、出血、温热黄疸。

【用法与用量】

口服:9 克/次,2 次/日。

【副作用】

治疗脑血管疾病时,偶见轻微的胃肠不适。

【注意及禁忌事项】

非壮实体质且内有实热者不可轻易使用。

【医生指导】

1. 用于败血症、脓毒血症时,配合外敷牛黄千金散(醋调)及应用抗生素治疗,效果卓佳。

2. 用于细菌性痢疾,与西药氯霉素、痢特灵合用,可缩短病程。

荆门上清丸

【功效】

清热解毒、消肿止痛。

【主治】

用于口腔、咽喉部炎症,头晕,头痛。

【用法与用量】

含服或研化服:成人 3 粒/次,小儿 2 粒,病重时可多服、连服。

【副作用】

无。

【注意及禁忌事项】

忌服辛辣油腻饮食;孕妇忌用。

【医生指导】

1. 用于咽喉部及上焦之重症时,可连服或多服,亦可含化使用,增加疗效。

2.可用钩藤薄荷煎汤将荆门上清丸研化服用,以治疗小儿惊风;有火毒、丹毒等,可用升麻煎汤送服,可加强脱毒透脓之功效。

复方草珊瑚含片

【功效】

疏风清热、消肿止痛、清利咽喉。

【主治】

用于外感风热所致的咽喉肿痛、口腔干痒疼痛、吞咽困难、音哑、发热、微恶风寒等一系列以口腔疾患为主的症状。

【用法与用量】

含服:1~2片/次,每2~4次/小时,10~20片/日。

【副作用】

偶发过敏性皮疹。

【医生指导】

1.口腔疾病其中包括冠周炎、牙周炎、牙龈炎、口腔溃疡、阿弗它口腔溃疡等,以牙龈出血、急性唇炎、急性颌下脉炎、牙槽水肿最能见效,有效率均在100%。其次为牙周炎,有效率为96.4%。

2.用于急性、慢性咽炎,扁桃体炎时,可加用清热解毒的中成药如冬凌草片、喉症丸等,以增强杀灭乙型溶血性链球菌、绿脓杆菌、金黄色葡萄球菌的能力,提高疗效。

健民咽喉片

【功效】

清咽利喉、消炎止痛。

【主治】

用于咽喉肿痛、声音失哑及上呼吸道炎症。

【用法与用量】

含服:4片/次,每隔1小时1次。

【副作用】

无。

【注意及禁忌事项】

一天含服量不超过20片。

1.用于急性、慢性咽炎时,可每隔 1 小时含服 1 次,1 次含 2 ~ 4 片,直到含服 1 ~ 2 瓶。也可加用清热利咽的中成药,如喉症丸、六神丸等,以引起较好的疗效。咽喉肿痛严重者,可加服消炎药,以广谱抗生素为佳,有咳嗽、咯痰者,可加服宣肺化痰的中成药。

金嗓子喉宝

【功效】

清热解毒、利咽消肿。

【主治】

用于急性咽炎、咽喉肿痛、声音嘶哑。

【用法与用量】

含服:1 片/次,6 次/日。

【副作用】

无。

【注意及禁忌事项】

本品不宜使用于因风寒袭肺所致的咽喉肿痛。

【医生指导】

1.本品使用时,宜与消炎药同用,可增加疗效。

2.本药用于抽烟者,可起到保护嗓子之用途。

乳癖消片

【功效】

消热解毒、活血化瘀、软坚散结。

【主治】

用于乳癖结块、乳腺囊性增生病。

【用法与用量】

口服:5 ~ 6 片/次,3 次/日,1 个月为一疗程。

【副作用】

无。

【注意及禁忌事项】

孕妇忌服。

【医生指导】

用于乳腺增生时,以中医辨证肾虚肝郁型效果较好,其次是肝郁夹痰型。肿块严重者,应服用半年以上。

小儿化毒散

【功效】

清热解毒、活血消肿。

【主治】

用于小儿疹后余毒未尽、发烧、烦躁、疮疖溃烂、大便干燥者。

【用法与用量】

口服:0.6克/次,2次/日,儿童减半。

【注意及禁忌事项】

1. 小儿体质衰弱者忌服。

2. 脾胃虚弱者慎用。

【医生指导】

1. 本品有轻度腹泻作用,不能久服,以免伤正气,热解便适即止。

2. 用于以上各种疾患时,仍需加用口服抗菌消炎药,以提高愈合速度。

清热凉血剂

犀角地黄丸

【功效】

凉血解毒、养阴行瘀。

【主治】

用于热入血分、血热妄行所致的、高热烦躁、吐血发斑、斑色紫黑,及热极神昏。

【用法与用量】

口服:2丸/次,2次/日。

【副作用】

无。

【注意及禁忌事项】

脾胃虚弱者忌服;无热证者忌服。

【医生指导】

1.用于过敏性紫癜时,以本方为基本方,加用紫草、荆芥穗、黄芩、蝉蜕等凉血抗过敏的药物,以提高疗效。

2.用于鼻衄时,加用三七、藕节、川牛膝等止血好药,效果更好。

田七花精

【功效】

平肝潜阳、定惊、凉血、止血。

【主治】

用于血热引起的疮疖、嘴边起泡,肝火旺盛所致的头晕耳鸣、心烦易躁、失眠多梦、口干口苦、目赤肿痛等症。

【用法与用量】

口服:1袋/次,3次/日(饭前温水送服)。

【副作用】

无。

【注意及禁忌事项】

1.孕妇忌用。

2.月经期慎用。

【医生指导】

运用本药的同时,如高血压头晕、目眩者,加用平肝潜阳的药物;如口疮、痤疮等,可加用消热解毒药,以加强疗效。

清热泻火剂

香连片

【功效】

清热燥湿、涩肠止痢、行气消滞。

【主治】

主要用于湿热痢疾、便下赤白、滞下努责、脓血相杂、腹痛泄泻、里急后重等。

【用法与用量】

口服：一次 3 ~ 5 片，一日 3 次，小儿酌减或遵医嘱。

【副作用】

临床偶有恶心、胃肠不适等不良反应。

【注意及禁忌事项】

忌食辛辣刺激、油腻食物。

【医生指导】

与其他收涩药联用效果更佳。

1. 香连片加入乌梅，治愈急性菌痢达 92.5% ，未发现任何毒副反应。

2. 用于脾肝虚引起的腹泻时，应与补中健脾的药物同服，如补中益气丸等。

金芪降糖片

【功效】

清热泻火、益气。

【主治】

用于口渴、咽干、喜饮、倦怠乏力、气短、多食易饥饿的轻型糖尿病患者。

【用法与用量】

口服：5 ~ 8 片/次，3 次/日（饭前半小时），2 个月为 1 疗程。

【副作用】

偶见腹胀，可继续服用。

【注意及禁忌事项】

非气虚内热者慎用。

【医生指导】

本品只作为Ⅱ型糖尿病的辅助治疗药物,平时口服降糖药或肌内注射胰岛素者,仍应坚持,以减少或减轻并发症的发生。

清胃黄连丸

【功效】

清泻胃火、解毒消肿、止血。

【主治】

用于胃热壅盛所引起口苦口臭、咽喉肿痛、齿龈肿痛者。

【用法与用量】

用温水送服,1 丸/次,2 次/日,儿童酌减半。

【副作用】

无。

【注意及禁忌事项】

1. 孕妇忌用。
2. 忌食辛辣油腻之品。

【医生指导】

用于牙龈肿痛、口舌生疮者,需加用灭滴灵等抗厌氧菌的药物,以提高疗效。

清脏腑热剂

黄连羊肝丸

【功效】

泻火解毒、明目退翳。

【主治】

用于肝火壅盛、目赤红肿疼痛、视物模糊、胬肉攀睛等。

【用法与用量】

空腹温水送服,1 丸/次,2 次/日,小儿减半。

【副作用】

无。

【注意及禁忌事项】

忌食辛辣食物;孕妇忌用;肝肾阴虚者慎用。

【医生指导】

用于眼部炎症时,加用抗菌消炎药以加强感染控制;用于高血压治疗时,加用镇肝息风丸以加强平肝潜阳功用。

乙肝清热解毒冲剂

【功效】

清热解毒、利胆化湿。

【主治】

用于黄疸、恶心呕吐、口苦口臭、食欲不振、腹部胀痛。

【用法与用量】

口服:2 袋/次,3 次/日,儿童减半。

【副作用】

无。

【注意及禁忌事项】

孕妇忌用。

【医生指导】

用于各类甲、乙型肝炎时,黄疸严重者,加用茵栀黄冲剂,以利胆退黄;也可同用柴胡、丹参,加强活血化瘀、疏肝利胆作用。

龙胆泻肝丸

【功效】

清肝湿热。

【主治】

用于头晕目赤、耳鸣耳聋、齿龈肿痛、肋胁胀痛、口苦口粘、湿热带下。

【用法与用量】

温开水送服,1 袋/次,2 次/日。

【副作用】

偶见恶心、呕吐等胃肠道不适。

【注意及禁忌事项】

孕妇忌用;忌食辛辣之物。

【医生指导】

1.用于治疗药疹时,可配合三黄矾皮汤洗剂,增强疗效,特别对磺胺类药引起的药物性过敏,经对症加减后,增多可获满意效果。

2.用于治疗带状疱疹时,加以激光治疗,可减少局部神经痛等后遗症的发生。

3.此方用于妇科机会较多,可内服、外洗、入阴道,均能取得一定疗效,但必须辨证施治。

解热清肺糖浆

【功效】

清热解毒、利咽止咳、祛痰。

【主治】

用于外感风热所致发热头痛、咽喉肿痛、咳嗽、痰黄黏稠。

【用法与用量】

口服:15 毫升/次,3 次/日,儿童酌减。

【副作用】

无。

【注意及禁忌事项】

孕妇忌服;体虚者及风寒感冒初期忌用。

【医生指导】

本品用于上呼吸道感染、急性支气管炎时,应配以抗菌消炎药或抗病毒药物,以加强病情控制。

肾炎四味片

【功效】

健脾益肾、清热利湿。

【主治】

脾肾亏损兼有湿热。

【用法与用量】

口服:糖衣片,成人每次服 8 片,一天 3 次;薄膜衣片,每片 0.7 克,成人每次服

4 片,一天 3 次,小儿酌减,3 个月为一个疗程。

【副作用】

无明显副作用,仅个别患者有头痛、胃脘不适之感。

【注意及禁忌事项】

肾阴虚衰者慎用。

【医生指导】

1. 本药对治疗慢性肾小球肾炎有其长远的疗效。

2. 服药同时不能停服治疗原发病的药物。

3. 浮肿、腰酸、食欲不振等症状改善后,仍需继续服用一段时间,以巩固疗效。

寒下剂

精黄片

【功效】

破积滞、消瘀血。

【主治】

用于急性肝炎,急性肠炎,急性胰腺炎,肥胖和菌痢等症。

【用法与用量】

急性肝炎:每次 3~4 片,每天 2~3 次。

急性胰腺炎:每次 3~4 克,每 1~2 小时 1 次。

【副作用】

口服毒性较小,部分患者有腹痛,但排便可得解。

【注意及禁忌事项】

孕妇忌服。

【医生指导】

1. 用于急性肠炎、菌痢时,加用复方新诺明、庆大霉素等消炎药,以加强疗效。

2. 可引起免疫球蛋白及外周白细胞减少。

胆宁片

【功效】

疏肝清胆、通下清热。

【主治】

胆石病与慢性胆道感染等病人。

【用法与用量】

口服：每次5~7次，3次／日，饭后服用。

【副作用】

有轻度腹泻。

【注意及禁忌事项】

有同名异方药，应辨证使用。

大黄甘草散

【功效】

清热、泻下、降压等作用。

【主治】

用于实热积滞胃肠的大便秘结等食后即吐的患者。

【用法与用量】

冲服：每次0.5克，每日3次。

【副作用】

导致水肿，血压升高所致的头晕。

【注意及禁忌事项】

虚证患者忌用。

【医生指导】

1.不可单服大黄或甘草其中一味，否则会有肝硬化、电解质紊乱、水肿、血压升高危险。

2.服法上做到多次小量分服，一般以冷服为佳，以提高疗效。

番泻叶冲剂

【功效】

行滞泻热、通便。

【主治】

用于热证所形成的便秘,也用于术前肠道的清洁工作。

【用法与用量】

便秘者每次 1 次,一日 2 次;术前清通者,每次 2 袋(连服 2 日)。

【副作用】

过量的服用,有呕吐、恶心、腹疼等不适症。

【注意及禁忌事项】

1. 孕妇及糖尿病者慎用。

2. 完全性肠梗阻者禁用。

【医生指导】

1. 手术及各种检查前准备,服药后饮水不少于 400 毫升,并按手术需要控制正常饮食。

2. 用于习惯性便秘的治疗,可长期服用。

温下剂

三物备急丸

【功效】

攻下寒积、通大便。

【主治】

用于寒实积、腹胀腹满、痛如锥刺、大便秘结。

【用法与用量】

成人每次 0.6 ~ 1.5 克,温开水送服,小儿量酌减。

【副作用】

无。

【注意及禁忌事项】

孕妇忌服,年老虚弱者慎用。

【医生指导】

1.用于寒凝的慢性腹泻者,加用炙甘草,效果较好。

2.服用本药后如腹泻不止,可喝冷粥止之。

3.服药时,必须严密观察病情变化,及时调整水、电解质平衡,防止酸碱失衡。

润下剂

麻子仁丸

【功效】

润肠通便。

【主治】

用于肠胃燥热、津液不足所致大便干燥、小便频数。

【用法与用量】

温水送服,1 丸/次,每日 2～3 次。

【副作用】

食入过多会出现中毒症状。

【注意及禁忌事项】

孕妇忌服;体虚、年老者不宜久服。

【医生指导】

1.习惯性流产、老弱体虚、血少阴亏者不宜常服。

2.用于月经不调时,加减使用本方,可取得良好效果。

麻仁润肠丸

【功效】

润肠通便。

【主治】

用于胃肠热炽所形成的大便秘结者。

【用法与用量】

每次 1~2 丸,每日 2 次,温开水送服。

【副作用】

无。

【注意及禁忌事项】

孕妇忌用。

【医生指导】

可根据肺和大肠相表里的原则,治疗咳嗽、咯痰等症,均有一定疗效,但对于咳嗽等表证未解的患者,需加用抗菌消炎药。

通幽润燥丸

【功效】

滋阴润燥、破瘀行血、滋阴养血。

【主治】

阴虚伤津而引起的大便不通、口干咽燥、头晕耳鸣、心悸乏力、舌红少苔、脉细无力。

【用法与用量】

成人每次 1 丸,每次 2 丸,餐前服用,小孩酌减。

【副作用】

无。

【注意及禁忌事项】

孕妇忌服,久病年老体虚者,不宜长服,忌辛辣。

【医生指导】

用于梅核气时,加竹茹开胸散结,加桔梗作引药上行之便药,以达开结化瘀之功效。

便秘通

【功效】

润肠通便、健脾益气。

【主治】

适用脾虚及脾肾两虚型患者,症见头晕耳鸣、腰膝酸软、面色无华、腹胀等。

【用法与用量】

口服:每次 20 毫升,早晚 1 次。

【副作用】

有口干、口苦等症。

【注意及禁忌事项】

孕妇和年老虚弱者慎用。

逐水剂

十枣丸

【功效】

攻逐水饮。

【主治】

用于悬饮、肋下硬满、喘逆气急、咳嗽引痛、腹胀、二便不通的实证。

【用法与用量】

每次 1 丸,温开水送服。

【副作用】

有恶心、胃肠道不适。

【注意及禁忌事项】

孕妇忌用,体虚者慎用。

【医生指导】

用于胸膜炎时,加用消炎抗菌药,进行胸肌注射及静脉点滴,均有疗效。

祛暑清热剂

八宝红灵丹

【功效】

祛暑解毒、辟秽开窍。

【主治】

用于中暑昏厥、头晕胸闷、恶心呕吐、腹泻等。

【用法与用量】

口服:每日1次,1次0.6克。

【副作用】

无。

【注意及禁忌事项】

孕妇忌服。

【医生指导】

1.用时凉水送服,或外用少许吹鼻取嚏,通过鼻黏膜吸收,效果较好。

2.用于菌痢及乙脑时,可加用抗病毒药物,以加强疗效。

祛暑解表剂

纯阳正气丸

【功效】

温中散寒。

【主治】

用于暑天受寒受湿、腹胸皆胀满、头痛、呕吐、肢体酸软发沉。

【用法与用量】

温水送服,1.5~3克/次,每日2~3次。

【注意及禁忌事项】

忌气恼及生冷、肥甘厚腻之品,孕妇忌服,不宜久服。

【医生指导】

1.小儿一般忌用,必要时减量至三分之一服用。

2.用于各种肠炎时,可用氟哌酸等沙星类药物解除腹痛、腹泻等症。

香苏正气丸

【功效】

解表化湿、和中消滞。

【主治】

适用于小儿暑湿感冒、呕吐泄泻、发热、食积乳积、腹胀痛、小便不畅。

【用法与用量】

口服:1 丸/次,每日 2~3 次。

【副作用】

无。

【注意及禁忌事项】

忌生冷油腻食物。

【医生指导】

用于消化不良所致的腹泻时,可加用大山楂丸等健脾消食药,以加强效果。

十滴水

【功效】

健胃、祛风。

【主治】

用于因中暑而引起的恶心、头晕、腹痛及胃肠不适等症。

【用法与用量】

成人口服半瓶至一瓶,小儿不得超过半瓶。

【副作用】

偶见血小板减少性紫癜。

【注意及禁忌事项】

孕妇忌用。

【医生指导】

夏天使用(滴于水中洗澡或洗后搽于身上),可预防和治疗痱子,作用良好。

藿香正气水

【功效】

解表化湿、理气和胃。

【主治】

用于外感内热、发热、头痛恶心、胸胁满闷、胃腹部疼痛。

【用法与用量】

温水送服:1 支/次,每日 2～3 次,用时摇匀。

【副作用】

个别患者会出现过敏性药疹。

【注意及禁忌事项】

1. 忌生冷油腻食物。

2. 虚火旺者不宜服用。

避温散

【功效】

祛暑清浊、芳香开窍、止痛。

【主治】

用于夏季中暑而引起的头晕目眩、恶心呕吐、头痛恶寒、发热鼻寒。

【用法与用量】

口服:0.6 克/次,每日 2 次。

【副作用】

无。

【注意及禁忌事项】

孕妇慎用。

祛暑防湿剂

清暑益气丸

【功效】

清暑益气、健脾除湿。

【主治】

用于伤于暑湿、发热身痛、四肢乏力、不思饮食、口渴、胸闷、身体酸重、泄泻。

【用法与用量】

口服:1～2 丸/次,每日 2 次。

【副作用】

无。

【注意及禁忌事项】

暑热严重损阴所引起多种不适者不宜服用。

【医生指导】

1. 用于慢性疲劳综合症时,加用仙鹤草、大枣,连用 10 天,疗效很明显。

2.《温热经纬》中有一同名异方,以清暑益气兼养阴生津为主,重在治疗暑热伤气损阴而用,而本方适用于身体气虚并伤暑邪者而用,应辨证而投药。

温中散寒剂

理中丸

【功效】

益气健脾、温中散寒。

【主治】

用于脾胃虚弱、食欲不振、恶心呕吐、腹泻、消化不良。

【用法与用量】

口服:1 丸/次,每日 2~3 次。

【注意及禁忌事项】

素体虚弱、失血之症忌用,孕妇不宜用。

【医生指导】

本品由辛温燥热之品组成,对中焦虚寒者效果较好,但应用辨证施治,不能用于身体阳虚、失血之真寒假热者。

附子理中丸

【功效】

温中健脾。

【主治】

用于脾胃虚弱之脘腹部冷痛、受凉加重、喜按呕吐、腹泻、四肢倦怠、手足不温。

【用法与用量】

温水送服:1 丸/次,每日 2 ~ 3 次。

【副作用】

少数患者服后导致舌头失去味觉。

【注意及禁忌事项】

热证疼痛禁用,孕妇不宜用。

【医生指导】

出现不良反应时,嚼生黄豆或喝豆浆即可解除甲状腺肿大、呼吸紧迫感。

胃安膏

【功效】

温中散寒、行气止痛。

【主治】

用于胃脘痛、腹痛腹胀、恶心呕吐、肠鸣腹泻、小儿泄泻。

【用法与用量】

揭去贴面隔衬,按病情贴于穴位。成人每次选 2 ~ 3 穴位,儿童 1 ~ 2 穴位,2 小时 1 换。

【副作用】

少数患者有局部皮肤红、痒症状,严重者停用。

【注意及禁忌事项】

孕妇慎用;皮肤病患者禁用。

【医生指导】

1. 胃痛、恶心、呕吐者,贴于中、上脘、足三里、胃俞穴。

2. 腹痛腹泻者可贴于神阙、下脘、足理、天枢等穴位;食欲不振者贴足三里、三阴交、脾、胃俞等穴,每次成人选 2 ~ 3 个穴贴,小儿选 1 ~ 2 个穴贴,每 2 小时一换。

温经散寒剂

扶本增脉冲剂

【功效】

温肾阳、益心气、活气血。

【主治】

用于心肾阳气不足所致的心脉不舒症。

【用法与用量】

温水冲服:3 次/日。

【副作用】

个别患者有咽干口燥的轻微症状。

【注意及禁忌事项】

外感发热者不宜服。

阳和丸

【功效】

温阳散寒、通阳祛瘀。

【主治】

用于脱疽、鹤膝风、痰核等阴疽症。

【用法与用量】

口服:2 丸/次,3 次/日。

【副作用】

偶有肝功异常,肠胃不适。

【注意及禁忌事项】

孕妇慎服。

【医生指导】

1.用于荨麻疹时,加用祛风活血的药如当归、炙黄芪、防风、白蒺藜等增加疗效。

2.本药为热性,热性体质的人慎用。

金关片

【功效】
活血通络、散寒止痛、补肝益肾。

【主治】
用于关节肿痛、屈伸不利、畏寒肢冷、腰酸腿软、气短及类风湿性关节炎。

【用法与用量】
饭后服用:4 片/次,3 次/日。

【副作用】
无。

【注意及禁忌事项】
孕妇慎服;饭后服用,哺乳期妇女慎用。

【医生指导】
用于风湿类风湿关节疼痛明显者,可加用消炎痛等止痛药,使病情暂时缓解。

养血安神剂

酸枣仁丸

【功效】
养血安神、清热祛烦。

【主治】
用于心悸、口干咽燥、虚烦不能眠、头晕目眩。

【用法与用量】
口服:6～9 克/次,2 次/日,温开水送服。

【医生指导】
1.用于治疗梦遗时,加入清下焦之热的黄柏适量,效果更佳。

2.本药宜临睡前半小时服用,以提高疗效。

脑乐静

【功效】

镇静安静、和中健脾。

【主治】

用于心中烦乱、失眠、精神恍惚、打呵欠等症状。

【用法与用量】

口服:30 毫升/次,3 次/日,小儿减半。

【医生指导】

用冬眠灵、非那根联合治疗癫痫,症状缓解后,配用加味百合地黄丸治疗增强疗效。

安神健脑液

【功效】

益气生津、镇静安神。

【主治】

用于失眠,多梦,倦怠乏力,口渴少津,心慌等症状。

【用法与用量】

口服:10 毫升/次,3 次/日。

【副作用】

无。

【注意及禁忌事项】

感冒时忌服。

【医生指导】

对于失眠、神经衰弱、长期精神不振者,可加用松果体素,以提高睡眠质量。

安神补心丸

【功效】

养血安神、滋阴补心。

【主治】

用于心悸、失眠、头晕、耳鸣等症。

【用法与用量】

口服:15 粒/次,3 次/日,温水送服。

【副作用】

个别有胃部疼痛、食欲不振等症状。

【注意及禁忌事项】

忌辛辣食物。

【医生指导】

用于神经衰弱时,加用脑白金,可帮助改善睡眠。

更年安

【功效】

清热除烦、养阴安神。

【主治】

用于更年期出现的潮热,五心烦热,头晕耳鸣,血压升高,烦躁失眠等症。

【用法与用量】

口服:2~3 次/日,6 片/次。

【注意及禁忌事项】

脾虚湿盛者忌用。

【医生指导】

用于更年期综合症时,对于症状严重不能自制者,可加用妇更春口服液,以补充体内激素水平,减轻症状。

柏子养心丸

【功效】

补气养血、宁心安神。

【主治】

用于失眠多梦,肢体倦怠乏力,健忘,心悸等症。

【用法与用量】

温开水送服,1 丸/次,2~3 次/日。

【副作用】

无。

忌用辛辣刺激性食物。

【医生指导】

本药需长期久服才能有效。

夕阳养生液

【功效】

益肾、养心。

【主治】

老年人体虚。

【用法与用量】

口服:10～20毫升/次,2次/日。

【副作用】

偶见过敏。

【注意及禁忌事项】

肝功异常及糖尿病患者禁用。

【医生指导】

本品适用于老年人气阴两虚证者,可加用麦味地黄丸,加强养阴功效。

镇心安神剂

朱砂安神丸

【功效】

滋阴清热、镇静安神、养血清心。

【主治】

用于心神不定、烦热、惊悸、夜寐不安、健忘等症。

【用法与用量】

口服:1丸/次,3次/日。

【副作用】

无。

【注意及禁忌事项】

1. 孕妇禁用。

2. 忌食辛辣油腻之品。

3. 小儿不宜久服。

【医生指导】

1. 消化不良者慎用,以免增加胃肠负担。

2. 朱砂的主要成分为硫化汞,不宜长期服用,以免造成汞积聚而中毒,同时不可与碘化物、溴化物同用,以免在胃肠道形成碘化汞、溴化汞,产生严重的医源性肠炎。

3. 失眠严重者,可同服少量镇静安神的西药,如舒乐安定等,然后再慢慢过渡到只服朱砂安神丸。

凉开剂

安宫牛黄丸

【功效】

清热解毒、芳香开窍、镇惊安神。

【主治】

用于热病邪入心包、高热惊厥、神昏谵语。

【用法与用量】

口服:1 丸/次,1 次/日。

【副作用】

1. 过量时会引起汞中毒性肾病。

2. 过敏性皮疹。

3. 心慌气促。

【注意及禁忌事项】

1. 孕妇忌服。

2. 中风脱症神昏勿用。

【医生指导】

1. 用于黄疸型急性肝炎时,以本品为主,辅以金银花、连翘、芦根、麻黄,3 周后,肝功能基本恢复正常,黄疸消退,临床症状基本消失。

2. 用于脑血管意外和颅脑损伤,起催醒作用,在常规救治的基础上,加用本品每日两次,每次 1 丸,鼻饲,疗效显著。

紫雪丹

【功效】

清热解毒、止疼开窍。

【主治】

高热烦躁,惊风抽搐,神昏谵语。

【用法与用量】

口服:冷开水调下,1.5 ~ 3 克/次,2 次/日。

【副作用】

服用过量会出现呕吐、肢冷、眩晕、大汗淋漓等反应。

【注意及禁忌事项】

孕妇忌服,忌食辛辣油腻食物,不宜久服。

【医生指导】

1. 用于急性磷化锌中毒时,配合补液疗法,以促进毒素排泄。
2. 用于乙型脑炎时,合用抱龙丸、白虎汤等随症加减,症状明显好转。

牛黄醒脑丸

【功效】

清热解毒、镇惊醒神开窍。

【主治】

高热昏迷,惊厥抽搐。

【用法与用量】

温开水送服:1 丸/次,1 次/日。

【注意及禁忌事项】

孕妇忌用。

【医生指导】

用于脑血管意外时,加用针刺疗法,疗效更佳。

营心丹

【功效】

益气、凉营、开窍。

【主治】

冠心病、心绞痛。

【用法与用量】

口服:2 粒/次,2~3 次/日。

【副作用】

有过敏现象出现。

【注意及禁忌事项】

服用此药时,必须停服其他药物。

【医生指导】

用于冠心病、心绞痛病人时,配用改善血液黏度及动脉硬化的药物如巴米尔、肠溶阿司匹林、丹参片等,均能提高疗效。

温开剂

苏合香丸

【功效】

温里散寒、芳香开窍醒神、辟秽化浊。

【主治】

痰厥昏迷,中暑,中风。

【用法与用量】

口服:1 丸/次,1~2 次/日。

【副作用】

偶有过敏性皮疹。

【注意及禁忌事项】

1. 孕妇忌服。

2. 忌辛辣食物。

3. 不宜久服。

冠心苏合丸

【功效】

行气、宽胸、止痛。

【主治】

用于心绞痛,胸闷,气短等症。

【用法与用量】

口服:1 粒/次,1～3 次/日或遵医嘱,宜嚼碎服用。

【副作用】

有过敏性皮炎、胃病、腹痛、胸闷等不良症状出现。

【医生指导】

1. 治疗心绞痛时,可于临睡前或发作时服用,加服硝酸甘油、潘生丁等治疗心肌供血不足的西药,可提高疗效。

2. 治疗银屑病时,配以活血的中成药,如丹参片、丹七片等,可增加疗效,减少发作。

3. 本品由芳香寒凉之品组成,对胃肠道有刺激,宜饭后服。

苏冰滴丸

【功效】

理气止痛、芳香开窍。

【主治】

用于冠心病,心绞痛,心肌梗死,胸部闷痛等症。

【用法与用量】

吞服或舌下含服:2～4 粒/次,3 次/日。

【副作用】

偶见头昏、头胀、恶心、冷酸、皮疹、腹泻、停药后即可消失。

【注意及禁忌事项】

孕妇慎用。

【医生指导】

1.用于气滞型胸痛有良好效果。

2.消化功能不良者,慎用。

3.与抗心肌缺血,降低心肌耗氧量的中西药同服,如麝香保心丸、丹七片、速效救心丸、心痛定、消心痛等,增加疗效。

补气剂

生脉散

【功效】

益气复脉、养阴生津。

【主治】

用于气阴两亏、心悸气短、脉微自汗。

【用法与用量】

胶囊:一次4粒,一日2~3次或遵医嘱。

注射液:肌肉注射:1次4毫升;静脉点滴:一般为20~30毫升。

【医生指导】

本品为补益气阴之复脉固脱之剂。可治疗休克、心脏病、肺炎等。

青春宝

【功效】

益气补血、养阴生津、增强体质、延缓衰老。

【主治】

用于体弱早衰。能够健脑安神、增强思维活力,有抗疲劳作用,能保持精力充沛,增强人体对环境的适应能力。提高人体免疫功能,增强抗病能力。增强心脏功能、改善心肌营养,能延缓冠心病的形成和发展。

【用法与用量】

口服:一次3~5片,每日2次。

【副作用】

无。

【注意及禁忌事项】

忌油腻生冷。

【医生指导】

本方与温肾纳气药,如附子理中丸、桂附理中丸等配伍应用。可用于治疗呼吸系统疾病,如肺肾不足的虚喘,慢性气管炎、肺气肿、支气管哮喘、慢性肺部感染,以及心脏病等所致的心肺功能不全。

肝复康

【功效】

健脾理气、化瘀软坚、清热解毒。

【主治】

适用于肝瘀脾虚为主证的原发性肝癌,症见上腹肿块,胁肋疼痛,神疲乏力,食少纳呆,脘腹胀满,心烦易怒,口苦咽干等。此外,还适于肝瘀脾虚为主证的其他消化道癌,如食道癌、胃癌、肠癌、胰腺癌等;也适用于急、慢性肝炎及肝硬化、肝腹水等肝病癌前病变与癌前疾病。对癌症化疗后等肝功能损害患者均有较好疗效,同时可作为护肝药物使用。

【用法与用量】

口服:糖衣片每次 10 片,每日 3 次;薄膜衣片每次 6 片,每日 3 次。二期原发性肝癌每个疗程为 2 个月,三期原发性肝癌每个疗程为 1 个月或遵医嘱。

【副作用】

无。

【注意及禁忌事项】

少数患者开始服药时可能会出现腹泻,但多可自行缓解,一般不影响继续治疗。

人参健脾丸

【功效】

健脾益气、消食和胃。

【主治】

脾胃虚弱,消化不良,食欲不振,脘胀呕恶,腹痛便溏,小儿疳积。

【用法与用量】

口服:一次 2 丸,一日 2 次,小儿酌减。

【副作用】

无。

【注意及禁忌事项】

忌油腻生冷。

【医生指导】

本品主要有影响内分泌、调节机体代谢、增强免疫、松弛平滑肌、抗胃溃疡、抗菌等作用。能够降低胃液及胃酸分泌量,从而治疗胃溃疡。

人参蜂王浆

【功效】

补脑滋肾、调节神经、增进食欲、促进新陈代谢。

【主治】

用于食欲不振,失眠,神经衰弱,贫血,肝炎,风湿性类风湿性关节炎,产后体虚等症。

【用法与用量】

口服:每次 10 毫升,每日 2 次。

【副作用】

无。

【注意及禁忌事项】

糖尿病、低血压、过敏性体质者、手术初期及孕妇不宜服用。

【医生指导】

热证者凡中医辨证为湿热阻滞或肝阳上亢等实热证者莫服本品,否则可能出现五官出血、大便干燥等证候。

刺五加片

【功效】

温肾健脾、疏肝散瘀、化湿解毒。

【主治】

用于慢性肝炎,症见:面色晦暗或黄白,神疲乏力,纳呆腹胀,胁肋隐痛,胁下痞块,不易入睡或睡眠不实,小便清或淡黄,大便溏或不爽,腰酸腿软,面颈血痣或见肝掌,舌体胖大,舌色暗淡,舌苔白或腻,脉弦而濡或弦细等属于脾肾不足、肝瘀血滞、痰湿未消者。

【用法与用量】

口服：片剂，一次 5~8 片，一日 1~3 次；冲剂，一次 12 克，每日 2~3 次，小儿酌减。

【副作用】

无。

四君子丸

【功效】

益气健脾。

【主治】

用于脾胃气虚，胃纳不佳，食少便溏。

【用法与用量】

口服：一次 3~6 克，一日 3 次。儿童用量酌减或遵医嘱。

【注意及禁忌事项】

阴虚内热者慎用。

六君子丸

【功效】

补气健脾、燥湿化痰。

【主治】

用于治疗各种原因所致的脾胃气虚、食少神倦、咳嗽多痰、胸腹胀满、大便稀溏等症。

【用法与用量】

口服：每次 6~9 克，每日 2~3 次，温开水送服。

【注意及禁忌事项】

忌食生冷、辛辣刺激及油腻之物。

补血剂

当归补血丸

【功效】

补养气血。

【主治】

用于身体虚弱的气血两亏。

【用法与用量】

口服:蜜丸,成人一次 1 丸,一日 2 次。

水蜜丸:一次 6 克,一日 2~3 次,空腹温开水送服。

【副作用】

无。

【注意及禁忌事项】

阴虚潮热或实热者慎用。

【医生指导】

本品系补气养血剂,主要用于治疗血虚发热,气虚血弱之出血症,疮疡溃后久不愈合等疾病。应用本品的基本指症是:肌热面赤、下午或夜间热重、头痛、烦渴、舌质淡红、脉虚大、重按无力。

当归腹宁滴丸

【功效】

解痉止痛。

【主治】

用于急慢性菌痢,肠炎所致的腹痛。

【用法与用量】

口服:顿服一次量为 5~15 粒,顿服后腹痛好转而未消失者,可继续服药 1~3 日,每次 5 粒,每日 3 次。

【副作用】

少数人有过敏反应,偶见头晕、便秘、口渴及恶心等。

四物丸(合剂)

【功效】

调经养血、营血虚弱,月经不调。

【主治】

用于再生障碍性贫血,缺铁性贫血,白细胞缺乏症,原发性血小板减少性紫癜等血细胞减少疾病。

【用法与用量】

口服水丸:一次 30 粒,一日 2~3 次,空腹或饭后温开水送服。少女青春期功能性子宫出血时,可作辅药,每服 20 粒,一日 2 次。

口服合剂:一次 10~15 毫升,一日 3 次,摇匀后服用。

【注意及禁忌事项】

1. 本品为补血剂。

2. 血管神经性头痛等见上述症状者可服用。

3. 孕妇慎用。

【医生指导】

1. 临床有报道用四物汤加减用于月经前期,月经后期,月经前后无定期(月经紊乱),闭经(含月经量少),痛经,行经吐衄,绝经前后诸症获效。

2. 四物汤加味治疗阴中剧痛、黄体功能不全 40 例。

3. 四物汤加解表药治疗妇人经期感冒 74 例,疗效满意。

阿胶补血膏

【功效】

滋阴补血、补中益气、健脾润肺。

【主治】

用于久病体弱,血亏目昏,虚劳咳嗽,心悸健忘,产后虚损,妇女崩漏。症见短气乏力,多汗自汗,饮食少思,脘腹虚胀,唇淡白,面萎黄不华,大便不调,舌质淡,脉虚细无力。

【用法与用量】

口服:一次 15~20 克,早晚各 1 次,温开水送服。

【副作用】

无。

【注意及禁忌事项】

消化不良、内有瘀滞、伤风感冒者忌用。忌油腻生冷。

【医生指导】

本品为温补之剂,有内热者不可服用。

鸡血藤膏

【功效】

补血、活血、调经。

【主治】

用于血虚,手足麻木,关节酸痛,月经不调。

【用法与用量】

口服:将膏研碎,用水、酒各半炖化服,一次 6~10 克,一日 2 次。

【副作用】

无。

【注意及禁忌事项】

孕妇慎用。

血宝

【功效】

补阴培阳、益肾健脾。

【主治】

用于再生障碍性贫血,缺铁性贫血,白细胞缺乏症,原发性血小板减少性紫癜等血细胞减少疾病。

【用法与用量】

口服:成人一次 4~5 粒,一日 3 次,小儿酌减。

【副作用】

偶见口干、胃部不适,停药后可自然缓解。

【医生指导】

本品对各种类型的血细胞减少症均有较好的疗效。其中对 70 例三种以上的病种,即再生障碍性贫血(105 例),原发性血小板减少性紫癜(79 例),缺铁性贫血

(95 例)有效率均在 80% 以上,尤其对再生障碍性贫血 105 例,有 91 例有效。按中医辨证分型疗效结果观察表明,阳虚型疗效最佳(97.7%),其次阴阳二虚型(79.1%),阴虚型有效率也达 72.3%。

气血双补剂

十全大补丸(口服液)

【功效】

温补气血。

【主治】

用于气血两虚,面色苍白,气短心悸,头晕自汗,体倦乏力,四肢不温,月经量多;放疗、化疗引起的白细胞减少,以及疮疡气血虚弱,溃疡脓液清稀等气血两虚表现。

【用法与用量】

口服:大蜜丸一次 1 丸、一日 2 次。

口服液:一次 10 毫升,一日 2 ~ 3 次。

【副作用】

无。

【注意及禁忌事项】

阴虚火旺,咳嗽失血者不可服,忌油腻生冷。

【医生指导】

本品与口服液剂均能治疗气血亏虚证,并且能升高白细胞,两者的临床疗效较好,口服液组疗效稍高于丸剂组。且口服液易于服用,未见不良反应,口服液的升白作用较丸剂稳定,且升白细胞平均值亦较丸剂高。

八珍益母丸(片)

【功效】

补气血、调月经。

【主治】

用于妇女气血两虚,体弱无力,月经不调;又治行经腹痛,白带过多,腰酸倦怠,不思饮食。

【用法与用量】

口服:大蜜丸,一次 1 丸;小蜜丸,一次 9 克;水蜜丸,一次 6 克,均一日 2 次,温开水送服。

八珍益母片口服:每次 2～3 片,每日 2 次。

八珍益母膏(膏滋):温黄酒冲服,每次 10 克,每日 2 次。

【副作用】

无。

【注意及禁忌事项】

孕妇慎用,月经频至且经量多者忌服。

个别人服后出现大小不一的红色皮疹者,停药后即可迅速消失。

忌恼怒,忌生冷食物。

【医生指导】

用本品加复方丹参片合治色素性紫癜性皮肤病 42 例,结果痊愈 17 例,显效 12 例,好转 9 例,总有效率为 90.5%;治疗前月经量少,经期较短,间隔时间延长的女患者 6 例,治疗后随着皮肤损害的好转,月经亦恢复正常。

补阴剂

六味地黄丸

【功效】

滋阴补肾。

【主治】

用于肾阴亏损、头晕耳鸣、腰膝酸软、骨蒸潮热、盗汗遗精、消渴,又治失血失音、舌燥喉痛、虚火牙痛、小便淋沥,以及肝肾不足诸症。

【用法与用量】

口服:大蜜丸,一次 1 丸;水蜜丸,一次 6 克;一日 2 次,温开水送下。

【副作用】

偶见服药后出现下肢严重转筋。

【注意及禁忌事项】

感冒者忌用;忌辛辣食物;脾虚食物少便溏者慎用。

明目地黄丸

【功效】

滋肾、养肝、明目。

【主治】

用于肝肾阴虚所致的目涩畏光、视物模糊、迎风流泪。

【用法与用量】

口服:大蜜丸,一次 1 丸;小蜜丸,一次 9 克;水蜜丸,一次 6 克,一日 2 次。

其他剂型用法:明目地黄丸(浓缩丸)口服每次 8 ~ 10 丸,每日 3 次。

【注意及禁忌事项】

忌食辛辣刺激之物。

【医生指导】

干燥性角膜炎、老年性泪腺萎缩、老年性白内障早期阶段等见上述症状者可服用。

糖尿乐胶囊

【功效】

益气养阴、生津止渴。

【主治】

用于气阴两虚、非胰岛素依赖型糖尿病。

【用法与用量】

口服:每日 3 次,每次 4 粒,温开水送服。

【副作用】

无。

【注意及禁忌事项】

忌辛辣温燥和肥甘厚腻之味,饮食宜清淡,勿食过饱。

消渴降糖片

【功效】

清热生津、益气养阴、降血糖。

【主治】

用于非胰岛素依赖型糖尿病。

【用法与用量】

口服:一次 6 片,一日 3 次,连续服药 1~2 个月,或遵医嘱。

【医生指导】

1. 本方对曾用过 D860 等药物无明显疗效的患者,加用本药后,取得显著效果,因此可以认为本药与 D860 等药有一定的协同作用。

2. 本品尚能降低血浆黏度和全血黏度,提示可能对糖尿病患者的并发症有效。

消渴灵片

【功效】

滋补肾阴、生津止渴、益气降糖。

【主治】

用于成年非胰岛素依赖型糖尿病。

【用法与用量】

口服:每日 3 次,每次 4 片。

【副作用】

无。

【注意及禁忌事项】

禁食辛辣刺激食品,饮食宜清淡。

渴乐宁胶囊

【功效】

益气养阴、生津。

【主治】

用于糖尿病,气阴两虚型消渴病。

【用法与用量】

口服:一次 4 粒,一日 3 次,三个月为 1 疗程。

【副作用】

个别患者有轻度消化症状,一般在用药过程中可自行消失。

二至丸

【功效】

补益肝肾、滋阴止血。

【主治】

用于肝肾阴虚、眩晕耳鸣、咽干鼻燥、腰膝酸痛、月经量多等症状。

【用法与用量】

口服:一次9克,一日2次。

【注意及禁忌事项】

脾胃虚寒、大便溏薄者慎用。

坤宝丸

【功效】

滋补肝肾、镇静安神、养血通络。

【主治】

用于妇女更年期综合症,如月经紊乱、潮热多汗、失眠健忘、心烦易怒、头晕耳鸣、咽干口渴、手足心热、四肢酸软、关节疼痛及血压波动等。

【用法与用量】

口服:一次5克,一日2次,连服用2个月,或遵医嘱。

【注意及禁忌事项】

脾虚便溏者慎用。

【医生指导】

主要用于妇女更年期综合症、闭经、月经失调、不孕症等,属肝肾阴虚、肝阳上亢者。

玉泉丸

【功效】

生津止渴、清热除烦、养阴滋肾、益气和中。

【主治】

用于消渴症、糖尿病。

【用法与用量】

口服:成人一次 9 克,一日 4 次。小儿酌减。

【注意及禁忌事项】

忌辛辣;有实热者忌服。

【医生指导】

本方治疗Ⅱ型糖尿病,对改善临床症状如口渴多饮、气喘乏力等见效较快,但血糖、24 小时尿糖定量下降较缓慢,因此,服用该药需坚持疗程。若已服用降糖西药则不宜骤停。

生发丸

【功效】

散风祛湿、调和气血。

【主治】

用于斑秃、脱发。

【用法与用量】

口服:每日 2 次,1 次 1 丸,温开水送服。

【副作用】

无。

【注意及禁忌事项】

对于病程较长,伴有头痛、胸胁疼痛、夜寐难眠、舌有瘀点之肝郁血瘀者,不宜服用。

补阳剂

右归丸

【功效】

温补肾阳、填精止遗。

【主治】

用于肾阳不足、命门火衰、腰膝酸冷、精神不振、怯寒畏冷、阳痿遗精、大便溏薄、尿频而清等症。

【用法与用量】

口服:一次 1 丸,一日 3 次,淡盐水送下。

【注意及禁忌事项】

忌食生冷物,孕妇忌服,凡肾阴不足、虚火上炎引起的咽干口燥之症,不宜使用。

雄狮丸

【功效】

补肾壮阳、益髓填精、增强免疫功能。

【主治】

用于肾精亏损、性欲减退、阳痿早泄、夜尿频多、腰膝酸软、畏寒肢冷、白发、脱发等症。

【用法与用量】

口服:一次 3~5 粒,一日 3 次,1~3 月为一疗程。

【注意及禁忌事项】

感冒患者忌服。

锁阳固经丸

【功效】

温肾固精。

【主治】

用于肾虚滑精、腰膝酸软、眩晕耳鸣、四肢无力。

【用法与用量】

口服:一次 1 丸,一日 2 次。

【注意及禁忌事项】

湿热下注,或相火妄动而致遗精者不宜使用;脾虚者慎用。

龙凤宝胶囊

【功效】

补肾壮阳、养血强心、健脾益气、宁神益智。

【主治】

用于脾肾阳虚所致的神经衰弱、更年期综合症、性功能减退，以及特发性水肿等。

【用法与用量】

口服：一日 3 次，一次 2 粒，或遵医嘱。

【副作用】

少数患者服后有口干、口苦、大便干燥等现象。

济生肾气丸

【功效】

温肾化气、利水消肿。

【主治】

用于肾虚水肿、腰膝酸重、小便不利、痰饮喘咳。

【用法与用量】

口服：大蜜丸，一次 1 丸；小蜜丸，一次 9 克；水蜜丸，一次 6 克，均一日 2～3 次，温开水送服。

【副作用】

无。

【注意及禁忌事项】

阴虚火旺、燥热伤津、实火热聚者不宜应用；孕妇忌服。

前列舒乐

【功效】

补肾益气、化瘀通淋。

【主治】

用于慢性前列腺炎、前列腺增生、前列腺痛及男性性功能低下。

【用法与用量】

温开水冲服，每天 2～3 次，每次 1 袋，或遵医嘱服用。

【副作用】

无。

男宝

【功效】

壮阳补肾。

【主治】

用于肾阳不足、阳痿早泄、腰腿酸痛、肾囊湿冷、精神萎靡、食欲不振等症。

【用法与用量】

口服:一次2~3粒,一日2次,早晚服。

【注意及禁忌事项】

服药期忌食生冷食物,节制房事。

【医生指导】

1. 无精症者使用时,疗效较差或无效。

2. 对于合并前列腺炎或精索静脉曲张的有效率高,但痊愈率较差。

涩经止遗剂

金锁固精丸

【功效】

固涩止遗、补肾养精。

【主治】

用于肾虚精关不固、梦遗滑泄、目眩耳鸣、腰膝酸痛、四肢无力、盗汗、失眠多梦等。

【用法与用量】

每次9克,一日2次,温开水送服。

【副作用】

无。

【注意及禁忌事项】

肝经湿热下注、阴虚火旺者不宜用。

【医生指导】

用于产后尿失禁者,加乌药、益智仁、桑螵蛸等,疗效增加明显。

缩泉丸

【功效】

温肾止遗。

【主治】

用于下焦虚冷、小便频繁,以及小儿遗尿等病。

【用法与用量】

成人每次服 9 克,每日 2 次,儿童量酌减。

【注意及禁忌事项】

忌刺激、辛辣食物。

【医生指导】

1. 用于痰湿内阻型和阳虚亏损型流涎,疗效最佳,对小儿口角流涎也能有效。

2. 本品以补益药为主,空腹服用,便于吸收。

3. 对于尿道感染引起的尿频,不可服用本品,应服用消炎药如氟哌酸、呋喃坦啶、三金片等。

金樱子膏

【功效】

固精缩尿、涩肠止泻。

【主治】

脾肾皆虚、固摄失封藏所致各种滑脱不禁之症。

【用法与用量】

温开水送服,15 克/次,3 次/日,儿童减半。

【注意及禁忌事项】

湿热下注、相火妄动而遗精者均禁用。

【医生指导】

1. 用于治疗高脂血症时,与玉竹、山楂配伍,增加疗效。

涩肠固脱剂

固本益肠片

【功效】

涩肠止泻、健脾益气。

【主治】

用于脾虚、脾肾阳虚所致久泻,病见腹痛、腹泻、大便清稀、黏液便或黏液血便、腰酸乏力、体寒肢冷、舌淡脾虚。

【用法与用量】

成人一日 3 次,每次 8 片,温开水送服。

【医生指导】

本方只适用于没有炎症的慢性腹泻,实证病人使用后产生闭门留寇,增加病情。

止泻灵冲剂

【功效】

补脾止泻。

【主治】

用于脾胃虚弱所致的胃肠功能衰弱、腹泻。

【用法与用量】

成人每日 3 次,每次 1 袋,小儿酌减。

【医生指导】

脾虚湿盛是导致慢性腹泻的主要原因。在健脾祛湿提高机体抵抗力的同时,应加用补肾气的药,以加强疗效。

五仁醇胶囊

【功效】

疏肝镇静。

【主治】

用于治疗各种肝炎。

【用法与用量】

成人每日 3 次,每次 3~4 粒。

【副作用】

临床上有服后出现轻度恶心等肠胃不适。

【医生指导】

对于各种五味子制剂,必须结合其他一系列肝功能指标及症状体征等综合因素进行判断。

固表止汗剂

玉屏风丸

【功效】

益气固表、止汗。

【主治】

用于表虚自汗、易感风邪等症。

【用法与用量】

成人每次 6~9 克,每日 3 次,小儿酌减。

【副作用】

有轻度的口干。

【注意及禁忌事项】

避风寒,忌生冷、油腻饮食。

【医生指导】

1. 用于预防呼吸道疾病时,体虚兼气虚者,加桂枝、白芍;小儿以常患气管炎、肺炎为主,加生牡蛎、山药、陈皮,以心肺气虚为主加紫菀、百部,辨证施治,提高疗效。

龙牡壮骨冲剂

【功效】

强筋壮骨、潜阳敛汗、镇惊、调和脾胃。

【主治】

小儿营养性佝偻病、老年人内分泌失调所致诸症。

【用法与用量】

2 岁以下,每次 1 包;2～7 岁每次 1.5 包;7 岁以上 2 包。

慢支固本冲剂

【功效】

益肺健脾、固表调血。

【主治】

慢性支气管炎、易感冒易汗、自汗、咳嗽、神疲乏力、喘息。

【用法与用量】

温开水冲服,1 袋/次,一日 2 袋。

【副作用】

偶有恶心、呕吐、反酸。

【注意及禁忌事项】

慢性支气管炎急性发作期及咳嗽较重时不宜用。

【医生指导】

本品为无糖型冲剂,亦适用于糖尿病人,浸膏含量较高,食用时应充分搅拌,便于溶解吸收。

行气剂

元胡止痛片

【功效】

理气、活血、镇痛。

【主治】

用于气滞血瘀的胃痛、肋痛、头痛及妇人月经痛等症。

【用法与用量】

口服:1 次 4~6 片,1 日 3 次。

【副作用】

偶有恶心、眩晕、乏力,过量服用会出现呼吸抑制、帕金森氏综合症。

【注意及禁忌事项】

孕妇慎用;阴虚火旺者慎用。

【医生指导】

本品只用于止痛,但仍需加用治疗原发病的药物,加强进一步治疗。

金佛止痛片

【功效】

行气止痛、疏肝和胃、祛瘀生新。

【主治】

用于胃脘疼痛、月经痛。

【用法与用量】

每次 5~10 克,每日 2~3 次,温开水送服。

【注意及禁忌事项】

孕妇及月经过多者忌服。

【医生指导】

1.用于镇痛时,服药后 10~15 分钟起效,每次 5~10 克。

2.本品对于胃肠痉挛及月经痛效果较好,对头痛、坐骨神经痛等也有一定疗效。

解心痛片

【功效】

宽胸理气、通脉止痛。

【主治】

用于胸痛、心痛等症。

【用法与用量】

成人每次6~8片,每日3次,1月为一疗程。

【副作用】

有腹胀感及轻度腹泻。

越鞠丸

【功效】

理气解郁、宽中除满。

【主治】

用于胸脘痞闷,腹中胀满,饮食停滞,嗳气吞酸。

【用法与用量】

成人每次6克,每日2次,小孩量酌减。

【注意及禁忌事项】

血虚郁滞者不宜单独使用。

良附丸

【功效】

疏肝理气、散寒止痛。

【主治】

用于肝气郁滞、寒邪凝滞、腹痛、胃痛、胸闷不舒、喜温喜按者。

【用法与用量】

口服:3~6克/次,2次/日。

【注意及禁忌事项】

忌寒凉。

【医生指导】

本药不可用于有热象的胃痛。

十香丸

【功效】

祛寒、行气、止痛。

【主治】

寒湿阻滞、气滞郁结所致腹部胀痛、恶心呕吐。

【用法与用量】

温水送服,1 丸/次,每日 2 次。

【注意及禁忌事项】

勿食生冷油腻之品;孕妇忌服。

【医生指导】

用于各种疝气,其中包括股疝、小肠疝气、斜疝时,本品可作为辅助治疗,必要时仍需手术治疗。

艾附暖宫丸

【功效】

理气补血、暖宫调经。

【主治】

用于子宫虚寒,月经不调,月经痛,腰酸带下。

【用法与用量】

口服:一次 1 丸,一日 2～3 次。

【注意及禁忌事项】

实热证者禁用;忌食生冷(避风寒)。

【医生指导】

1.用于治疗痛经时,每晚 1 丸,经前 2 天加服温经汤,每日 1 剂,连服 5 剂,如此连服 2～3 个周期,痛经即可得到缓解。

2.服药时,用生姜红糖水,趁热送服,增加活血暖宫功效,从而提高疗效。

乳块消片

【功效】

消散乳块、疏肝理气、活血化瘀。

【主治】

用于肝气郁结、气滞血瘀的乳腺增生症、乳房胀痛。

【用法与用量】

口服:4～6 片/次,3 次/日。

【副作用】

偶见月经提前。

【注意及禁忌事项】

孕妇忌服。

乳康片

【功效】

疏肝解郁、行气止痛、活血化瘀、健脾益气。

【主治】

适用于肝气郁结、痰瘀互结之乳腺增生症。

【用法与用量】

口服:5~8 片/次,2 次/日,20 天为一疗程。

【副作用】

有轻度恶心、呕吐,停药后消失。

【注意及禁忌事项】

女性宜在月经前 10~15 天服用。

胃苏冲剂

【功效】

理气通降、和胃、消降止痛。

【主治】

用于气滞性胃脘痛,症见胃脘胀痛、窜及两胁、喜嗳气。

【用法与用量】

口服:1 袋/次,3 次/日。

【副作用】

偶有口干、嘈杂,多能自行耐受而消失。

【注意及禁忌事项】

糖尿病人不宜服用。

安胃片

【功效】

制酸止痛。

【主治】

用于胃脘痛。

【用法与用量】

口服：5～7 片/次，3～4 次/日。

【副作用】

有轻度恶心和便秘。

【注意及禁忌事项】

忌酸辣，可配蜂蜜水送服，以防影响消化和食欲。

舒肝和胃丸

【功效】

疏肝解郁、和胃止痛。

【主治】

两胁肋胀痛，食欲减退，呕吐嗳气，胃脘部胀痛，大便失调。

【用法与用量】

口服：成人每次服 1 丸，3 次/日，饭后温水送服，儿童服半丸。

【注意及禁忌事项】

忌辛辣刺激物及寒凉食物；孕妇忌用。

猴头健胃灵

【功效】

疏肝理气、止痛。

【主治】

胃脘胀痛、呕吐、食欲不振。

【用法与用量】

口服：6 粒/次，一天 3 次，睡前半小时温水送服。

家庭健康宝典

家庭醫生

医学常识篇

气滞胃痛冲剂

【功效】

疏肝和胃、止痛消痞。

【主治】

肝郁气结、胃脘部胀痛、胸痞胀满、食欲减退、反酸。

【用法与用量】

口服:1 袋/次,每日 2 ~ 3 次,温水冲化服。

【注意及禁忌事项】

忌食辛辣食物;孕妇勿用。

【医生指导】

用于调节胃肠功能紊乱症时,与谷维素、盖胃平等西药同用,又可调节植物神经功能,提高效果。

舒肝冲剂

【功效】

疏肝散郁、理气调经、止痛。

【主治】

胸腹胀满、胁肋疼痛、头晕目眩、口苦咽干、月经不调、心烦易怒失眠。

【用法与用量】

用温开水冲服,一次 1 袋,每日 3 次。

【副作用】

个别患者初期服药出现咽干、口苦、舌燥。

降气剂

苏子降气丸

【功效】

降气平喘、化痰止咳。

【主治】

胸膈满闷所引起的咳喘。

【用法与用量】

口服:3~6 克/次,3 次/日。

【注意及禁忌事项】

忌食生冷油腻食物;避风寒。

旋覆代赭丸

【功效】

益气和胃、降逆化痰、止呕。

【主治】

胃气虚弱,痰浊内阻,气道不降,嗳气反酸。

【用法与用量】

遵医嘱使用。

【副作用】

用量过多会产生共济失调或瘫痪。

活血化瘀剂

丹参舒心胶囊

【功效】

活血化瘀、通络、安神。

【主治】

心胸部闷痛、气短、胸憋闷、四肢乏力、心慌、出汗。

【用法与用量】

口服:2 粒/日,每日 3 次。

【副作用】

个别患者会出现过敏性皮疹及消化系统反应。

复方丹参片

【功效】

活血化瘀、通络止痛、芳香开窍。

【主治】

心绞痛。

【用法与用量】

口服:3 片/次,3 次/日。

【副作用】

个别病人有胃肠道反应。

冠心丹参片

【功效】

活血祛瘀、理气止痛。

【主治】

用于气滞血瘀所致的胸闷、心悸、气短乏力等症。

【用法与用量】

口服:2～3 片/次,3 次/日。

【副作用】

偶有口干及消化道不适。

冠心片

【功效】

理气止痛、活血化瘀。

【主治】

用于气滞血瘀所致的胸闷、心悸、怔忡、气短、胸痛。

【用法与用量】

口服:6～8 片/次,3 次/日,10 天为 1 疗程。

【副作用】

个别出现 GPT 升高,停药后自行恢复。

【注意及禁忌事项】

气虚血滞者慎用;孕妇、月经期妇女慎用。

【医生指导】

1. 用于治疗冠心病心绞痛时,可加用益气养阴的中成药如生脉饮、炙甘草汤,以增高疗效。

2. 服药同时应逐渐减停硝酸甘油等扩冠西药,不能马上代替。

地奥心血康胶囊

【功效】

活血化瘀、温阳通脉、补气调血。

【主治】

冠心病心绞痛,心律异常,高血压。

【用法与用量】

一口服:200 毫克/次,3 次/日。

【副作用】

个别患者有恶心、呕吐、头晕等不适。

【注意及禁忌事项】

初服药者连服 15～30 天,2 粒/次,3 次/日。病情好转后可 1 粒/次,3 次/日连服。

心可疏片

【功效】

活血化瘀、温阳通脉。

【主治】

冠心病,高血压,高胆固醇症。

【用法与用量】

口服:4 片/次,2～3 次/日。

【注意及禁忌事项】

心阴虚弱者忌服。

舒心口服液

【功效】

活血化瘀、理气止痛。

【主治】

冠心病,心绞痛,高脂血症。

【用法与用量】

口服:1 支/次,3 次/日。

【注意及禁忌事项】

有沉淀浑浊现象时摇匀后服用。

活心丹

【功效】

活血化瘀、强心开窍、益气安神

【主治】

冠心病心绞痛,心肌缺血,心律失常

【用法与用量】

口服:2 丸/次,2~3 次/日,儿童减半。

【注意及禁忌事项】

孕妇忌用;月经期忌用。

麝香保心丸

【功效】

芳香开窍、活血理气、止痛。

【主治】

冠心病,心肌供血不足。

【用法与用量】

口服:2 粒/次,2~3 次/日。

【副作用】

少数患者有口干、舌麻、头晕胀痛。

【注意及禁忌事项】

孕妇禁用。

速效救心丸

【功效】

增加冠脉血供、缓解心绞痛。

【主治】

用于胸闷、憋气、心前区疼痛等冠心病、心绞痛症状。

【用法与用量】

舌下含服:4~6 粒/次,3 次/日,急性发作时每次 10~15 粒。

【副作用】

偶见口腔溃疡及全身性皮肤过敏。

【注意及禁忌事项】

1. 过敏体质者慎用。

2. 新适应证者应遵医嘱。

中风膏

【功效】

活血化瘀通络、调养气血、益脑安神。

【主治】

中风引起的肢体麻木、半身不遂、神志不清,及中风后遗症。

【用法与用量】

烊化服用:10 克/日,2 次/日。

【注意及禁忌事项】

孕妇禁用;出血性脑部疾病禁用。

脉络通冲剂

【功效】

活血化瘀、止痛、益气通络。

【主治】

胸闷气短,疼痛不宁,头痛头晕,肢体麻木,半身不遂等症。

【用法与用量】

开水冲服,1 袋/次,3 次/日。

【副作用】

个别患者出现口干口渴等症。

灯盏花素片

【功效】

活血化瘀、舒筋通络、祛风止痛。

【主治】

用于中风偏瘫、失语及中风后遗症。

【用法与用量】

2 片/次,3 次/日。

【副作用】

有个别皮肤瘙痒、皮疹、口干乏力、心悸,停药后消失可继续服用。

通脉降脂片

【功效】

活血通脉、降脂化浊。

【主治】

用于高血脂症,防止动脉粥样硬化。

【用法与用量】

口服;4 片/次,3 次/日,1 个月为一个疗程。

【副作用】

个别病人服药中有轻度腹泻。

通脉冲剂

【功效】

活血通脉。

【主治】

用于缺血性心脑血管疾病、动脉硬化、脑血栓、脑缺血、冠心病心绞痛等。

【用法与用量】

冲服:2~3 次/日,10 克/次。

消瘤丸

【功效】

活血化瘀、软坚散结、扶正祛邪。

【主治】

用于子宫肌瘤。

【用法与用量】

口服:1 丸/次,3 次/日。

【注意及禁忌事项】

1. 孕妇禁用。

2. 经期或子宫出血等慎服。

宫外孕方(汤剂)

【功效】

活血化瘀、消痞止痛。

【主治】

宫外孕破裂伴突发性剧烈疼痛,痛自从下腹部开始,延及全腹,甚者昏厥。

【用法与用量】

水煎服,1 剂/次,分 2 次服。

妇科通经丸

【功效】

活血化瘀、通经止痛。

【主治】

痛经、腹部胀痛、胸闷痞满。

【用法与用量】

每早空腹或温黄酒送服,30 丸/次,1 次/日。

【注意及禁忌事项】

1. 孕妇忌用。

2.忌食生冷辛辣等食物。

止血剂

云南白药

【功效】

活血化瘀、消肿止痛、止血、解毒。

【主治】

跌打损伤、瘀血肿痛、创伤出血及妇女出血病。

【用法与用量】

跌打损伤出血者温水送服,妇科各症用温黄酒送服,0.25 克/次,4 次/日。

【注意及禁忌事项】

1. 孕妇禁用。

2. 忌食鱼腥辛辣之品。

3. 不宜用冷开水冲服。

三七伤药片

【功效】

活血化瘀、消肿止痛。

【主治】

各种扭挫伤瘀肿疼痛、骨折后遗症疼痛。

【用法与用量】

口服:3 片/次,3 次/日,或遵医嘱。

【副作用】

个别患者出现皮肤过敏等反应。

【注意及禁忌事项】

孕妇禁用;心血管疾病慎用。

三七片

【功效】

活血化瘀、消肿止痛。

【主治】

各种跌打瘀肿及胸肋刺痛、便血。

【用法与用量】

口服温开水送服,3 片/次,3 次/日;6 粒/次,2 次/日。

【副作用】

少数患者出现过敏性皮肤反应。

【注意及禁忌事项】

孕妇忌服。

断血流片

【功效】

凉血止血。

【主治】

用于月经过多,产后出血,功能性子宫出血等。

【用法与用量】

口服:4~6 片/次,3 次/日;温开水冲服,1 袋/次,3 次/日。

【副作用】

少数患者出现胃肠不适等反应。

明目止血片

【功效】

活血化瘀、凉血止血、明目退翳、清热利湿。

【主治】

各种眼底出血症。

【用法与用量】

口服:5 片/次,3 次/日。

【注意及禁忌事项】

孕妇忌服。

燥湿化痰剂

二陈汤合剂

【功效】

祛痰平喘咳、和中止呕。

【主治】

咳嗽痰多,量多色白,胸胁胀满,头晕惊悸,恶心呕吐等。

【用法与用量】

水煎服:1 剂/日,2 次/日。口服:15 毫升/次,3 次/日。

【注意及禁忌事项】

忌生冷、辛辣、油腻之品。

百合固金汤丸

【功效】

滋阴润肺、祛痰止咳。

【主治】

干咳少痰,痰中带血丝,咽喉肿痛,口干欲饮等症。

【用法与用量】

汤剂:1 剂/次,3 次/日。水蜜丸口服:6 克/次,2 次/日。大蜜丸口服:1 丸/次,1 次/日。浓缩丸:8 丸/次,3 次/日。口服液:20 毫升/次,3 次/日,儿童减半。

【注意及禁忌事项】

大便稀薄,食欲不振者忌用。

清热化痰剂

小儿肺闭宁

【功效】

清热化痰、宣肺止咳喘。

【主治】

用于邪热郁肺,咳嗽,口干咽燥,痰黄黏稠。

【用法与用量】

口服:2 片/次,2～3 次/日。

【注意及禁忌事项】

无咳嗽喘促患者忌服。

清气化痰丸

【功效】

清肺化痰、降气止咳。

【主治】

咳嗽,呼吸喘促,痰黄黏稠,胸闷烦躁,失眠多梦。

【用法与用量】

口服:9 克/次,2 次/日,儿童减半。

【注意及禁忌事项】

孕妇忌服,忌食辛辣油腻物,风寒和干咳无痰咳嗽者均忌服。

清肺抑火丸

【功效】

清热解毒、化痰止咳通便。

【主治】

邪热攻肺引起咳嗽,咽喉红肿疼痛,痰黄黏稠,口气秽浊。

【用法与用量】

温开水送服,6 克/次,2 次/日。

【注意及禁忌事项】

孕妇忌服,风寒咳嗽与体弱多病的病患者均忌服。

消咳喘

【功效】

宣肺、止咳喘、祛痰。

【主治】

慢性支气管炎。

【用法与用量】

口服:7～10毫升/次,3次/日,儿童减半。

【副作用】

偶有胃肠道不良反应。

【注意及禁忌事项】

出现沉淀,摇匀后服用。

泻白丸

【功效】

泻热清肺、止咳喘。

【主治】

肺热咳嗽。

【用法与用量】

饭前温水送服:1丸/次,2次/日。

蛇胆川贝枇杷膏

【功效】

祛痰定喘、润肺止咳。

【主治】

咳嗽痰多,胸闷气喘,口干燥,夜间不能平卧。

【用法与用量】

口服:15毫升/次,3次/日。

【注意及禁忌事项】

忌辛辣食物。

蛇胆川贝口服液

【功效】

祛痰镇咳。

【主治】

肺热咳嗽,痰黄黏稠,有块不易咯出。

【用法与用量】

口服:1 支/次,3 次/日。

【副作用】

偶见药疹及轻度急性喉头水肿。

【注意及禁忌事项】

有沉淀,摇匀后服用。

铁笛口服液

【功效】

滋阴养肺、生津止渴、利咽。

【主治】

肺阴亏虚所致咽干,口渴烦躁,咽喉疼痛。

【用法与用量】

口服:10 毫升/次,2 次/日。

【注意及禁忌事项】

脾胃虚寒者慎用;忌食辛辣刺激食物。

【医生指导】

风寒、风湿引起的疼痛不在本病适应范围内。

鞘蕊苏口服液

【功效】

平喘止咳。

【主治】

咳嗽,咽喉肿痛,口干,胸闷,痰黄黏稠不易咯出。

【用法与用量】

口服:20 毫升/次,3 次/日。

【副作用】

偶有头晕目眩或胃肠道反应。

【注意及禁忌事项】

出现浑浊现象,需摇匀后服用。

王氏保赤丸

【功效】

清热化痰、消食导滞。

【主治】

小儿食积乳滞,食欲减退,腹胀泻泄,发热咳喘,喉中痰鸣。

【用法与用量】

口服。

第四章 常用西药须知

第一节 抗感染药物

青霉素类

青霉素

【功效】

主要对繁殖期细菌起杀菌作用。对加入革兰氏阳性球菌,如肺炎球菌、链球菌、敏感的葡萄球菌及革兰氏阴性球菌(如脑膜炎球菌、淋球菌)有较强的抗菌作用,对革兰氏阴性杆菌、螺旋体、放线菌等有抗菌作用。

【主治】

青霉素钠、钾用于敏感菌所致的急性感染,如菌血症、败血症、猩红热、丹毒、肺炎、脓胸、扁桃体炎、中耳炎、蜂窝组织炎、急性乳腺炎、心内膜炎、骨髓炎、流行性脑膜炎(流脑)、螺旋体病(对本病早期疗效好)、创伤感染、气性坏疽、淋病等。普鲁卡因青霉素适于梅毒和一些敏感菌所致的慢性感染。

【用法与用量】

肌注:成人 80 ~ 320 万单位/日,儿童 3 ~ 5 万单位/公斤,分 2 次给予。

静滴:成人 240 ~ 2000 万单位/日,儿童 20 ~ 40 万单位/日,分 4 ~ 6 次加到少量输液中,间歇快速滴注。

【副作用】

普鲁卡因青霉素偶尔可有一种特异反应,注射后 1 ~ 2 分钟内,患者觉心里难受、心悸、头晕、幻听,可有血压升高。

1.变态反应:表现为药物热、皮疹、过敏性休克。

2. 毒性反应：青霉素全身大剂量应用可引起肌肉痉挛、抽搐、昏迷等神经毒性反应。

3. 二重感染：主要为耐药金葡菌、G－杆菌和白色念珠菌感染。

【注意及禁忌事项】

1. 青霉素钠或青霉素钾的水溶液不稳定，应现用现配，必须保存时，也应放在冰箱中，且在当天用完为宜。

2. 有凝血功能缺陷的患者，不宜大剂量使用青霉素，否则有出血倾向。

3. 青霉素不能鞘内用药。

4. 皮试阴性者，因用药过程中也有可能出现过敏，所以在注射药物后，应严密观察病人至少 20 分钟。

5. 本品可经乳汁使婴儿过敏。

6. 有青霉素过敏患者禁用。

【医生指导】

1. 用前一定要进行皮肤试验，对普鲁卡因过敏的患者禁用普鲁卡因青霉素。输液一定要在医院或门诊进行，不能擅自在家中治疗，以免引起过敏反应，延误抢救时机。

2. 丙磺舒可阻滞青霉素类药物的排泄，与青霉素合用可提高血浓度，加强抗炎作用，缩短疗程。

青霉素 V 钾片

【功效】

抗菌活性和抗菌谱同青霉素 G，青霉素钾在抵抗胃酸灭活方面优于青霉素 G，可与饭同服。

【主治】

适用于敏感菌所致的轻中度感染，如上呼吸道感染、支气管炎、肺炎、丹毒及蜂窝组织炎等。预防风湿热及霍乱的复发。

【用法与用量】

成人：口服，125～500 毫克/次，每日 3～4 次。

儿童：口服，125～250 毫克/次，3～4 次/日或遵医嘱。

【副作用】

可有恶心、呕吐、腹泻、喉头水肿、上腹不适等反应，偶尔有发热。

【注意及禁忌事项】

1. 对青霉素过敏者不宜使用。

2.严重肺炎、败血症、心包炎、菌血症、关节炎急性期忌用。

3.哮喘患者慎用。

【医生指导】

1.本品用前要做青霉素钠皮试。

2.本品不适用于慢性深部感染,如脑膜炎、亚急性细菌性心内膜炎。

氟氯青霉素

【功效】

本品抗菌和抗菌谱作用与氯唑西林相似,其对耐药金黄色葡萄菌的作用更强一些。

【注治】

临床上主要用于耐药金黄色葡萄球菌所致感染。

【用法与用量】

口服:每次250毫克,每天4次;小儿2岁以下用成人量的1/4,2~10岁用成人量的1/2,均为饭前服用。

静注:每次0.25~0.5克,注射用水20毫升溶解,4次/日。

静滴:每次0.25~0.5克,每日4次。

【副作用】

主要不良反应为胃肠道不适,如恶心、呕吐等,偶有皮疹。

【注意及禁忌事项】

1.对青霉素过敏者禁用。

2.用药前需做青霉素皮试,阳性反应者禁用。

【医生指导】

1.本品不能与红霉素、四环素、庆大霉素、卡那霉素、维生素 C 联用。

2.本品与磺胺类药物及阿司匹林联用时应减量。

阿莫西林

【功效】

主要对绿色链球菌和肠球菌效果优,对其他菌较差。

【主治】

常用于一些敏感菌所引起的呼吸道、泌尿系统、胆道、耳鼻喉感染,以及伤寒等。

【用法与用量】

成人口服:1~4 克/日,每日 3~4 次。儿童用药:50~100 毫克/公斤/日,分 3~4 次服用。

【副作用】

副作用以皮肤和消化道反应为主,发生率约 5%~6%,少数病人血清转氨酶升高。

【注意及禁忌事项】

1. 青霉素过敏者禁用。

2. 出现轻型皮疹不用停药,可给予抗组胺药治疗观察,重者停止使用。

【医生指导】

本品与氨苄西林有完全交叉耐药性,药物配伍方面同氨苄西林。

头孢菌素类

头孢拉啶

【功效】

本品为第一代头孢菌素。抗菌谱类似头孢氨苄,对耐药性金黄色葡萄球菌有较强的杀菌作用,对溶血性链球菌、大肠杆菌、肺炎球菌、流感杆菌、白喉杆菌等有抗菌作用。

【主治】

本品主要用于呼吸道、泌尿道和软组织部位的感染,也可用于肠炎、痢疾等。

【用法与用量】

肌注、静注:成人,1~3 克/日,分 4 次给药;儿童,50~100 毫克/公斤/日。

【副作用】

仅有胃肠道反应,如恶心、呕吐、腹泻,有少数病人可出现暂时性白细胞减少、中性粒细胞减少等。

【注意及禁忌事项】

1. 对青霉素过敏或对头孢菌素过敏者禁用。

2. 注射液久置易使致敏物增多,所以应现用现配。

3.部分病人可出现糖尿假阳性反应。

4.可致菌群失调、二重感染等副作用。

5.孕妇慎用。

6.肌注后局部疼痛,静注可致血栓静脉炎。

【医生指导】

急性卟啉症患者用头孢拉啶不安全,应慎用。

头孢他啶

【功效】

头孢他啶为广谱杀菌剂,主要抑制细菌细胞壁的形成,从而起到杀菌作用。对绿脓杆菌作用较强,对葡萄球菌和链球菌作用较强,对某些厌氧菌也有效。

【主治】

头孢他啶为第三代头孢菌素,主要用于治疗敏感菌所致的严重感染,如败血症、脑膜炎、免疫障碍、血液病或皮肤疾病(如烧伤等)。

【用法与用量】

肌注、静注、静滴:成人,1~6克/日,分2~3次给予;儿童及新生儿,20~50毫克/公斤/日,分2~3次给予。肾功能不良者适当减量。

【副作用】

1.二度感染率较高。

2.可有皮疹、药物热、瘙痒、哮喘等过敏反应。

3.偶有胃肠道反应。

4.暂时性嗜酸粒细胞增多,血转氨酶升高。

【注意及禁忌事项】

1.有青霉素类和头孢菌素类过敏史者慎用。

2.妊娠早期及婴幼儿慎用。

【医生指导】

1.对于严重中性粒细胞减少的患者可与氨基糖甙类药物联合用药。

2.本品不能与碳酸氢钠配伍。

3.怀疑脆弱拟杆菌感染,可与甲硝唑联合用药。

头孢曲松

【功效】

为第三代头孢菌素产品,对革兰氏阳性菌和阴性菌有强大杀灭作用,特别对革兰氏阴性菌作用极强。

【主治】

对头孢曲松敏感的致病菌所引起的各种感染,特别是重症、危症和其他抗生素治疗无效的病例。

【用法与用量】

一般感染:1 克/日,1 次肌注或静注。

严重感染:2 克/日,分 2 次给予;儿童,一般按成人量的1/2 给予。

【副作用】

1. 不良反应较少见,约 5% ~7%,表现为轻度过敏反应,如皮疹、瘙痒、荨麻疹、水肿。

2. 消化道反应,如软便、恶心、腹泻等。

【注意及禁忌事项】

1. 有青霉素过敏者可有交叉过敏反应,应慎用。

2. 青少年、儿童使用本品,偶有胆结石,停药即消失。

3. 妊娠期病人不应使用。

4. 新生儿黄疸病人避免使用本品。

5. 液体应现用现配,不能久置。

【医生指导】

1. 本药与氨基糖甙类药物有相加或协同作用,可用于绿脓杆菌、粪链球菌引起的危重感染,但两药须分开给予。

2. 对某些能产 β - 内酸胺酶菌株引起的严重感染,用其他抗生素治疗无效的,可使用本品。

庆大霉素

【功效】

主要用于大肠杆菌、痢疾杆菌、变形杆菌、绿脓杆菌等革兰氏阴性菌引起的系统或局部感染。

【用法与用量】

口服:80~160 毫克/次,3~4 次/日;小儿 10~15 毫克/公斤/日,分 3~4 次服用。

【副作用】

1.耳毒性及前庭功能失调,长期大剂量服用本品可引起耳蜗神经损害。

2.肾毒性:主要出现蛋白尿、管型尿及尿红细胞。

3.可致过敏反应:如休克、皮疹、荨麻疹、药物热等。

【注意及禁忌事项】

1.本品不宜长期、大剂量用药,否则易发生耳、肾损害。

2.本品宜分 2~3 次给药,以维持有效浓度,减轻毒性反应,忌用 1 次给予 1 日药量。

3.本品对链球菌感染无效,由链球菌引起的上呼吸道感染不用本品。

4.早产儿禁用。

【医生指导】

1.由于该药易致耳、肾毒性,所以临床上病人应在医生指导下服用,宜小剂量分次给药,并观察随诊,定期检查肾功能。

2.庆大霉素与羧苄青霉素联合治疗绿脓杆菌感染性疾病有协同作用。

3.庆大霉素与氨苄青霉素联用对肠球菌肺炎的治疗有协同作用。

四环素类

土霉素

【功效】

抗菌谱与四环素相同。

【主治】

本品对肠道感染,其中包括阿米巴痢疾,疗效比四环素略强。

【用法与用量】

口服:0.5 克/次,3~4 次/日。8 岁以上儿童,30~40 毫克/公斤/日,分 3~4 次服。

【副作用】

不良反应与四环素相似,但较少而轻,胃肠道反应多见,如恶心、呕吐、腹泻等,对组织刺激性略大于四环素。长期应用可致二重感染。

【注意及禁忌事项】

1. 与四环素相似，肝肾功能不全者慎用；

2. 孕妇、哺乳期妇女及 8 岁以下儿童禁用。

【医生指导】

本品与四环素交叉耐药，目前适用率较低。

氨基呋喃类

呋喃唑酮

【功效】

本品为抑菌剂，对链球菌、大肠杆菌、沙门杆菌、产气杆菌、葡萄球菌、霍乱弧菌等有抗菌作用，对阴道滴虫也有抑制作用。细菌对本品不易耐药。

【主治】

临床上主要用于治疗肠道感染，如肠炎、痢疾，也可用于治疗霍乱、伤寒及副伤寒、滴虫病等。

【用法与用量】

口服：成人，0.1 克/次，3～4 次/日；小儿，5～7 毫克/公斤/日，分 4 次用。

【副作用】

主要有恶心、呕吐、厌食等胃肠反应，还有过敏反应，如药物热、皮疹等。个别病例有溶血性贫血和黄疸。

【注意及禁忌事项】

1. 肝功能不良者慎用。

2. 小儿及新生儿不宜用。

3. 有葡萄糖－6－磷酸脱氢酶缺乏者禁用。

【医生指导】

1. 本品不能与含乙醇的药物合用，否则可引起双硫醒反应。

2. 本药可抑制苯丙胺药物代谢，引起血压升高，故不宜同服。

呋喃西林

【功效】

本品抗菌谱和抗菌机理与呋喃妥因相同。对大多数革兰氏阳性菌和阴性菌均有抗菌作用。

【主治】

临床上主要用于伤口化脓性感染、化脓性中耳炎、化脓性皮炎、膀胱冲洗等。

【用法与用量】

局部外涂:0.2%软膏。

湿敷或冲洗创面:0.01%~0.02%灭菌溶液。

【副作用】

外用可致皮肤过敏反应。

口服可致过敏,如气闷、休克、皮疹、药物热等;也可有神经症状,如幻觉、幻听、头晕、失眠等。

【注意及禁忌事项】

1. 对呋喃类药物过敏者禁用。

2. 本品不能用于面积较大创面,以免引起中毒。

大环内酯类

红霉素

【功效】

抗菌谱与青霉素相似,对大部分革兰氏阳性菌,如金黄色葡萄球菌、溶血性链球菌、肺炎杆菌、白喉杆菌等有较强的抗菌作用。对革兰氏阴性菌,如百日咳杆菌、淋球菌、脑膜炎球菌、流感杆菌、部分痢疾杆菌等有抑菌作用。此外,对肺炎支原体和衣原体也有一定的抑制作用。

【主治】

临床上主要用于治疗革兰氏阳性菌引起的各种感染,如肺炎、扁桃体炎等。

【用法与用量】

口服:成人,1~2克/日;小儿,30~50毫克/公斤/日,分3~4次给药。

【副作用】

主要为胃肠道反应,如上腹部不适、恶心、呕吐等,偶有药疹、药物热等过敏反应。静脉注射可引起血栓性静脉炎,肌注局部可有疼痛及硬结。

【注意及禁忌事项】

1. 严重肝功能不全者禁用,老年及孕妇、哺乳期妇女慎用。

2. 本品为肠溶片,应整片吞服。

3. 本品乳糖酸盐要先用灭菌注射用水溶解,然后再加入到含盐的输液中,若直接用生理盐水溶解易引起浑浊。

【医生指导】

1. 本品为抑菌药物,给药时间要定时,以保持体内药物浓度达到治疗效果。

2. 本品不能与口服避孕药同用,以免降低避孕药疗效。

3. 本品不能与氨茶碱同服,因其能抑制氨茶碱代谢,致氨茶碱血药浓度升高而中毒。

罗红霉素

【功效】

本品为红霉素的衍生物,抗菌谱较广,抗菌作用同红霉素相似,但在体内活性明显高于红霉素。

【主治】

临床上主要用于敏感菌所致的各种感染。对呼吸道及泌尿道衣原体感染尤为有效。

【用法与用量】

口服:成人,0.15 克/次,2 次/日或 0.3 克/次,1 次/日,饭前 15 分钟服用;小儿,2.5～5 毫克/公斤/次,2 次/日。

【副作用】

主要不良反应为胃肠道症状,如恶心、呕吐、腹泻等,偶见皮肤过敏反应及肝功能的异常。

【注意及禁忌事项】

1. 对本品过敏者禁用。

2. 肝功能不全者,孕妇及哺乳期妇女不宜使用。

3. 其他参考红霉素。

【医生指导】

本品抗菌活性比红霉素高,口服吸收快,对于呼吸道感染及泌尿系衣原体感染更有效,使用其他抗生素疗效不明显可换用本品治疗。

罗他霉素

【功效】

主要对需氧的革兰氏阳性菌、厌氧菌及衣原体有抗菌作用。

【主治】

临床上主要用于由敏感菌如葡萄球菌属、链球菌属、支原体属等所致的感染,如中耳炎、扁桃体炎、泌尿系及皮肤与软组织感染等。

【用法与用量】

口服:0.2 克/次,3 次/日。

【副作用】

主要有恶心、呕吐、腹部不适、食欲减退及腹泻等不良反应,偶有过敏反应,如皮疹、药物热等,也可有肝功能异常,罕见有便秘及视物朦胧感。

【注意及禁忌事项】

1. 对本品过敏者禁用。

2. 肝功能不全者慎用,孕妇及婴幼儿、早产儿和新生儿慎用。

阿齐霉素

【功效】

主要对革兰氏阴性菌及厌氧菌作用强,对革兰氏阳性菌作用类似与红霉素。

【主治】

临床上主要用于敏感菌所致的呼吸系统、泌尿生殖系统、皮肤软组织感染。

【用法与用量】

成人:口服,第一天,每次 0.5 克,第二～五天,每次 0.25 克,均为每天 1 次。

小儿:口服,10 毫克/公斤/日,每日 1 次,连用 3 天。

【副作用】

常见不良反应为胃肠道反应,如恶心、呕吐、腹泻,极个别病人有过敏反应。

【注意及禁忌事项】

1. 对本品过敏者及肝功能严重损害者禁用。

2. 孕妇及哺乳期妇女慎用。

【医生指导】

治疗敏感菌所致感染,使用红霉素疗效不满意时,可试用本品。

其他抗革兰氏阳性和阴性药

克林霉素

【功效】

抗菌谱与林可霉素相似,但作用加强,主要对革兰氏阳性球菌和杆菌有作用,对革兰氏阴性菌几乎没有作用。

【主治】

临床上主要用于敏感菌所引起的呼吸道、关节、软组织、肠道感染及败血症等,还有厌氧菌所引起的妇科和腹腔感染,本品为治疗金黄色葡萄球菌所致的急性骨髓炎的首选药物。

【用法与用量】

口服:成人,每次 150～300 毫克,每天 4 次。

小儿:每次 10～20 毫克/公斤,分 3～4 次用。

肌注或静滴:每天 0.6～1.2 克,分 2～3 次用,肌注一次量不超过 0.6 克。

【注意及禁忌事项】

有肝肾功能不良者、孕妇、哺乳期妇女慎用,1 个月以下新生儿及对本品过敏者禁用。

【医生指导】

本品与红霉素互有拮抗作用,不可联用。

磷霉素

【功效】

本品为广谱小分子抗生素,能抑制细菌细胞壁合成,导致细菌死亡,从而起到快速杀菌作用。

【主治】

临床上主要用于敏感菌所致的泌尿道、肠道、皮肤及软组织感染,也可用于骨髓炎、脑膜炎、肺炎及败血症等严重感染。

【用法与用量】

口服：每次 0.5 ~ 1 克，每日 3 ~ 4 次；小儿每日 50 ~ 100 毫克/公斤，分 3 ~ 4 次给药。

肌注：每次 1 ~ 2 克，每天 3 ~ 4 次。

静滴：每天 2 ~ 4 克，重者可用剂 16 克；小儿每天 100 ~ 200 毫克/公斤，分 3 ~ 4 次用。

【副作用】

常见不良反应为胃肠道不适，如恶心、呕吐、厌食等。偶有皮疹、瘙痒、血清转氨酶升高、血栓性静脉炎等，还有注射部位疼痛及硬结等。

【注意及禁忌事项】

1. 对本品过敏者禁用，肝功能不良者、孕妇及哺乳期妇女慎用。

2. 静注时速度宜缓，以免发生静脉炎。

【医生指导】

1. 本品不宜与含钙、镁等盐配用，否则易产生不溶性沉淀。

2. 本品与 β - 内酰胺酶类、氨基糖甙类联用可起协同作用。

黄连素

【功效】

本品对细菌只有弱的抑制作用。对于痢疾杆菌、金黄色葡萄球菌、大肠杆菌等引起的肠道感染有效。

【主治】

临床主要用于肠道感染。

【用法与用量】

成人：每次 0.1 ~ 0.3 克，每天 3 次。

小儿每天 5 ~ 10 毫克/公斤，分 3 次用。

【副作用】

口服不良反应较少，偶有恶心、呕吐、皮疹、停药后即可消失。

粘菌素

【功效】

主要作用于细菌细胞膜,且能进入细胞质影响细胞蛋白质合成,从而起到慢性杀菌作用。

【主治】

临床上主要用于革兰阴性杆菌所致感染,如呼吸道、尿道以及肠道感染。

【用法与用量】

口服:成人 50～100 万单位/次,每日 3～4 次,儿童 25～50 万单位/次,每日 3～4 次。

【副作用】

可有恶心、呕吐、腹泻等胃肠道反应,部分病人有皮疹、药物热等。注射给药可有肾毒性及神经系统毒性反应。

【注意及禁忌事项】

肝功能不良者及孕妇慎用。

【医生指导】

本品在大肠杆菌肠炎及菌痢患者对其他药物耐药时可考虑使用。由于其毒性反应较大,临床上注射剂可较少使用。

喹诺酮类

诺氟沙星

【功效】

对革兰氏阴性菌有强杀菌作用,对革兰氏阳性菌作用较弱。

【主治】

临床上主要用于由敏感菌所致的感染,如呼吸道、泌尿道、妇科及皮肤、外科等感染。

【用法与用量】

口服:每次 0.2～0.4 克,每天 2 次,连服 7～10 天。急性淋病患者若无并发症可单次用量 0.8 克。

【副作用】

1. 主要有胃肠道反应:如腹部不适感、恶心、呕吐、腹痛等。

2. 可有皮疹、瘙痒等过敏反应。

3. 偶有暂时性转氨酶升高,停药可恢复。

4. 少数病人有神经症状,如头昏、头痛、失眠等。

5. 若大剂量使用,可有尿结晶出现。

【注意及禁忌事项】

1. 对喹诺酮类有过敏史者禁用。

2. 本品不用于幼儿。

【医生指导】

1. 本品不宜与利福平、氯霉素合用,以免使本品药效丧失。

2. 本品不宜与氨茶碱、嘌呤类药物合用,以免增加毒性反应。

3. 本品不宜与制酸药、抗胆碱药同用,以免降低疗效。

环丙沙星

【功效】

本品通过破坏细菌细胞膜,使细胞膜流失而起杀菌作用。对革兰氏阳性菌和革兰氏阴性菌等有作用。

【主治】

临床上用于敏感菌所致的呼吸道中重度感染,泌尿系、消化系及皮肤、软组织感染,还可用于五官科、骨髓炎等。

【用法与用量】

口服:成人每次 250~500 毫克,一天 2 次。

静滴:成人每次 200 毫克,每日 2 次,疗程 3~5 天。

【副作用】

常见有恶心、呕吐、腹痛、腹泻等胃肠道反应;也可有皮疹;少见神经症状,如头晕、头痛、失眠等,停药后可消失。

【注意及禁忌事项】

1. 对喹诺酮类药物过敏禁用。

2. 肾功能不良者慎用。

3. 孕妇、儿童及哺乳期妇女禁用。

4. 有严重脑动脉硬化者慎用。

【医生指导】

1. 本品不宜与氨茶碱类同用，因可引起毒性反应。

2. 本品不宜与华法林同用，以免使凝血时间延长，引起出血。

3. 不宜与利福平、氯霉素合用，否则可降低药效。

4. 本品不宜与抗酸药同服。

5. 静滴治疗时，时间不得少于 30 分钟。

依诺沙星

【功效】

对革兰氏阴性菌和阳性菌均有较强的抗菌作用。

【主治】

临床上主要用于敏感菌所致呼吸道、泌尿系、肠道、耳鼻喉及皮肤、妇科等感染。

【用法与用量】

口服：每次 0.2~0.4 克，每日 2 次。

【副作用】

偶有一过性血清转氨酶上升，可有胃肠反应，少数有血白细胞和血小板减少，不良反应发生率为 4.5% 左右，一般不影响治疗。

【注意及禁忌事项】

1. 肾功能不良者慎用。

2. 孕妇、哺乳期妇女及小儿不宜服用。

3. 对本品或其他喹诺酮类药物过敏者禁用。

【医生指导】

1. 本品不宜与含咖啡因或氨茶碱类药物同用，以防产生毒性反应。

2. 不宜与抗酸药同服，以免影响吸收。

磺胺类

甲氧苄啶

【功效】

抗菌谱与磺胺嘧啶近似,起抑菌作用,与磺胺药合用起杀菌作用。

【主治】

主要作用于大肠杆菌等敏感菌引起的单纯性尿路感染。

【用法与用量】

口服:每次 0.1~0.2 克,每日 2 次,每日用量不超过 0.4 克,小儿每天 2~5 毫克/公斤,分 2 次用。

【副作用】

少数有胃肠道反应,如恶心、呕吐、食欲不振等,大剂量长期应用可有血液系统改变。

【注意及禁忌事项】

1. 严重肝肾功能损害者、血小板及白细胞减少症患者禁用。

2. 大剂量或长期用药患者应定期检查血象。

3. 老年人、类风湿关节炎患者可适当加服叶酸。

【医生指导】

本品不宜与噻嗪类或速尿等利尿剂合用,以免加速血小板减少的出现。

咪唑类

甲硝唑

【功效】

本品能抑制阿米巴原虫的氧化还原反应,使原虫氮链发生断裂而起杀虫作用,对阴道滴虫杀灭率高,此外还对厌氧菌有抗菌作用。

【主治】

主要用于阴道滴虫病,还可用于治疗阿米巴痢疾和阿米巴肝脓肿,也可用于治疗厌氧杆菌引起的各类感染。

【用法与用量】

有口服和静脉给药两种,剂量视病情而定。

【副作用】

主要以胃肠反应为主,如恶心、呕吐、食欲不振、腹痛等。也可有神经症状,如头晕、头痛等,个别病例可有过敏反应及白细胞减少,停药可恢复。

【注意及禁忌事项】

1. 妊娠3个月以内的妇女、哺乳期妇女禁用。

2. 本药可抑制酒精代谢,因此用本药期间应禁酒。

3. 使用过程中若出现神经症状应立即停药。

【医生指导】

本品临床毒副作用,尤其是致癌作用很不确切,使用应严格遵照医嘱。

替硝唑

【功效】

作用机理与甲硝唑相同。

【主治】

抗滴虫病,抗厌氧菌感染。

【用法与用量】

口服每次2克,视病情遵医嘱。

【副作用】

一般较少见,主要为胃肠反应,过敏反应少见。

【注意及禁忌事项】

有血液病史的病人及神经疾病病人禁用;妊娠3个月以内妇女及哺乳期妇女禁用。

【医生指导】

本类药物近年临床新应用增多,临床应遵医嘱使用。

抗病毒药

病毒灵

【功效】

对流感病毒、腺病毒、副流感病毒、鼻病毒有抑菌作用。

【主治】

临床上主要用于流感、流行性腮腺炎及水痘等疾病的治疗和预防。

【用法与用量】

口服:每次 1 片或 2 片,每天 3 次。

滴用:3% 滴眼液治疗眼部病毒性感染。

【副作用】

主要有恶心、呕吐等胃肠反应,也可出现视觉的颜色辨别错误。

【注意及禁忌事项】

本品可影响食欲,宜饭后服用,以减少不良反应发生。

阿糖腺苷

【功效】

本品可抑制病毒 DNA 的合成,从而起到抗病毒作用。

【主治】

临床主要用于单纯病毒性脑炎,乙型肝炎及带状疱疹的治疗。

【用法与用量】

静滴:带状疱疹每天 10 毫克/公斤,疗程为 5 天,具体病情应遵医嘱。

外涂:3% 眼膏涂眼,每日 3 次。

【副作用】

主要不良反应为胃肠道不适,如恶心、呕吐,腹泻等;偶有血液系统改变,如贫血及白细胞、血小板降低等。也有神经系统反应,如眩晕、幻觉、意识模糊等。局部应用眼膏有刺激性,过量使用会损伤角膜。

【注意及禁忌事项】

1.对本品过敏者禁用;孕妇禁用。

2.哺乳期妇女及儿童慎用。

3.肝、肾功能不良者慎用。

4.用药期间应定期检查血象。

【医生指导】

1.本品不宜与别的嘌呤醇合用,以免增加神经系统毒性。

2.本品不宜与干扰素合用,以免增加不良反应。

抗结核药

链霉素

【功效】

本品通过抑制细菌细胞蛋白质的合成而起杀菌作用。对革兰氏阳性菌和阴性菌均有效。

【主治】

临床主要用于各型活动性结核病的治疗,也可用于敏感菌所致的各种感染和呼吸、泌尿、肠道等感染。

【用法与用量】

口服:每次 0.25～0.5 克,每天 3～4 次,用于肠道感染。

肌注:一般感染每天 1 克,分 2 次用。

治疗结核:每天 0.75～1 克,分 1～2 次给;小儿每日 15～25 毫克/公斤,分 2 次用。

【副作用】

主要不良反应有:

1.过敏反应,如:皮疹、药物热、关节肌肉痛、急性喉水肿等。

2.耳肾毒性:可引起前庭功能损害,如恶心、呕吐、眩晕、听力减退等。损伤肾功能可有蛋白尿、管型尿等。

3.局部反应:有肿胀、疼痛及硬结等。

4.偶有细胞减少及骨髓抑制、头痛、头昏等。

【注意及禁忌事项】

1.对本品过敏者和哺乳期妇女禁用。

2.老年人、孕妇及肾功能不良者慎用。

3. 用药前须做过敏试验。

4. 用药期间若出现头晕、耳鸣、耳聋反应,应立即停药或减量。

【医生指导】

1. 本品不宜与强利尿剂联用,以免增加耳毒性。

2. 本品不宜与有肾损害的药物如林可霉素、两性霉素 B 等合用,以免增加肾毒性。

3. 对本品出现过敏性休克的患者,注射葡萄糖酸钙注射液抢救较好。

利福平

【功效】

本品为广谱抗生素,对大多数革兰氏阳性菌和阴性菌有较强的抗菌作用,对结核杆菌有高度抗菌活性。

【主治】

主要用于治疗肺结核病和其他结核病。也可用于厌氧菌感染,还可用于麻风病和对红霉素耐药的军团菌肺炎。

【用法与用量】

口服:治疗结核病,每天 0.45 ~ 0.6 克,分 1 ~ 2 次用。小儿每天 10 ~ 20 毫克/公斤,于清晨或饭前饭后 1 次性服用,疗程半年。

治疗细菌感染:每天 0.6 克,分 2 次服,空腹服。

治疗沙眼或角膜炎、结膜炎:用 0.1% 滴眼液滴眼,每天 4 ~ 6 次。

【副作用】

常见有恶心、呕吐、腹泻等胃肠道反应。还可有血液系统改变,也可有过敏反应,主要为肝损害。动物研究表明本品有致畸作用。

【注意及禁忌事项】

1. 对本品过敏者禁用,妊娠 3 个月内妇女及严重肝病患者禁用。

2. 老年人、肝功能不良者慎用。

3. 服药期间应定期检查肝功能。

【医生指导】

1. 本品与异烟肼有协同作用。

2. 本品不宜与口服避孕药合用,以免使后者失效。

3. 本品与红霉素、万古霉素、林可霉素、氨苄西林合用,可有协同作用。

4. 本品不宜与抗凝药、口服降糖药及洋地黄类合用,以免影响后者血药浓度。

乙胺丁醇

【功效】

本品为杀菌剂,对结核杆菌及其他分枝杆菌均有作用。

【主治】

主要用于各型肺结核及肺外结核,对各型肺结核的进展期及空洞性肺结核等疗效更好。

【用法与用量】

口服:成人量为每天750~1000毫克,儿童每天15毫克/公斤,每天1次顿服。

【副作用】

主要不良反应为视神经炎,患者可有视力下降、视野变窄,严重者可有视力丧失,及时停药可自行消失。另外,还有胃肠反应及过敏反应。

【注意禁忌事项】

1. 孕妇、哺乳期妇女及儿童禁用。

2. 老年人、肾功能不良者、糖尿病人、眼底病变者慎用。

3. 使用本品过程中应定期检测肝肾功能和视力。

【医生指导】

1. 本品不宜与氢氧化铝合用,以免影响本品吸收。

2. 糖尿病患者若须使用本品,则必须控制糖尿病后方可使用,以免加速眼底病变的出现。

抗真菌药

氟康唑

【功效】

本品可抑制真菌细胞膜的固醇合成,从而达到抑菌作用。对深部和浅部真菌都有效。

【主治】

临床主要用于治疗隐球菌病、念珠菌病、急性及复发性阴道念珠菌病等。

【用法与用量】

可口服及静滴。

1.治疗隐球菌脑膜炎:首日0.4克,日后0.2~0.4克,疗程6天以上。

2.治疗阴道念珠菌病:0.15克口服。

3.治疗深部念球菌感染:首日0.4克,以后改为每日0.2克。

【副作用】

主要为胃肠道反应,如恶心、呕吐、腹痛等,偶有血清转氨酶升高。还可有过敏反应。

【注意及禁忌事项】

1.对本品及三唑类药物过敏者,孕妇、哺乳期妇女禁用;1岁以下儿童避免使用。

2.用药期间应检测肝功能。

【医生指导】

1.本品与苯妥英钠同用,可使后者血药浓度升高,应随时检测。

2.利血平与本品合用,可使本品代谢加快,应注意调整剂量。

3.本品与抗凝药合用,可增加凝血时间,临床使用应注意。

咪康唑

【功效】

本品通过干扰真菌细胞膜的生物合成,改变其通透性而发挥抗真菌作用。

【主治】

主要用于浅、深部真菌感染。

【用法与用量】

口服:成人,1.5~3.0克/天,分3次服;儿童,首剂30~60毫克/日,分2次,以后改为10~20毫克/日,分2次给。

静滴:200~400毫克,每天3次,以5%葡萄糖溶液250毫升稀释。

外用:用于阴道感染患者,每晚塞1粒,疗程10天。

【副作用】

不良反应主要为静脉炎,其次为胃肠反应和过敏反应,如恶心、呕吐、皮疹、瘙痒等。局部用药可有刺激症状。

【注意及禁忌事项】

1.对本品过敏者及孕妇禁用,1岁以下幼儿禁用。

2.用药过程中应定期检测血红蛋白、红细胞压积、血脂。

【医生指导】

1. 本品不宜与两性霉素 B 合用。

2. 不宜与降糖药合用。

制霉素

【功效】

本品作用与两性霉素 B 相似,低浓度抑菌,高浓度可杀菌。

【主治】

临床用于消化道、阴道及皮肤、口腔真菌感染等,也可用于滴虫感染。

【用法与用量】

口服:成人每次 50 万 ~ 100 万单位,每天 4 次,小儿每天 5 ~ 10 万单位/公斤,分 3 ~ 4 次;局部可外用。

【副作用】

口服药可有恶心、呕吐等,停药可消失,局部外用多无明显不良反应。

【注意及禁忌事项】

本品对深部真菌病无作用。

伊曲康唑

【功效】

本品对深部、浅部真菌均有抗菌作用。

【主治】

主要用于深部和浅部真菌病。

【用法与用量】

口服:每天 200 ~ 400 毫克顿服或分次服。

【副作用】

主要为恶心、呕吐、腹痛、腹泻等胃肠反应,偶有转氨酶升高;也可有皮疹、瘙痒等过敏反应。

【注意及禁忌事项】

对本品过敏者、孕妇、哺乳期妇女禁用。

【医生指导】

1. 本品与利福平、苯巴比妥联用,可降低本品药效。

2.本品与抗凝药合用,能加强后者作用,应调整剂量。

抗疟药

氯喹

【功效】

主要对疟原虫的红内期裂殖体起杀灭作用,不能直接杀死疟原虫,可干扰其繁殖。

【主治】

主要用于治疗和预防疟疾,还可用于治疗结缔组织病和肠外阿米巴病。

【用法与用量】

成人量:间日疟,口服,每天0.5克,疗程3天,首剂加倍。

恶性疟:静滴,首剂1.5克,第二、三天各0.5克,共用三天。

【副作用】

主要有胃肠反应及轻度皮肤瘙痒、头昏等,一般较轻。大剂量应用时,可有脱发、头发变白,甚至引起心律失常、休克及药物性精神病等。还可有视网膜变性及白细胞数的下降。

【注意及禁忌事项】

1.孕妇禁用,哺乳期妇女禁用。

2.肝、肾功能不良者慎用。

3.用药后出现白细胞减少至4000以下,应立即停药。

4.用药期间若大剂量使用,应查视力及眼底。

【医生指导】

1.本品不宜与奎宁合用,因产生拮抗。

2.不宜与有肝毒性的其他药物合用,以免增加肝毒性。

奎宁

【功效】

本品通过干扰细菌DNA合成而起作用,能抑制疟原虫红细胞内期,从而抑制症状发作。

【主治】

临床主要用于对氯喹耐药的虫株所致的恶性疟,也可用于间日疟。

【用法与用量】

口服:每次 0.3~0.6 克,每天 3 次,服 7 天。小儿每次 10 毫克/公斤,每天 3 次,连服 7 天。

肌注:每次 0.25~0.5 克,每天 0.4~0.6 克。

静滴:每次 0.25~0.5 克,每日 1~2 次。

【副作用】

主要为金鸡纳反应,如耳鸣、头痛、恶心、视力减退等症状。也有过敏反应。

【注意及禁忌事项】

孕妇禁用,严重心脏病、视神经炎患者及重症肌无力者慎用;哺乳期妇女慎用。

【医生指导】

1. 本品不宜与氨基糖甙类合用。

2. 可与乙胺嘧啶或伯氨喹合用以增强疗效。

青蒿素

【功效】

主要作用于疟原虫红细胞内期,而起抗疟作用。

【主治】

临床用于治疗间日疟、恶性疟。

【用法与用量】

口服:首剂 1 克,6~8 小时再服 0.5 克,第 2、3 天各服 0.5 克,口服 3 天,总量为 2.5 克,小儿 15 毫克/公斤,按上述方法服,3 天内服完。

肌注:深部注射,第 1 次 200 毫克,6~8 小时后注 100 毫克,第 2、3 天各肌注 100 毫克,总量 500 毫克。小儿 15 毫克/公斤,按上述方法 3 天内用完。

【副作用】

主要为恶心、呕吐及腹部不适、腹泻等,偶有转氨酶暂时升高。

【注意及禁忌事项】

肌注时部位浅可有局部疼痛或硬结。

【医生指导】

1. 本品与甲氧苄氨嘧啶联用可增强疗效,降低复发率。

2.本品与伯氨喹合用,可使复发率降低。

抗阿米巴药

卡巴肿

【功效】

可杀灭阿米巴滋养体,但对肠外阿米巴无效。

【主治】

临床用于治疗阿米巴痢疾,阴道滴虫病,丝虫病。

【用法与用量】

1.治疗阿米巴痢疾:口服每次 0.1~0.2 克,每天 3 次,疗程 10 天。

2.治疗丝虫病:口服每次 0.25 克,每天 2 次,疗程 10 天。

3.治疗阴道滴虫病:每次 0.2~0.4 克,每晚或隔晚置入阴道内,疗程 7 天。

【副作用】

主要为胃肠反应和过敏反应,严重者可有多尿。但有粒细胞缺少、剥脱性皮炎等。

【注意及禁忌事项】

1.肝肾功能不良者、对砷剂过敏者禁用。

2.治疗过程中出现中毒症状时立即停药。

【医生指导】

若使用过程中出现严重反应,可用二巯苯丙醇治疗。

喹碘方

【功效】

可直接杀灭阿米巴滋养体。

【主治】

主要用于治疗慢性阿米巴痢疾或无症状者。

【用法与用量】

成人:每次 0.5 克,每天 3 次,三日后每日 3 次,每次 1 克,疗程 7~10 天。

小儿:每次 5~10 毫克/公斤体重,一天 3 次,疗程 7~10 天。

【副作用】

偶有轻微的恶心、胃部不适感、腹泻。大剂量应用者可致肝损害。少数病人还可有肛门瘙痒发生。

【注意及禁忌事项】

1. 严重肝肾功能不全者禁用。

2. 对碘过敏、甲状腺肿大者禁用。

【医生指导】

治疗过程中,若有严重腹泻及碘过敏症状时应立即停药。

抗滴虫药

哌硝噻唑

【功效】

对阿米巴原虫和阴道滴虫有杀灭和抑制作用。

【主治】

主要用于阴道滴虫病、肠道滴虫病、慢性阿米巴痢疾及慢性肝脓肿。

【用法与用量】

口服:每次 0.1 克,每天 3 次,疗程 7～10 天,若检查原虫未全转阴,仍需要连服两个疗程,直至病愈为止。

【副作用】

不良反应少,主要为白细胞、血小板降低。可有紫癜,停药给予利血生治疗,可恢复正常。

【注意及禁忌事项】

肝功能不良者慎用。

【医生指导】

应避免与有肝损害的药物同用。

滴维净片

【功效】

可杀灭阴道滴虫。

【主治】

治疗阴道滴虫病。

【用法与用量】

每晚1片,塞入阴道穹窿部。

【副作用】

对宫颈和阴道有局部刺激作用,可有皮疹出现,分泌物增多。

【注意及禁忌事项】

1.经期或产褥期不宜使用。

2.用药期间禁止房事。

【医生指导】

每晚用药前先用0.02%高锰酸钾溶液冲洗外阴及阴道,然后再塞药。

抗吸虫药

吡喹酮

【功效】

主要对埃及、曼氏、日本血吸虫有强大杀灭作用。对多数绦虫的成虫、幼虫也有作用。

【主治】

主要用于各种血吸虫病,也可用于肺吸虫病及华支睾吸虫病等。

【用法与用量】

口服:每次10毫克/公斤,每天3次。疗程及剂量变化视具体病情而定。

【副作用】

主要为胃肠反应,如恶心、腹泻等。也可有头痛、头昏、乏力等,一般较轻。个别病人可有皮疹、低热、瘙痒等。成人口服本品后可有心悸、早搏、心房颤动等。

【注意及禁忌事项】

1.眼囊虫病患者禁用。

2.肝肾功能不良慎用。心脏病患者慎用。

3.哺乳期妇女慎用。

【医生指导】

脑囊虫病患者服用本品治疗时,应同时采取措施降低颅内压和防止脑水肿。

硝硫氰胺

【功效】

主要对血吸虫、钩虫、姜片虫等都有效。

【主治】

临床用于急慢性血吸虫病及十二指肠钩虫病。

【用法与用量】

胶囊:口服量 6～7 毫克/公斤,分 3 次服,每天 1 次,总量不超过 350 毫克。

片剂:总量 125～175 毫克,分 3 次服,每天 1 次。

【副作用】

主要不良反应为恶心、呕吐、腹痛、食欲减退、头痛、头晕、肝区压痛等,也可有植物神经功能紊乱表现。

【注意及禁忌事项】

1. 有精神病史者禁用;孕妇及哺乳期妇女禁用。

2. 肝炎病人、有功能性眩晕者、氨基转移酶升高者不宜使用。

【医生指导】

本品服用过程中若出现黄疸,可口服保肝药及利胆药,多可恢复。

六氯对二甲苯

【功效】

主要对血吸虫、华支睾吸虫、肺吸虫有作用。

【主治】

临床主要用于治疗血吸虫病、肺吸虫病及华支睾吸虫病等。

【用法与用量】

1. 治疗华支睾吸虫病与肺吸虫病:每天 50 毫克/公斤,一次顿服,疗程 6～12 天。

2. 治疗血吸虫病:

片剂:每天 80 毫克/公斤,睡前顿服,疗程 10 天。

乳干粉:每天 50 毫克/公斤,连服 7 天。

油滴丸:每天 100 毫克/公斤,疗程 7 天。

【副作用】

1.恶心、呕吐、食欲不佳、腹泻。

2.可有神经反应:如头昏、头痛、乏力等。

3.还可有视力变化,如眼花、夜盲等。

4.极个别病人可出现精神障碍。

【注意及禁忌事项】

1.有家族性精神异常史、癫痫史者、有严重神经官能症者禁用。

2.孕妇及哺乳期妇女忌用。

3.可有肝损害。

【医生指导】

1.用药过程出现不良反应的,可给予对症药物治疗。

2.治疗期间及治疗后 1 周,应禁饮酒及高脂饮食。

硫双二氯酚

【功效】

对肺吸虫有杀灭作用,对华支睾吸虫、姜片虫及绦虫也有作用。

【主治】

主要用于肺吸虫病、牛肉绦虫病、姜片虫病和华支睾吸虫病。

【用法与用量】

治疗肺吸虫及华支睾吸虫病:每天 3 克,分 3 次服,隔天服,疗程 10～15 天。

治疗牛肉绦虫病:每天 50 毫克/公斤,分 2 次服,两次之间间隔半小时,若有经常便秘者,服完第二次后加服泻药。

【副作用】

主要为胃肠道反应和过敏反应,也可致中毒性肝炎。

【注意及禁忌事项】

1.严重肝肾功能不良者、孕妇禁用。

2.有心脏病者慎用。

3.患有钩虫、蛔虫者,先驱虫后用本药。

【医生指导】

本品应避免与有肝损害药物合用。

抗丝虫病药

乙胺嗪

【功效】

本品主要对微丝幼虫及成虫有作用,对阴囊积液中的微丝蚴无作用。

【主治】

主要用于治疗马来丝虫病、班氏丝虫病和罗阿丝虫病。

【用法与用量】

1. 一般用法:成人每次200毫克,每天3次,疗程7天。

2. 大剂量短程疗法,治马来丝虫病,口服1.5克,一次顿服或一天分两次服;治班氏丝虫病,总量3克,于2~3天内服完。

3. 用于流行区的预防治疗:每天5~6毫克/公斤,一连服6~7天。

【副作用】

主要有恶心、呕吐、食欲不振、乏力、头痛等。还可有过敏反应,如寒战、皮疹、高热等,数周内逐渐自行恢复。

【注意及禁忌事项】

1. 服用本药前应先驱蛔虫,以免引起胆道蛔虫病、肠穿孔或阑尾炎等。

2. 服药过程中过敏反应是由微丝蚴死亡所致的异体蛋白所致,可用抗过敏药治疗。

【医生指导】

本品可与卡巴肿联用,以增强疗效,提高对成虫的杀灭。

呋喃嘧酮

【功效】

主要对丝虫成虫和微丝蚴都有杀灭作用。

【主治】

临床主要用于班氏丝虫病、马来丝虫病。

【用法与用量】

口服:总剂量140毫克/公斤或每天20~50毫克/公斤,分2~3次服,疗程6~

7 天。

【副作用】

主要有消化道症状，如恶心、呕吐等，也有发热、头痛、乏力、皮疹等，可致转氨酶升高。

【注意及禁忌事项】

1. 严重肝损害者及心脏病人慎用。

2. 用药过程中出现的发热等不适是由于蚴死亡所致，可对症处理。

【医生指导】

本品应在饭后 30~60 分钟服用。

抗黑热病药

葡萄糖酸锑钠

【功效】

本品主要对利什曼原虫有抑制作用。

【主治】

主要用于治疗黑热病。

【用法与用量】

肌注或静注：每次 6 毫升，每天 1 次，用 6 天。对敏感性较差的可予 3 个疗程治疗。

【副作用】

主要有恶心、呕吐、发热、咳嗽等，也可有腹痛、腹泻等，个别有粒细胞减少。

【注意及禁忌事项】

1. 有肝肾功能不良、心肺疾患者禁用。

2. 若服药过程中有大出血倾向、体温突然升高或粒细胞减少时应立即停药。

【医生指导】

若病情重，并发其他感染或严重贫血的，应予支持疗法，待一般情况稳定改善后，再改用锑剂。

喷它脒

【功效】

能杀灭利什曼原虫。

【主治】

主要用于治疗黑热病。

【用法与用量】

肌注：每次 3～5 毫克/公斤，每天 1 次，疗程 10～15 天。

【副作用】

主要有胃肠反应，还有皮肤瘙痒、头昏、胸闷、心悸等，还可引起低血糖或高血糖。

【注意及禁忌事项】

1. 患有肺部结核的病人禁用。

2. 局部注射部位可有硬结、血肿。

3. 治疗早期可有发热及脾增大。

4. 本品水溶液不稳定，应现用现配。

【医生指导】

黑热病人用葡萄糖酸锑钠治疗无效或耐受者，可试用本品。

抗肠虫药

双羟萘酸噻嘧啶

【功效】

主要麻痹虫体使之不动，从而安全排出体外。

【主治】

主要用于蛔虫、蛲虫、钩虫及混合感染。

【用法与用量】

1. 驱蛔虫：一次 12～15 克，睡前顿服。

2. 驱蛲虫：每天 15 毫克/公斤，睡前顿服，连用 1 周。

3. 驱钩虫：一次 12～15 克，连服 3 天，睡前顿服。

【副作用】

主要有恶心、呕吐、腹痛、腹泻等,偶有转氨酶升高,还可有皮疹。

【注意及禁忌事项】

1.肝功能不良者禁用。

2.孕妇及1岁以下儿童禁用。

3.严重肾脏损害及有心脏疾患或有较重溃疡病史者慎用。

【医生指导】

临床使用哌嗪类抗虫药无效时,可考虑使用本品。

扑蛲灵

【功效】

本品有杀蛲虫作用,对钩虫、鞭虫作用较弱,对蛔虫几乎无作用。

【主治】

主要用于蛲虫病和粪类圆线虫病。

【用法与用量】

1.治疗蛲虫:成人,0.25～0.3克,睡前1次顿服。儿童,5毫克/千克,总量不超过0.25克。为防止复发,应间隔2～3周再服1～2次。

2.治疗粪类圆线虫病:口服25毫克/公斤,一天2次,连服2～3天。

【副作用】

主要为恶心、呕吐、腹痛、腹泻等,还可有荨麻疹及肌肉痉挛。

【注意及禁忌事项】

1.胃肠道有炎症者不应服用。

2.本品可染色,应事前告诉患者。

【医生指导】

本品服用时应整片吞服,以免染色于牙齿,服用时应小心以免沾染衣服。

左旋咪唑

【功效】

本品可麻痹虫体肌肉,使之随粪排出体外,还对丝虫的微丝蚴、感染性蚴虫及成虫均有杀灭作用。

【主治】

主要用于蛔虫、钩虫、蛲虫及丝虫感染。

【用法与用量】

1. 驱蛔虫:成人每天 100~200 毫克,饭后 1 小时顿服,必要时 1 周后重复 1 次;小儿每天 2~3 毫克/公斤,服法同成人。

2. 驱钩虫:每天 100~200 毫克,小儿每天 2 毫克/公斤,均于饭后 1 小时顿服,疗程 3 天。

3. 丝虫病:每天 200~300 毫克,分 2~3 次服,连服 2~3 天。

【副作用】

主要有恶心、呕吐、腹痛等,偶有头痛、眩晕、失眠、关节酸痛、乏力不适等。个别病人有白细胞数减少及肝功能损害,还可有皮疹出现。

【注意及禁忌事项】

1. 肝肾功能不良者,孕妇早期禁用。

2. 长期用药者须定期检测血象。

3. 干燥综合症患者慎用。

【医生指导】

1. 本品与四氯乙烯合用可增强毒性,应禁止联用。

2. 本品可与噻嘧啶合用治疗严重的钩虫病。

甲苯咪唑

【功效】

主要在体内外起杀虫作用,还可杀死和抑制虫卵发育。

【主治】

主要用于治疗由蛔虫、钩虫、鞭虫、粪类圆线虫感染所致的肠道寄生虫病。

【用法与用量】

口服:治蛔虫和蛲虫病:一次顿服 200 毫克。治疗钩虫和鞭虫病:每次 100 毫克,每天 2 次,连服 3~4 天。治疗绦虫病:每次 300 毫克,每天 2 次,疗程 3 天。

【副作用】

偶有头昏及胃肠道症状,也可有皮疹、皮炎等。

【注意及禁忌事项】

1. 孕妇及未满 2 岁幼儿禁用。

2.有过敏者、肝肾功能不良者禁用。

【医生指导】

1.若有习惯性便秘者,应在服用本品的同时服用泻药。

2.本品不宜与肾上腺皮质激素合用,以免致毒性反应。

第二节　中枢神经系统药物

中枢兴奋药

咖啡因

【功效】

本品小剂量能增强大脑皮质的兴奋过程,振奋精神,减少疲劳。加大剂量则有兴奋延脑生命中枢的作用,可使呼吸加深、加快,血压回升,改善血循环等。

【主治】

1.抢救各种原因引起的呼吸抑制和循环衰竭及对抗中枢抑制药中毒等。

2.与溴化物合用可调节大脑皮质兴奋过程与抑制过程,因此可治疗神经官能症。

3.与解热镇痛药合用可增强镇痛效果,与麦角胺合用可治疗偏头痛。

【用法与用量】

1.对抗中枢抑制肌注或皮注:0.25 ~ 0.5 克/次,根据病情,2 ~ 4 小时可复注射,极量0.8 克/次,3 克/日。

2.调节大脑皮层活动。口服合剂:10 ~ 15 毫升/次,3 次/日。

3.一般性头痛及偏头痛。口服片剂:1 片/次,3 次/日。

【副作用】

过量中毒时可兴奋脊髓,引起强直性惊厥。

【注意及禁忌事项】

应注意这类药物使用过量常会导致惊厥,甚至由惊厥转变为中枢神经抑制,这种抑制状态不能再用此类中枢兴奋药来对抗,而要采用人工呼吸、给氧、使用各种类型呼吸器等措施。为了防止用药过量引起中毒,一般可交替应用几种药物,严格控制剂量与间隔时间,仔细观察病情变化。

尼可刹米

【功效】

能直接兴奋延髓呼吸中枢,也可通过颈动脉体化学感受器反射地兴奋呼吸中枢,使呼吸加深加快,当呼吸中枢被抑制时其兴奋作用更为明显。本品具有作用温和、安全范围较大、一般用量时不良反应较少等特点。

【主治】

1. 疾病或中枢抑制药中毒引起的呼吸及循环衰竭。

2. 肺心病引起的呼吸衰竭。

3. 吗啡过量引起的呼吸抑制。

4. 吸入麻醉药中毒时的解救。

【用法与用量】

口服:液偶用于婴儿。

肌注或静注:成人 0.25 ~ 0.5 克/次,每 1 ~ 2 小时重复 1 次,或与其他中枢兴奋药交替使用;儿童,6 个月的小儿 75 毫克/次,1 岁 125 毫克/次,4 ~ 7 岁 175 毫克/次。

【副作用】

副作用少见。用量过大时出现血压升高、心悸、出汗、震颤、阵挛性惊厥等。

【注意及禁忌事项】

发生惊厥时可用短效巴比妥类药(硫喷妥钠)控制。

美解眠

【功效】

治疗剂量对延脑呼吸中枢有兴奋作用,亦能直接兴奋血管中枢。

【主治】

解除巴比妥类及其他催眠药所致的呼吸抑制,减少硫喷妥钠麻醉的深度,以加速其恢复。

【用法与用量】

静滴:0.5% 的美解眠 10 毫升(50 毫克)以 5% 葡萄糖注射液稀释供静滴。

静注:每 3 ~ 5 分钟注射 50 毫克至病情改善或出现中毒症状为止。

【副作用】

注射剂量太大或速度过快时可引起中毒,表现恶心、呕吐,继而引起反射运动增强,肌肉震颤、惊厥等。

【医生指导】

1. 中毒时可立即用戊巴比妥钠注射液静注或水合氯醛灌肠。

2. 本品作用迅速,应用时多采用静滴,注意滴入不可太快,以免引起惊厥。

抗震颤麻痹药

金刚烷胺

【功效】

有抗亚洲 A－Ⅱ型流感病毒的作用。治疗震颤麻痹的作用原理可能是增加多巴胺在突触前膜的合成和释放,减少多巴胺的摄取及抗胆碱能作用。

半衰期为 20 小时,用药后 48 小时作用明显,一周后达高峰,90% 以原形由肾脏排出。

【主治】

1. 抗震颤麻痹。对各种震颤麻痹有明显缓解作用,缓解震颤、僵直效果好,起效快。该药疗效强于抗胆碱能药,但较左旋多巴弱,可作为轻度致残的初始治疗,也可与抗胆碱能药、左旋多巴合用。对不能耐受大剂量左旋多巴或左旋多巴出现"开关"现象者,此药有较好辅助作用。但服本药后最初的临床改善不持久,3～6 月疗效减退。成人每次 100 毫克,早晚各一次,最大剂量每日 400 毫克。

2. 抗亚洲 A－Ⅱ型流感病毒。对流感接触者保护率为 70%,100 毫克,2 次/日,5～7 天。预防感冒,100 毫克,2 次/日,用 7～10 天。带状庖疹可用到 14 天或更长。

3. 退热作用。对各种炎症、败血症、病毒性脑炎与抗生素合用比单用抗生素好。

【副作用】

不良反应少,某些副作用类似于抗胆碱能药产生的副作用。25% 的病人出现嗜睡、幻觉、谵妄、焦虑,尤与抗胆碱能药合用时易出现。长期服用可出现四肢皮肤网状青斑和踝部水肿,这可能为儿茶酚胺释放引起的血管收缩所致。

【医生指导】

1. 癫痫患者慎用。

2. 因可致胎儿畸形,故孕妇禁用。

3. 可从乳汁分泌,故哺乳期妇女禁用。

泰舒达

【主治】

1. 治疗帕金森氏病:可作为单一疗法,或与多巴疗法合用。

2. 用于改善老年人病理性智能缺陷所致的某些症状(注意力不集中、记忆减退等)。

3. 用于老年人眩晕。

4. 用于视网膜缺血性发作,改善视力敏锐试验(动态视力敏锐度)。

【用法与用量】

口服:整片吞服不应嚼碎。每日 50 毫克,主要餐后服用。严重病例每日 100 毫克,分 2 次服用。帕金森氏病单一疗法:每日 150～250 毫克,分 3～5 次服用;与多巴疗法合用:每日 100～150 毫克,分 2～3 次服用。

【副作用】

罕见,轻微胃肠道不适、恶心、呕吐、胀气。上述症状发生于敏感性的病人或二餐之间服药时。通过下列方式予以处理:调整个体化剂量和(或)加用作用于 CTZ 化学感受器触发区的拮抗剂,如多潘利酮。血压异常(体位性低血压)或瞌睡,易见于敏感性(潜在情况或原发疾病)的病人。

【注意及禁忌事项】

对本品过敏者、循环衰竭患者、急性心肌梗塞患者应禁用。

【医生指导】

吡贝地尔的治疗绝对不能替代高血压病人的特异性降压治疗。

甲基硫酸新斯的明

【功效】

甲基硫酸新斯的明为新斯的明注射制剂。作用与溴化新斯的明同。

【主治】

常用于严重和紧急的重症肌无力,手术后的腹气胀、尿潴留。可用于竞争型肌松药的过量中毒,阵发性室上性心动过速。亦用于脑外伤后的运动障碍,结核性脑膜炎,脊髓灰白质炎,脑炎等病恢复期的瘫痪、视神经萎缩、神经炎等症。其他还用于内科、妇科、五官科各种迟缓麻痹、肌肉和神经官能症等。

【用法与用量】

1.皮下或肌肉注射,成人每次0.25～1毫克,儿童0.05～0.1毫克/岁/次。

2.拮抗竞争型肌松药过量中毒:在全麻药作用已消失后用2.5毫克混合阿托品1毫克,在5分钟内一次静脉推注,10分钟后肌张可改善,维持约1小时,极量为新斯的明5.0毫克,阿托品2.0毫克。

【副作用】

同溴化新斯的明。

【医生指导】

同溴化新斯的明。

催眠药、镇静药

氟安定

【功效】

本品具有较好的催眠作用,可缩短入睡时间,延长总睡眠时间及减少觉醒次数。本药平均诱导入睡时间为17分钟,睡眠持续时间为7～8小时。本品连续应用28日均有效,为仅有的一种在延长总睡眠时间的同时,可持续降低睡眠潜伏期及减少觉醒次数的药物。除催眠作用外尚具有类似利眠宁、安定等的抗惊厥和肌肉松弛作用。口服后可迅速被胃肠吸收并广泛分布于各组织。在体内迅速代谢,主要自尿排出。

【主治】

临床用于难以入睡,夜间屡醒及早醒各型失眠,尤其适用于对其他催眠药不能耐受的病人。

【用法与用量】

口服:15～30毫克/次,睡前服。年老体弱者开始时每次服15毫克,根据反应适当加量。

【副作用】

常见有眩晕、嗜睡、头昏、共济失调。此外尚有头痛、恶心、呕吐、腹泻、便秘、胃肠痛等。减少剂量或停药即可消失。

【医生指导】

1.本品不宜同时服用其他中枢抑制药或醇类。

2.孕妇及15岁以下儿童不宜服用。年老体弱、驾驶员、高空作业或从事其他危险操作者,严重抑郁症及肝、肾功能不全患者慎用。

3.超剂量服用不致引起生命危险,与香豆素抗凝剂无作用,但长期较大剂量服用可产生成瘾性。

戊巴比妥钠

【功效】

本品为中效作用催眠药,其特点是作用快,服后15~20分钟即显效,作用时间维持3~5小时,无后作用和蓄积作用。

【主治】

主要用于催眠,麻醉前给药,基础麻醉,抗惊厥及解除士的宁、可卡因、破伤风、脑炎、子痫等所致的痉挛。

【用法与用量】

1.催眠。口服:成人0.1~0.2克/次,睡前服。

2.抗惊厥。静脉注射:0.1~0.5克/次(静注时虚缓慢,因可产生呼吸抑制的危险);直肠给药0.1克(栓剂)。

【注意及禁忌事项】

1.不良反应与苯巴比妥相似,但较轻。

2.久用可产生耐受性和成瘾性。超剂量可致急性中毒。

3.肝、肾、肺功能障碍或不全者忌用或减量慎用。

甲喹酮

【功效】

本品为非巴比妥类催眠药,主要作用在大脑皮层,催眠作用快,一般在服药后10~30分钟内引起睡眠,持续6~8小时。催眠效力相当于苯巴比妥的3~8倍,为导眠能的3倍。入睡后不易为外来刺激所中断,醒后无不快感。对心脏、血压、呼吸影响小,血象无改变,安全性较大,不易产生耐药性。本品极易从消化道吸收。在肝脏代谢,其代谢产物与葡萄糖醛酸结合后随尿排出。半衰期为19~40小时。

【主治】

主要用于神经衰弱、失眠症,尤其适用于心、肝、肾病患者及孕妇、儿童、癔病、外科手术麻醉前给药等。

【用法与用量】

1.催眠。口服:0.1~0.2克,睡前15~20分钟服,严重失眠者用量可增至0.3

~0.4 克。

2. 镇静。口服:0.1 克/次,3 次/日,饭后服。

【副作用】

偶有头昏思睡,皮疹,口、舌、四肢麻木及短暂的精神异常。精神病患者不宜使用。

【医生指导】

1. 中枢神经抑制药、乙醇、苯海拉明以及其他中枢神经抑制药可增加安眠酮的作用。本品尚能加强氯丙嗪、哌替啶等的作用。

2. 过量中毒可引起呼吸抑制。长期大量服用可产生耐受性和成瘾性,一般不宜超过 3 个月。

溴化钾

【功效】

本品为镇静药。对中枢神经系统有轻度抑制,能使兴奋不安和焦虑病人安静下来,但不催眠。本品的主要作用为溴离子所致,它能增强大脑皮层的抑制过程,产生镇静作用,并能使兴奋与抑制过程的平衡失调恢复正常。本品口服迅速从肠道吸收,但排泄缓慢,排泄多少与氯化物相平行,当增加氯化物(如食盐)用量时,氯化物的排泄增加,溴化物的排泄也随之增加,反之则减少。

【主治】

用于神经衰弱,癔病,神经性失眠,精神兴奋,焦虑不安。尚有抗癫痫作用。

【用法与用量】

口服:10% 溶液 5 ~ 10 毫升,或 1 ~ 3 片(三溴片),3 次/日,饭后服。

【注意及禁忌事项】

本品毒性较小,但排泄缓慢,久服可引起蓄积中毒。中毒时应立即停药,并口服大量食盐水或静脉注射生理盐水或给予双氢氯噻嗪以促其排泄。本品对胃有刺激,不宜空腹服。对患有高血压、浮肿、忌盐者禁用。

抗癫痫药

扑米酮

【功效】

为较常用的抗癫痫药,作用与苯巴比妥相似。但作用和毒性均较低。

【主治】

对癫痫大发作和精神运动性发作有效。适用于苯巴比妥和苯妥英钠不能控制的癫痫大发作及精神运动性发作,但须用较大剂量。对小发作疗效差。口服极易吸收,在 24 小时内约有 60% ~ 80% 自尿中排出。

【用法与用量】

口服:成人,开始用 0.15 克/次,逐渐增加至 0.25 克/次,2 ~ 3 次/日。极量 2 克/日。儿童,12.5 ~ 25 毫克/公斤/日,分 2 ~ 3 次。

【副作用】

常见为呕吐。此外尚有嗜睡、运动共济失调等症状。久服可引起白细胞减少、肝肾功能减退、巨细胞性贫血、血小板减少、骨质疏松和佝偻病等。肝、肾功能不全者忌用。

【医生指导】

与苯妥英钠合用,可加强本品的效果。与苯巴比妥合用可增加毒性。

乙琥胺

【功效】

能降低大脑皮层和间脑的兴奋性,缩短其后放电活动,能改变癫痫小发作患者的脑电活动而使其恢复正常,从而使癫痫发作完全停止或显著减少。对癫痫小发作效果较好,对精神运动性发作效果不佳,大发作无效,甚至可使之恶化。

【主治】

用于防治癫痫小发作,疗效好,副作用较小,为首选药物。在用其他药物治疗无效时,本品仍常有效,尤其适用于儿童点头状癫痫及肌肉阵挛性癫痫。对典型和复合型小发作疗效甚佳。本品常诱发大发作,需和苯妥英钠或苯巴比妥合用。

口服自胃肠道吸收,一次给药后 1 ~ 7 小时血浆浓度可达峰值,连续给药需 7 日始达稳态血浓度,在血液中有少量与血浆蛋白结合,可迅速进入脑脊液。长期给药时,在脑脊液中的浓度与血浆中相似。约 20% 以不变形式自尿排出,其余部分经肝脏代谢后自尿排出。成人血浆半衰期约为 60 小时,儿童约为 30 小时。

【用法与用量】

口服:开始剂量 3 ~ 6 岁为 0.25 克/日,6 岁以上儿童及成人为 0.5 克/日,以后根据反应剂量个体化。应从小剂量逐渐增加一般每 4 ~ 7 日增加 0.25 克/日,至满意的控制症状而副作用最小时为止。如儿童超过 0.75 ~ 1.0 克/日,成人超过 1.25 克/日时,需在医生严格监督下服用。

【副作用】

常见有厌食、恶心、呕吐、嗜睡、眩晕、头痛、呃逆,偶见皮疹、畏光。极少数病人有各类白细胞减少、再生障碍性贫血及肝、肾损害。应定期检查血、尿及肝功。肝、肾疾患者应慎用。

【医生指导】

1. 本品与其他药物的相互作用尚不明了。但与有类似不良反应的药物合用时,毒性将增加。

2. 增、减本品剂量或加、减其他药物时,均应缓慢进行,不可突然停药,否则可使病人陷入小发作状态。

3. 对本品有过敏史者禁用。

抗精神病药

奋乃静

【功效】

作用与氯丙嗪相似,但安定、止吐作用较氯丙嗪强,镇静作用较弱,毒性仅为氯丙嗪的 1/3。较易引起锥体外系反应,而植物性神经系统反应较轻,对肝功能、血象的影响也较少。临床上能起稳定情绪、改善睡眠、抗幻觉妄想、减轻情感和意志障碍、增进主动性和改善接触等作用。

【主治】

用于治疗各种急慢性精神分裂症、躁狂症、焦虑不安和中毒性精神病。也用于治疗恶心、呕吐、呃逆等症。严重兴奋躁动者宜首选氯丙嗪。本品对其他脏器的副作用较少,故较适用于有躯体疾病而伴有精神病状者。神经官能症具有焦虑紧张症状者,亦可用小剂量本品配合其他药物治疗。

【用法与用量】

1. 治疗重型精神病。一般开始量为 8～12 毫克/日，渐增至 20～60 毫克/日，分 2～3 次服。2～3 周后如疗效不显著可调整剂量，或加用、改用其他药物。如病情好转并稳定，2～3 个月后，可逐渐改用 10～20 毫克/日，分 2～3 次服，维持治疗。器质性或症状性精神病治疗剂量小，约 10～20 毫克/日。

2. 治疗神经官能症或止吐。口服：2～4 毫克/次，2～3 次/日。

【副作用】

1. 锥体外系反应，由于奋乃静能阻断锥体外系多巴胺受体，使胆碱能神经传导占优势而产生震颤麻痹综合症。运动障碍、静坐不能等症状，一般可服用安坦或东莨菪碱以解除之。长期服用奋乃静，也可以发生迟发性运动障碍。

2. 少数病人有心悸、心动过速、口干、恶心、呕吐、便秘、尿频、食欲改变和体重增加等症状。有时可产生直立性虚脱。部分病人可见乳房肿胀、月经失调等内分泌障碍症状。偶可发生皮疹、过敏性皮炎。阻塞性黄疸、肝功能变化、粒细胞减少极为罕见。偶见心电图有 ST－T 波变化。

【医生指导】

1. 有噻嗪类药物过敏史者或锥体外系疾病者应禁用或慎用。

2. 肝功能不全者和孕妇慎用。

3. 本品忌与肾上腺素同用，否则可使肾上腺素的作用逆转而引起严重的低血压症。

4. 与镇静或镇痛剂合用时，能加强镇静或镇痛作用，合用时应减量。

五氟利多

【功效】

本品为一种新型的口服长效非镇静抗精神病药物，能控制幻觉、妄想、兴奋、冲动等症状。对慢性精神分裂症可消除幻觉、活跃情感，改善接触及行为，使病人恢复社会活动。

【主治】

对各型各病程精神分裂症均有确切疗效，还可用于维持治疗。本品口服后 24～72 小时血液浓度达到高峰，药物进入体内贮存于脂肪组织，并自其中缓慢释出。本品进出脑组织均较缓慢，在脑中和某些受体结合稳定，通过肾脏排出。

【用法与用量】

口服：每周服 1 次。首次剂量为毫克，每周递增 20～40 毫克。一般治疗量为

120 毫克/周。

【副作用】

副作用较轻,以锥体外系反应多见,如类震颤麻痹、静坐不能、肌张力不全、动眼危象、不安。此外,尚有无力、头昏、睡眠障碍、焦虑抑郁及胃肠道症状。个别病例有尿潴留和心电图异常。长期使用对肝、肾无任何损害。锥体外系反应的发生与个体敏感性有关。

【医生指导】

1. 少数病例谷丙转氨酶有一过性改变。

2. 孕妇应慎用。

泰尔登

【功效】

作用与氯丙嗪相似,具有安定、镇静、抗忧郁作用及松弛横纹肌、降温等作用。抗胆碱能与抗肾上腺素能作用较弱。

【主治】

用于伴有忧郁、焦虑症状的精神分裂症、更年期精神病、情感性精神病忧郁症、分裂情感性精神病及焦虑性神经症。对改善焦虑、紧张、忧郁、消极和睡眠障碍效果明显。对木僵、淡漠等症状疗效不佳。对精神分裂症单纯型、紧张型效果尤差。抗幻觉、妄想作用不如噻嗪类药物。

【用法与用量】

1. 治精神病。口服:200～450 毫克/日,必要时可用至 600 毫克/日。对兴奋躁动、不合作者,开始时可肌注 90～150 毫克/日,分次给予。好转后改为口服。

2. 治神经官能症。口服:5～25 毫克/次,3 次/日。

【副作用】

可出现嗜睡、无力、口干、体位性低血压、心动过速和眩晕,偶有肝功能损伤、粒细胞减少及皮疹。锥体外系反应较少。大剂量时可引起癫痫发作。

【医生指导】

休克病人和中枢抑制药,如安眠药、吗啡等引起的急性中毒患者忌用,因其可以加强以上药物的药效。

舒必利

【功效】

本品为一种新型抗精神病药物,具有强大的抗精神病作用,能迅速消除幻觉、妄想,并促使慢性退缩病例增加活动,对情绪忧郁等精神病证状,均有较好疗效,并且有较强的镇吐作用。对去水吗啡所致呕吐的抑制能力为氯丙嗪的 160 倍,但无镇静、催眠作用。

【主治】

用于精神分裂症及慢性退缩和幻觉妄想病人,亦可用于治疗胃肠道疾病,包括胃、十二指肠溃疡性结肠炎等。通常作为一种止吐药,亦可用于偏头痛。

【用法与用量】

1. 止吐。口服:600～1200 毫克/日。

2. 治疗精神病。开始治疗量 300～600 毫克/日,1 周内增至 600～1200 毫克。肌注或静滴,400～600 毫克/日。一般以口服为主,对拒服药治疗,开始 1～2 周内可用注射法,以后改为口服。除精神分裂症外,其他疾病可减量 1/3～1/2,维持量 200～400 毫克/日。

【副作用】

偶有失眠、焦虑、烦躁、发热、倦怠、低血压等,很少引起锥体外系反应。

【医生指导】

怀疑为褐色细胞瘤的患者(有可能引起急剧高血压发作)及幼儿禁用。心血管疾患、低血压患者慎用。

抗忧郁药

丙咪嗪

【功效】

为三环类抗忧郁药的代表药物。具有较强的抗忧郁作用,并有抗胆碱能活性,镇静作用微弱,兴奋作用不明显。忧郁症的发病是由于脑内神经元的突触间隙中具有活性的去甲肾上腺素含量过少,而丙咪嗪等三环类抗忧郁药的主要作用在于阻滞神经末梢对去甲肾上腺素的回收,因而增加了突触间隙中可供利用的去甲肾上腺素量。本品对治疗忧郁症的效果较好,但副作用较多,且显效较慢,常需要 1

周乃至 2～3 周以上。

【主治】

本品主要用于治疗各种类型忧郁症(内源性忧郁症、反应性忧郁症及更年期忧郁症等),亦用于治疗脑功能轻微失调、小儿遗尿症。对精神分裂症伴发之忧郁状态无效。

【用法与用量】

1. 治疗忧郁症。口服:12.5～25 毫克/次,3 次/日。年老及体弱者每日自 12.5毫克开始,逐渐增加剂量。极量 200～300 毫克/日。

2. 小儿遗尿。口服:5 岁以上,12.5～25 毫克/晚。

【副作用】

常见有口干、心动过速、出汗、头晕、精神错乱、胃肠道反应、视物模糊、直立性低血压、便秘、尿潴留、荨麻疹、震颤、心肌损害等,偶有白细胞减少或黄疸。

【医生指导】

1. 服药期间忌用升压药,忌服乳酪等富含酪蛋白的食物。

2. 不应与单胺氧化酶抑制剂同时服用。

3. 年老、青光眼、高血压、前列腺肥大患者慎用。心力衰竭,心绞痛,心动过速,肝、肾功能不全及癫痫患者禁用(大剂量时可能引起惊厥发作或诱发癫痫,故大剂量或长期用药应做白细胞计数及肝功能检查)。

4. 孕妇服用可致胎儿畸形,故禁用。

多虑平

【功效】

为三环类药物。具有抗焦虑、抗忧郁、抗抽搐及镇静、催眠作用。抗忧郁作用与丙咪嗪类相似,而效力较差。抗焦虑不安作用较强与利眠宁同等效用。

【主治】

主要用于各种抑郁症,如情感性精神病的忧郁症、更年期忧郁症、反应性忧郁症、神经性忧郁症、各类焦虑忧郁状态及神经官能症。对慢性酒精中毒性精神病也有效果。服药后病人感到体力充沛、精神愉快、兴奋增加、思维敏捷、减少焦虑、镇静安眠。抗焦虑作用多在 1 周内显效,抗忧郁作用约 7～10 日或更长时间显效。

【用法与用量】

口服:25～50 毫克/次,3 次/日。

【副作用】

副作用较轻,常见有口干、视物模糊、便秘、嗜睡等。减量或停药后均可消除。

【医生指导】

与丙咪嗪、阿米替林等三环类药物相同。

精神运动兴奋药

硫酸苯丙胺

【功效】

本品为拟肾上腺素药。对中枢神经有较强的兴奋作用,能加强大脑皮层的兴奋过程,并使抑制过程易于集中,能使人清醒、解除疲劳、增强活动能力和有欣快感。较大剂量能升高血压,松弛胃肠平滑肌。

【主治】

用于治疗发作性睡病、脑炎后遗症、轻度精神忧郁状态和麻醉药及其他抑制药的中毒,以及儿童多动症。亦用于脑功能轻微失调、肥胖病和低血压症。本品在治疗忧郁症方面因副作用较多,且疗效较差,现已多为三环类抗忧郁药替代。

【用法与用量】

口服:5～10毫克/次,3次/日。极量20毫克/次,30毫克/日。肌注或皮注:5～10毫克/次。下午用药不宜迟于午后4时,避免睡前用药。

【注意及禁忌事项】

有烦躁不安、失眠、恶心、呕吐、腹痛等。长期服用可成瘾,超剂量可发生虚脱和晕厥。高血压、动脉硬化、冠心病、神经衰弱患者与老人忌用。

哌苯甲醇

【功效】

本品对大脑皮层和皮层下都有轻度兴奋作用,能兴奋精神、对抗忧郁、使人清醒灵活,能提高工作效率,但作用较苯丙胺弱。毒性及副作用亦少,无欣快、蓄积作用。在兴奋精神同时,不影响心率和血压。

【主治】

可用于治疗轻度忧郁状态和发作性睡病、神经官能症、儿童多动症,及因服巴比妥类、抗组胺药、噻嗪类药物而产生的精神变化,本药成为十分重要的精神药物之一。

抗焦虑药

甲丙氨酯

【功效】

本品为弱安定药,具有安定和中枢性肌肉松弛作用,尚有较弱的催眠、镇静作用,有利于精神安静和睡眠。催眠作用与苯巴比妥相似,但作用时间较短。抗焦虑作用较安定和利眠宁为弱,常用剂量对植物神经没有明显影响,对锥体外系有抑制作用。本品吸收良好,经1~2小时血浓度可达高峰,以后逐渐下降,10小时后达最低,平均分布于体内。90%以羟基衍生物或与葡萄糖醛酸结合而排出,排泄速度较快,口服后30分钟尿中即可检出。

【主治】

临床用于神经官能症的焦虑、精神紧张性头痛或轻度失眠,也可用于某些肌肉紧张状态。治疗癫痫小发作也有一定疗效,但对大发作及精神分裂症无效。

【用法与用量】

1.抗焦虑。0.4~1.2克/日,分次口服。

2.镇静。0.2克/次,3~4次日口服。

3.催眠。0.2~0.4克,临睡前半小时服。

4.抗惊厥。肌注或静注:0.4克/次,每隔4~6小时1次。口服0.4~1.2克/次,分2~4次服。

【注意及禁忌事项】

常见嗜睡,极少见再生障碍性贫血、血小板减少、白细胞减少、皮炎、低血压、晕厥。个别病人有皮疹、药物热等。长期大剂量服用产生耐受性或成瘾性,突然停药可致惊厥。急性中毒与巴比妥中毒相似。

谷维素

【功效】

本品系从米糠油提出的以三烯醇为主体的阿魏酸酯的混合物。能调整植物神经功能,减少内分泌平衡障碍,改善精神神经失调症状。

【主治】

用于植物神经功能失调（包括胃肠、心血管神经官能症）、周期性精神病、脑震荡后遗症、精神分裂症周期型、更年期综合症、血管性头痛、月经前期紧张症等，但疗效不够明显。

【用法与用量】

口服：10毫克/次，3次/日，有时可用至60毫克/日。疗程一般为3个月左右。

【副作用】

偶有胃不适、恶心、呕吐、口干、皮疹、皮痒、乳房肿胀、油脂分泌过多、脱发、体重迅速增加等反应，但停药后均可消失。

羟基安定

本品作用与利眠宁、去甲羟基安定等相似，有较好的抗焦虑作用。药物耐受性好，副作用亦少。用于治疗神经官能症和内源性忧郁症。口服平均剂量每日90毫克。有口干、无力等副作用。

氯羟安定

本品作用与安定相似，具有中枢镇静、抗惊厥和肌肉松弛作用，并有显著的催眠作用。其抗焦虑作用较安定为强，但有较轻的运动失调副作用，在大剂量时可能引起记忆力丧失。用于治疗焦虑、失眠，有显著诱导睡眠作用，可持续安眠8小时。口服：1.5～3毫克/日。有嗜睡等不良反应。

去氧安定

作用与利眠宁相似。用于神经官能症的焦虑、紧张、震颤、谵妄和不安，也可用于轻度忧郁状态和失眠症。口服：初次5毫克，2～3次/日。逐渐增至30毫克/日，分次服。

第三节　镇痛药

中枢神经系统镇痛药

哌替啶

【功效】

1.镇痛作用：一次给药镇痛作用可持续2～4小时。

2.镇静作用。

3.平滑肌兴奋作用:兴奋消化道平滑肌,产生便秘,使胆道、支气管平滑肌张力增加,使总胆管括约肌痉挛。

4.镇咳作用。

5.增强巴比妥类的催眠作用。

【主治】

1.各种剧烈疼痛,如创伤、烧伤、烫伤、术后疼痛等。

2.心源性哮喘。

3.麻醉前给药。

4.内脏剧烈绞痛(胆绞痛及肾绞痛须与阿托品合用)。

5.与氯丙嗪、异丙嗪等合用于"人工冬眠"。

【用法与用量】

口服:每次50～100毫克。极量:每次200毫克,每日600毫克。

肌注:每次25～100毫克。极量:每次150毫克,每日600毫克。两次用药时间相隔不宜少于4小时。

【副作用】

副作用可见头昏、头痛、出汗、口干、恶心、呕吐等。过量时,有瞳孔散大、惊厥、心动过速、幻觉、血压下降、呼吸抑制、昏迷等症状。

【注意及禁忌事项】

1.连续使用可成瘾,须慎用。

2.不宜皮下注射,因对局部有刺激性。

3.儿童须慎用。一岁以内小儿一般不应选作静脉人工冬眠用。

4.不宜与异丙嗪多次合用,否则可导致呼吸抑制,引起休克等不良反应,宜加以注意。

5.慢性阻塞性肺疾患、支气管哮喘及肺原性心脏病禁用,急性左心衰竭晚期当出现呼吸衰竭时忌用。

6.对胆绞痛、肾绞痛需与阿托品合用。如单用反使胆肾痉挛加剧。

7.颅内压增高、颅脑损伤等病人禁用。

8.肝功能减退者忌用。

9.在确诊以前,尽可能不用本品,以免掩盖病情,贻误诊治。

10.急性中毒在我国甚为罕见,其症状有:昏睡、呼吸缓慢、瞳孔缩小成针尖样,进而呼吸中枢麻痹,体温下降。急救可采用氧吸入,人工呼吸,注射吗啡对抗药纳络酮、烯丙吗啡或呼吸兴奋药尼可刹米等措施。

连续应用可导致成瘾,故不宜长期应用。

吗啡控释片

【功效】

本药为阿片受体激动剂。

1. 镇痛作用:有强大的镇痛作用,可制止一切疼痛,对持续性钝痛比间断性锐痛及内脏绞痛的效果更强。

2. 镇静作用。

3. 镇咳作用。

4. 平滑肌兴奋作用。

【主治】

1. 镇痛:因有成瘾性,现仅用于创伤、手术、烧伤等引起的剧痛及心肌梗塞引起的心绞痛。

2. 心源性哮喘。

【用法与用量】

口服:5~10毫克/次,1~3次/日。极量:30毫克/次,100毫克/日。

【副作用】

主要副作用是眩晕、呕吐、便秘。

【注意及禁忌事项】

1. 连续使用可成瘾,须慎用。

2. 婴儿及哺乳妇女忌用,临产妇禁用。

3. 慢性阻塞性肺疾患、支气管哮喘及肺原性心脏病禁用,急性左心衰竭晚期当出现呼吸衰竭时忌用。

4. 颅内压增高、颅脑损伤等病人禁用。

5. 肝功能减退者忌用。

【医生指导】

1. 在确诊以前,尽可能不用本品,以免掩盖病情,贻误诊治。

2. 急性中毒在我国甚为罕见,其症状有:昏睡、呼吸缓慢、瞳孔缩小成针尖样,进而呼吸中枢麻痹,体温下降。急救可采用氧吸入,人工呼吸,注射吗啡对抗药纳络酮、烯丙吗啡或呼吸兴奋药尼可刹米等措施。

3. 不宜长期服用以免成瘾。

家庭健康宝典

家庭醫生

医学常识篇

211

曲马多

【功效】

具有镇痛、镇静、镇咳、平滑肌兴奋作用。

【主治】

各种剧烈疼痛,如创伤、烧伤、烫伤、术后疼痛等。对心源性哮喘也有良好疗效。

【用法与用量】

皮注:10毫克/次,1~3次/日。极量:皮注20毫克/次,每日60毫克。口服:30毫克/次,100毫克/日。

【副作用】

主要有头昏、头痛、出汗、口干、恶心、呕吐等。过量时,有瞳孔散大、惊厥、心动过速、幻觉、血压下降、呼吸抑制、昏迷等不良反应。

【注意及禁忌事项】

1.连续使用可成瘾,须慎用。

2.婴儿及哺乳妇忌用,临床产妇禁用。

3.慢性阻塞性肺疾患、支气管哮喘及肺原性心脏病禁用,急性左心衰竭晚期当出现呼吸衰竭时忌用。

4.对胆绞痛、肾绞痛需与阿托品合用,如单用反使胆肾痉挛加剧。

5.颅内压增高、颅脑损伤等病人禁用。

6.肝功能减退者忌用。

【医生指导】

1.在确诊以前,尽可能不用本品,以免掩盖病情,贻误诊治。

2.急性中毒在我国甚为罕见,其症状有:昏睡、呼吸缓慢、瞳孔缩小成针尖样,进而呼吸中枢麻痹,体温下降。急救可采用氧吸入,人工呼吸,注射吗啡对抗药纳络酮、烯丙吗啡或呼吸兴奋药尼可刹米等措施。

3.不宜长期服用,以免成瘾。

解热镇痛药

氨酚待因片

【功效】

解热、镇痛的作用。

【主治】

用于感冒发烧、关节痛、神经痛及偏头痛等。

【用法与用量】

口服:0.25～0.5克/次,一日3～4次。

【副作用】

偶尔会有厌食、恶心、呕吐等副作用。

【注意及禁忌事项】

1. 大剂量时可引起肝、肾损害。

2. 3岁以下小孩最好不用。

【医生指导】

此药不宜大量或长期服用,有成瘾性,如必需长期服用,应定期检查血象及肾功能。

对乙酰氨基酚

【功效】

有解热、镇痛作用。

【主治】

用于感冒发烧、关节痛、神经痛及偏头痛等。

【用法与用量】

0.25～0.5克/次,3～4次/日。一日量不宜超过2克,疗程不宜超过10日。

【副作用】

治疗量时不良反应较少,偶可引起正铁血红蛋白血症而出现紫绀。此外尚有厌食、恶心、呕吐等副作用。

【注意及禁忌事项】

1.大剂量时可引起肝、肾损害。

2.3 岁以下小儿最好不用。因 3 岁以下小儿尤其是新生儿,肝、肾发育未成熟,肝代谢功能及肾排泄功能均低下,肾脏容易受损。因此 3 岁以下小儿对此药虽非禁忌,但应尽量避免使用。

【医生指导】

如果口服 8~15 克可发生严重肝坏死,并可于数日内致死。解毒时可用乙酰半胱氨酸(即痰易净、NAC)或蛋氨酸或给予盐酸半胱胺。但这些药物只有在服本品后 10~12 小时以内给予,方可有效地预防肝损害,过迟则无效。用 NAC 解毒时,中毒严重者应维持血压及呼吸的同时,给予洗胃,并给予舒必剂(止呕灵),再以 NAC150 毫克/公斤溶于 5% 葡萄糖液 200 毫升中静注,4 小时后改用 NAC100 毫克/公斤溶于 5% 葡萄糖液 500 毫升中静滴(每 4 小时一次)。轻度中毒可口服 NAC,开始服 140 毫克/公斤,以后 3 日内服 70 毫克/公斤(每 4 小时一次)。口服时不可用泻药或活性炭,以免减少 NAC 的影响。

贝诺酯

【功效】

消炎、解热、镇痛、治疗风湿等作用。

【主治】

主要用于类风湿性关节炎,急慢性风湿性关节炎,风湿痛,感冒发烧,头痛,手术后疼痛,神经痛等。

【用法与用量】

1.类风湿性、风湿性关节炎,口服:4 克/次,每日早、晚各 1 次;或 2 克/次,3~4 次/日。

2.一般解热、镇痛:0.5~1.5 克/次,3~4 次/日。儿童:3 月~1 岁,25 毫克/公斤,4 次/日;1~2 岁,250 毫克/次,4 次/日;3~5 岁,500 毫克/次,3 次/日;6~12 岁,500 毫克/次,4 次/日。

3.幼年类风湿性关节炎,口服:1 克/次,3~4 次/日。

【副作用】

胃肠道不良反应有呕吐、消化不良、烧心及便秘,尚可见嗜睡、头晕、定向障碍。用量过大时,少数人可有耳鸣及耳聋等现象。

【注意及禁忌事项】

1.肝、肾功能损害者慎用。

2. 阿司匹林过敏者禁用。

【医生指导】

不宜过量服用本品。

解热止痛片

【功效】

有解热、镇痛作用。

【主治】

用于感冒发烧、关节痛、风湿痛等症。

【用法与用量】

口服:1～2 片/次,3 次/日。

【注意及禁忌事项】

肾功能不全者慎用。

【医生指导】

此药不宜长期服用。如必需长期服用,应定期检查血象及肾功能。

脑宁片

【功效】

解热、镇痛、抗炎作用。

【主治】

发烧,头痛,神经痛,风湿性关节炎,类风湿性关节炎等。

【用法与用量】

口服:1～2 片/次,3 次/日。

【副作用】

较少。

【注意及禁忌事项】

肾功能不全者慎用。

【医生指导】

此药不宜长期服用,如必需长期服用,应定期检查血象及肾功能。

安痛定针剂

【功效】

解热、镇痛、抗炎、抗风湿作用。

【主治】

发烧,头痛,神经痛,风湿痛,类风湿性关节炎,风湿性关节炎,痛风等。

【用法与用量】

肌注:2 毫升/次。

【副作用】

较少。

【注意及禁忌事项】

对药物过敏(尤其对氨基比林过敏)者不宜用。

【医生指导】

此品只宜短期使用,使用超过 1 周以上,应定期检查血象及肾功能。

撒烈痛片

【功效】

解热、镇痛、抗炎作用。

【主治】

用于发烧,头痛,类风湿性关节炎,风湿性关节炎及痛风等疾病的治疗。

【用法与用量】

口服:1～2 片/次,3 次/日。

【副作用】

较轻。

【注意及禁忌事项】

肾功能不全者慎用。

【医生指导】

不宜长期服用此药,如必需长期服用,应定期检查血象及肾功能。

抗炎镇痛药

吡罗昔康

【功效】

抗炎镇痛作用。

【主治】

用于治疗风湿性及类风湿性关节炎,有明显的镇痛、抗炎及一定的消肿作用。

【用法与用量】

口服:20 毫克/次(必要时可酌增剂量),1 次/日,饭后服。一日总量一般不超过 40 毫克。疗程自 2 周至 3 个月不等。

【副作用】

较轻微。偶见头晕、浮肿、胃部不适、腹泻或便秘、粒细胞减少、再生障碍性贫血等,停药后一般可自行消失。

【注意及禁忌事项】

1. 长期服用可引起胃溃疡及大出血。

2. 孕妇慎用。

【医生指导】

长期服药应注意血象及肝肾功能,并注意大便色泽有无变化,必要时进行大便隐血试验。

舒洛芬

【功效】

解热、镇痛、消炎作用。

【主治】

类风湿性关节炎,强直性脊椎炎、髋关节或膝关节退行性病变。

【用法与用量】

口服:200 毫克/次,3 次/日。

【副作用】

常见的反应为上腹部不适、食欲不振、恶心和呕吐。

【注意及禁忌事项】

有溃疡病史者慎用。有出血倾向者忌用。对本品不耐受或过敏者,及对一般解热镇痛药诱发支气管痉挛、鼻炎、荨麻疹等病人禁用。

【医生指导】

为避免对胃肠道刺激,应饭后服。

双氯芬酸

【功效】

消炎、镇痛、解热作用。

【主治】

用于类风湿性关节炎,神经炎,红斑狼疮及癌症,手术后疼痛以及各种原因引起的发热。

【用法与用量】

1. 口服:25 毫克/次,3 次/日。

2. 栓剂:50 毫克/次,2 次/日。

3. 肌注:75 毫克/次,1 次/日,深部臀部注射。

【副作用】

可引起胃肠道穿孔、头晕、头痛及皮疹。

【注意及禁忌事项】

1. 肝、肾损害或有溃疡病史者慎用。

2. 妊娠头三个月及哺乳期妇女避免使用。

3. 长期大量使用应定期检查肝功及血象。

【医生指导】

按说明使用本药。

保泰松

【功效】

解热、镇痛、抗炎作用。

【主治】

主要用于治疗类风湿性关节炎,风湿性关节炎及痛风。还用于治疗丝虫病、急性淋巴管炎(流火),适应证为早期丝虫病无明显继发性感染者。

【用法与用量】

1.治关节炎:开始时一日量0.3～0.6克,分3次饭后服(减少对胃的刺激),一日量不宜超过0.8克。一周后如无不良反应,可继续服用,剂量应递减至维持量每日0.1～0.2克。

2.治丝虫病、急性淋巴管炎:每次服0.2克,一日3次,总量1.2～3.0克。在急性炎症控制后,应及时用海群生作病原性治疗。

【副作用】

对胃肠道刺激性较大,对造血系统有毒性,部分病人可出现恶心、腹痛、便秘、皮疹、眩晕等。严重者可出现血尿、肝炎、溃疡病、粒细胞减少、再生障碍性贫血等疾病。

【注意及禁忌事项】

水肿、肝肾损害、高血压、心脏病、溃疡病、骨质疏松等病人及有药物过敏史者禁用或慎用。

【医生指导】

由于症状易于复发,常须连续使用或与其他药交互配合使用。如服药超过1周以上,应定期检查血象。连用1周无效者不宜再用。

芬布芬

【功效】

消炎镇痛作用。

【主治】

用于类风湿性关节炎,风湿性关节炎,骨关节炎,强直性脊椎炎及痛风等。亦用于牙痛、术后疼痛、外伤疼痛等止痛。

【用法与用量】

口服:成人每次600～900毫克,一次或分次服。多数患者晚上一次口服600毫克即可。分次服用时每日总量不得超过900毫克。

【副作用】

少数患者服用后有胃痛、恶心、头晕、皮疹、白细胞数微降等。个别患者出现转氨酶微升现象,但停药一周即自行恢复正常。

【注意及禁忌事项】

1.14岁以下儿童不宜服用。

2. 消化道溃疡者慎用。

3. 孕妇及哺乳期妇女服用时应遵医嘱。

抗痛风药

丙磺舒

【功效】

能抑制尿酸在肾小管的再吸收,故能促进尿酸排泄。

【主治】

用于慢性痛风,作青霉素等的辅助药。

【用法与用量】

1. 治慢性痛风。口服:开始 0.25 克/次,2 次/日,一周后增至 0.5~1.0 克/次,2 次/日。

2. 作青霉素等的辅助药。口服:0.5 克/次,4 次/日。

【副作用】

副作用很小。服后可有轻度胃肠道反应、药热、皮疹,偶可引起急性痛风的发作。

【注意及禁忌事项】

1. 肾功能减退者、有胃溃疡患者、对磺胺有过敏反应史者忌用(因本品与磺胺有交叉过敏反应)。

2. 孕妇慎用。

别嘌醇

【功效】

可抑制次黄嘌呤氧化酶,使尿酸合成减少,从而血中尿酸浓度降低,并减少尿酸盐在骨、关节及肾脏的沉着。

【主治】

用于痛风,尤适于痛风性肾病患者。

【用法与用量】

开始口服每次 0.05 克,2~3 次/日,逐渐增量,2~3 周后增至 0.2~0.4 克/

日,分2～3次服。儿童剂量8毫克/公斤/日。

【副作用】

不良反应较少,偶有腹泻、间歇性腹痛、低热、暂时性转氨酶增高。3%的服药者可出现皮疹。

【注意及禁忌事项】

1. 肾脏功能减退者应减量服用。

2. 孕妇及哺乳期妇女忌用。

【医生指导】

1. 服药期间应多饮水,每日尿量要在2升以上,并使尿呈中性或碱性,以利于尿酸排出。

2. 与巯嘌呤(6－MP)合用时,可使后者分解代谢减慢,从而增加毒性。因此,巯嘌呤的用量应减至常用量的1/4左右,以防蓄积中毒。

秋水仙碱

【功效】

本品为有丝分裂毒素,使细胞停止于分裂期。可以减少尿酸盐沉积,有消炎止痛作用。

【主治】

可用于痛风急性发作及肿瘤和白血病的治疗。

【用法与用量】

口服:在痛风发作时口服1毫克,以后每2小时服0.5毫克,至痛止或有中毒症状出现时即应停药。

预防发作:一日量0.5毫克,分2～3次服。

【副作用】

毒性反应:包括骨髓抑制、恶心、呕吐、食欲减退、腹泻、便秘等,并可有麻痹性肠梗阻、四肢酸痛。

【注意及禁忌事项】

1. 注意其毒性反应。

2. 肾功能不全者及孕妇禁用。

3. 骨髓造血功能低下者、肝功能不全者、严重心脏病及胃肠道患者慎用。

4. 使用本品期间应检查肝、肾功能和白细胞及血小板。

抗感冒药

感冒通片

【功效】

抗感冒。

【主治】

用于感冒引起的头痛、发热、咽喉痛、四肢酸痛、流涕、流泪,减轻感冒时的过敏性症状等。

【用法与用量】

口服:1~2 片/次,3 次/日。

【副作用】

偶有上腹部疼痛、恶心、困倦、头痛、头晕等。

【注意及禁忌事项】

肝、肾损害或溃疡病史患者及孕妇慎用。

康泰克缓释胶囊

【功效】

含有盐酸苯丙醇胺,具有缓解鼻粘膜充血、肿胀作用,可使鼻塞症状减轻。扑尔敏为抗过敏药,有消除和减轻流泪、打喷嚏和流涕作用。

【主治】

用于减轻上呼吸道过敏反应、鼻窦炎、枯草热引起的各种症状及流感、鼻伤风等。

【用法与用量】

口服:成人每 12 小时服 1 粒,24 小时内不得超过 2 粒。

【副作用】

主要有口干、鼻干、轻度头晕、困倦等,停药后可自行恢复。

【注意及禁忌事项】

1. 12 岁以下儿童、孕妇及哺乳期妇女应在医生指导下用药。

2. 对本品有过敏史患者禁用。

服用本品后不宜饮酒,否则加重嗜睡程度,驾驶员及操作机器者慎用。本品不含解热、镇痛成分,当感冒伴有发热时,应加服解热镇痛剂。

快克胶囊

【功效】

本品含有的金刚烷胺,具有抑制流感病毒作用,对乙酰氨基酚具有解热镇痛作用,人工牛黄具有清热解毒,咖啡因加强镇痛药作用。

【主治】

用于伤风引起的鼻塞、流涕、打喷嚏、咽喉痛、头痛、发热等,也可用于流感的预防和治疗。

【用法与用量】

口服:1 粒/次,2 次/日,早晚各 1 粒。饭后服。

【副作用】

常见轻微胃肠道反应,如恶心、呕吐、腹痛、食欲减退等,停药后自行消失。

【注意及禁忌事项】

1. 孕妇、老年患者慎用。

2. 严重冠状动脉疾患者或高血压患者及哺乳期妇女禁用。

3. 高血压、糖尿病、心脏病、甲亢、肝功能损害等患者不宜使用。

【医生指导】

按说明服用。

白加黑

【功效】

本品含对乙酰氨基酚,具有解热作用;含有盐酸伪麻黄碱具有收缩上呼吸道毛细血管、消除鼻咽部黏膜充血、减轻鼻塞症状的作用;含有氢溴酸右美沙芬具有止咳作用;应用片含有盐酸苯海拉明,具有抗过敏作用及较强的镇痛作用,能进一步减轻感冒引起的各种不适,并使患者入睡,从而提高自身免疫力,使病人尽快恢复健康。

【主治】

本品主要用于感冒引起的发热、头痛、四肢酸痛、打喷嚏、流鼻涕、鼻塞、咳嗽、咽痛等症状的治疗。

【用法与用量】

白天服白片,12 岁以上的儿童及成人 1～2 片/次,间隔 6 小时再服 1 次。晚上服黑 1 片,12 岁以上儿童及成人睡前服 1～2 片/次。12 岁以下儿童遵医嘱。

【副作用】

有时产生轻度头晕、乏力、恶心、上腹不适、口干或食欲减退等症状,停药后可自行恢复。

【注意及禁忌事项】

1. 禁用于对苯海拉明、对乙酰氨基酚过敏者。

2. 高血压、心脏病、精神抑郁症、哮喘、糖尿病、甲状腺病、妊娠期和哺乳期妇女需遵医嘱。

【医生指导】

按说明服用。

丽珠感乐

【功效】

解热、镇痛、抗过敏作用。

【主治】

用于治疗由感冒引起的头痛、发热、四肢酸痛、鼻塞、流涕、流泪、打喷嚏等症状。

【用法与用量】

口服:1～2 片/次,3 次/日。

【副作用】

常见口干、恶心、呕吐、头晕、头痛、失眠、耳鸣、皮疹等不良反应。

【注意及禁忌事项】

1. 对本品成分过敏者、严重冠状动脉疾患者或高血压患者及哺乳期妇女禁用。

2. 孕妇、老年患者及对麻黄碱较敏感者慎用。

3. 高血压、糖尿病、心脏病、甲状腺功能亢进、前列腺肥大、肝功能损害、腹压升高患者不宜使用。

新速效感冒片

【功效】

解热、镇痛作用。

【主治】

用于治疗伤风引起的鼻塞、咽喉痛、头痛、发热等疾病,对流行性感冒具有预防和治疗作用。

【用法与用量】

口服:1 片/次,2 次/日。

【副作用】

一般治疗量不良反应较少,偶见皮疹、荨麻疹、恶心、厌食等症状。

【注意及禁忌事项】

孕妇及哺乳期妇女禁用。

锌布颗粒

【功效】

具有良好的解热、镇痛、抗炎和抗过敏作用,还具有抗病毒作用。

【主治】

用于治疗普通感冒和流行性感冒,能迅速消除发热、周身酸痛、头痛、鼻塞、流涕、打喷嚏、咽痛、咳嗽等症状。

【用法与用量】

每日三次,温开水冲服。小于 3 岁,半包或酌减;3～5 岁,半包;5～14 岁,1 包;大于 14 岁,1～2 包。儿童每日不超过 3 包,成人每日不超过 6 包。

【副作用】

偶见嗜睡及轻度胃部不适。

第四节　循环系统药物

抗心绞痛药

硝酸异山梨酯

【功效】

本品为速效、长效硝酸酯类抗心绞痛药,药效与硝酸甘油相似,能松弛血管平滑肌,降低血压及心排血量、左室工作负荷及心肌耗氧量,扩张冠脉,改善心肌的供氧,促进心脏代谢。

【主治】

主要用于心绞痛、冠脉功能不全、心肌梗塞、冠状动脉硬化等。

【用法与用量】

口服:5~10毫克/次,2~3次/日。

含服:2.5~5毫克/次。

静滴:将50毫升药液加入450毫升输液中,以2毫克/小时静滴,伴有心衰者以2~7毫克/小时滴注。

喷雾吸入:心绞痛刚出现时立即深吸入1~3个喷雾剂量,个别情况可加大剂量,1个喷雾剂量为1.25毫克。

【副作用】

可出现头痛、眩晕、恶心、面部潮红、胃肠障碍等。

【注意及禁忌事项】

青光眼、休克或低血压虚脱者禁用。

【医生指导】

基本同硝酸甘油。

单硝酸异山梨酯

【功效】

参阅硝酸甘油。

【主治】

主要用于心绞痛的控制与预防,与洋地黄及利尿剂合用治疗慢性心力衰竭。尤适合于心绞痛需长期用药者,其减少心绞痛发作的次数和增加运动耐量,较消心痛为优。

【用法与用量】

口服:20～40毫克/次,2～3次/日,餐后服;其控释片(长效异乐定)口服50毫克/片,1～2次/日。

【副作用】

同硝酸甘油。

【注意及禁忌事项】

同硝酸甘油与硝酸异山梨酯。

【医生指导】

同硝酸甘油。

硝乙醇胺

【功效】

本品为速效、长效硝酸酯类抗心绞痛药。具有扩张冠状血管,减少冠状血管阻力,增加冠脉血流量及心肌供血量,扩张侧支血管,促进侧支循环,减少心肌耗氧量等作用。

【主治】

主要用于心绞痛、心肌梗塞、冠脉功能不全、冠状动脉硬化所致的心绞痛样发作。

【用法与用量】

口服:2～4毫克/次,3～4次/日。

【副作用】

可有轻度头痛、面部潮红、无力、眩晕、胃肠道功能障碍、恶心呕吐等。

【注意及禁忌事项】

眼内压、颅内压增高者慎用;心肌梗塞急性期禁用。

【医生指导】

1.青光眼眼高压、颅高压并各种原因不明的脑损伤患者禁用。

2.使用后面部潮红、轻度胃肠道不适是正常的一种反应。

冠心舒

【功效】

本品为健康猪十二指肠取制而成的制剂,具有降低心肌耗氧量、抗血凝、减少动脉粥样硬化斑块等作用。

【主治】

用于冠心病,可改善病人的心绞痛、胸闷、心悸、气急等症状,并使心电图有所改善,对血脂、血压无明显影响。

【用法与用量】

口服:10~30毫克/次,3次/日,连服1~3月。

【医生指导】

注意结合自己的血糖、血脂、血压,若有偏高者可与降血脂、血压药物合并使用。

地奥心血康

【功效】

有调节心脏血流动力学,减轻心脏负荷,减慢心率,减少心机耗氧,减轻心肌耗氧量的作用,且可增加冠状动脉血流量及心肌营养血流量,扩张周围血管,降低血压,改善末梢循环。

【主治】

适用于预防和治疗冠心病、心绞痛、心律失常、高血压病及高脂蛋白血症,以及淤血内阻之胸痹、眩晕、心悸、胸闷、气短等症。

【用法与用量】

口服:每次100~200毫克,每日3次,一般10~15天起效。

【副作用】

少数病人有头痛、头晕、恶心、食欲不振等,长期服药可自行消失。

【注意及禁忌事项】

少数患者空腹服药后,有胃肠不适。

【医生指导】

若有胃肠不适反应时,可改为饭后服用。

抗心律失常药

普鲁卡因胺

【功效】

本品为膜抑制性抗心律失常药,其生理效应与奎尼丁相似,可降低细胞膜钠离子内流,能减低传导速度,延长不应期,抑制舒张期除极,降低房室传导性及心肌自律性。但对心肌收缩力的抑制及对心房不应期的延长不及奎尼丁显著而持久,此外还有间接抗胆碱能作用,小量即可加速房室传导,用量偏大则抑制房室传导,直接扩张血管,但不阻断 α 受体。

【主治】

多用于快速性室性心律失常,如室性早搏、室颤与室速等。可降低急性心肌梗死患者的室性心律失常的发生率。

【用法与用量】

1. 口服:首次 0.5～0.75 克,以后每日 1～3 克,分次口服,心律失常控制后改为每次 0.25 克,每日 4 次。儿童每次 14 毫克/千克,每 4～6 小时一次,每日不超过 5 次。

2. 肌注:每次 0.25～0.5 克,极量每日 2 克。

5. 静注:每次 0.1～0.2 克,极量每次 0.5 克,每日 2 克。

4. 静滴:每次 0.5～0.1 克,极量每日 2 克。

【副作用】

可有厌食、呕吐、恶心、腹泻、口苦等不良反应,偶有幻视幻听、精神抑郁等。特异质者有发冷、发热、关节痛、肌痛、皮疹及粒细胞减少等反应;静脉滴注时可出现血压下降、虚脱,应严密观察血压比率及心律变化。

【注意及禁忌事项】

1. 过敏者,尤对普鲁卡因及有关药物过敏者,支气管哮喘、肝或肾功能障碍、低血压等患者及老人、小儿慎用。

2. 红斑狼疮(包括有既往病史者)、病态窦房结综合症(除非已有起搏器)、Ⅱ度或Ⅲ度房室传导阻滞(除非已有起搏器)、洋地黄中毒、重度低血钾、重症肌无力等患者禁用。

3. 孕妇及哺乳妇女用时须权衡利弊。

家庭醫生

【医生指导】

心房扑动及心房颤动的病例,如心室率较快,可先用洋地黄类强心苷,控制心室率 70~80 次/分钟以后,再用本品或奎尼丁。

丙吡胺

【功效】

广谱抗快速心律失常药,生理效应与奎尼丁和普鲁卡因胺相似,但抗胆碱效应较明显。可用于房室性早搏、阵发性、房性心动过速、房颤、室性早搏等。

【主治】

用于室上性或室性早搏、室上性或室性心动过速、心房扑动与颤动,减慢房颤合并预激综合症的室性心率,缩小心梗范围,减少心律失常。

【用法与用量】

口服:先以 200~400 毫克为负荷量,维持量为 100~150 毫克,3~4 次/日。

静脉注射:1~2 毫克/千克,5~15 分钟内注入,静脉滴注 20~30 毫克/小时。

【副作用】

对心脏的抑制作用较奎尼丁轻,可引起室内阻滞 Q-T 间期延长,加重病窦综合症、房室传导阻滞与心力衰竭,诱发心律失常。抗胆碱作用可致恶心、便秘、视物模糊、口干、尿潴留等。皮疹、低血糖、粒细胞减少等较少见。

【注意及禁忌事项】

原发性心肌病、心脏代谢功能不全、有轻度心力衰竭病史、前列腺肥大等患者慎用,因可致严重负性肌力作用,加重心功能不全,或延长传导时间。

【医生指导】

1. 青光眼禁用。

2. 房室传导阻滞、室内传导阻滞及心肾功能严重受损、病态窦房结综合症患者忌用或慎用。

3. 当 QRS 波群时间和 Q-T 间期延长大干 25% 时应停药。

4. 与其他抗心律失常药如奎尼丁、普鲁卡因胺、氟卡胺、心得安或心律平合用时应谨慎,因可加重心功能不全或延长传导时间。

抗心力衰竭药

地高辛

【功效】

为毛花洋地黄中提纯制得的中效强心苷,其特点是排泄较快而蓄积较小,使用比洋地黄毒甙安全。口服起效为 1~2 小时,最大作用 3~6 小时,半衰期约 36 小时,作用维持 4~7 日。静注后 10~30 分钟生效,2~4 小时达最大的效应,3~6 天后作用消失。

【主治】

用于急性和慢性心功能不全及室上性心动过速、房颤和房扑等。通常口服,对严重心衰者采用静注。

【用法与用量】

口服:全效量,1~1.5 毫克,24 小时内分次服用,小儿 2 岁以下 0.06~0.08 毫克/千克,2 岁以上 0.04~0.06 毫克/千克。维持量,成人 0.125~0.25 毫克,1~2 次/日,小儿为全效量的 1/4。

【副作用】

过量时可出现恶心、呕吐、厌食、心律失常、头痛、眩晕、疲倦、失眠、谵妄及视觉异常等,心脏反应以心律失常为主,最常见为室性早搏,多呈二联律。其次,为室上性心动过速伴房室传导阻滞等。心脏中毒尚可表现为收缩力减退和心衰加重等。

【注意及禁忌事项】

同洋地黄毒苷的禁忌症,肾功能不全者慎用。两周内曾用强心苷者应减量。一旦发生中毒,应立即停药,并停用排钾利尿剂,口服钾盐。严重心律失常则应用利多卡因、苯妥英钠、钾和镁制剂纠正,缓慢心律失常同用阿托品静注。

【医生指导】

1. 新霉素、对氨水杨酸会减少地高辛的吸收,而西咪替丁钙拮抗剂如红霉素、奎尼丁、胺碘酮、维拉帕米则使地高辛浓度增高,与这些药物并用时要注意调整剂量。

2. 严格掌握禁忌症、适应证与给药方法,同时清楚患者既往使用洋地黄药物的情况,密切观察心电图、心率与心律的异常。检测肝肾功能、血电解质、注意患者的中毒反应。

3.高度怀疑或确定本品中毒时,应立即停药加强观察,口服或静脉滴注氯化钾,口服剂量为 3～6 克/日,一日 3 次,静脉滴注 1～2 克/日,加入 300～500 毫升葡萄糖内缓慢滴入(切忌静脉推注)。如中毒引起的室性早搏,可口服苯妥英钠 125～250 毫克,3 次/日,无效时静脉注射 100 毫克(加入注射用水 20 毫升)稀释等,每 5～10 分钟 1 次,连续 3 次。缓慢型心律失常都以阿托品口服或肌注,必要时应以人工心脏起搏器治疗,对严重中毒者常用利多卡因等抗心律失常的药物。

甲地高辛

【功效】

强心作用比地高辛强,0.3 毫克的效应与 0.5 毫克地高辛相同,并具有口服吸收好、起效迅速和蓄积性小等优点。口服后 10～20 分钟生效,30～40 分钟达最高血浓度,作用完全消失为 6 日。

【主治】

用于心力衰竭的治疗。

【副作用】

一般较地高辛少,偶见恶心呕吐、腹泻、头昏。对强心苷过分敏感或电解质紊乱的病人较易出现心律失常。尚有视觉异常(如黄绿视)、精神错乱,罕见男子女性型乳房和过敏反应。

【注意及禁忌事项】

同地高辛。

【医生指导】

同地高辛。

降压药

可乐定

【功效】

本品为中枢性降压药,系肾上腺素能 α-受体兴奋剂,兴奋延脑孤束核次一级神经元的突触后 α_2-受体,使控制外周交感神经的抑制性神经元兴奋增加,从而抑制外周交感神经的功能,使外周血管阻力减低;也激活周围血管的突触前 α_2-受体,抑制儿茶酚胺释放,故而产生降压作用。

【主治】

主要用于治疗中、重度高血压,患有青光眼的高血压,也可用于偏头痛、严重痛经、绝经潮热和青光眼。

【用法与用量】

口服:0.075~0.15 毫克/次,2~3 次/日。

皮下注射、肌注或静注:0.075~0.15 毫克/次。

【副作用】

多为口干、恶心、嗜睡、乏力、头痛、心动过缓、体位性低血压等,长期使用可出现水钠潴留,与利尿药合用可促进水钠排泄。

【注意及禁忌事项】

脑血管病、冠脉供血不足、有精神抑郁史、近期心肌梗死、雷诺氏病、慢性肾功能障碍、窦房结功能低下、血栓性脉管炎等患者及孕妇和哺乳期妇女慎用。

【医生指导】

1. 提醒驾车或操作机器者有出现嗜睡的危险。

2. 不宜与米安色林、地昔帕明和丙米嗪以及米那普仑、育亨宾合用。

3. 可通过胎盘屏障,仅在必要时给予孕妇使用,对新生儿要在实施监测下使用本品。

4. 因有血压反跳危险,应避免突然停用。

5. 老年患者及血管硬化患者应降低用量。

依那普利

【功效】

为不含巯基的强 ACEI,它是一个前体物,口服后在体内被迅速水解为活性形式和最终代谢产物依那普利而发挥作用。其血液动力学作用与卡托普利相似,但比卡托普利强 10 倍,其降压作用慢而持久。通过全身血管舒张而降压,能降低总外周阻力和肾血管阻力,增加肾血流量。口服后血药浓度高峰时间依那普利为 1~2 小时,其活性形式依那普利为 4~5 小时,药物累加半衰期为 11 小时。

【主治】

用于高血压及充血性心力衰竭的治疗。

【用法与用量】

口服:以每日 5~10 毫克(分 1~2 次服)开始,依血压情况调节剂量,每日最大剂量 40 毫克,常用量每日 10~20 毫克。

【副作用】

偶见咳嗽、头晕、心悸、乏力、直立性低血压、呕吐、腹泻、皮疹、瘙痒和血尿素氮,肌酐、血钾、转氨酶升高及白细胞减少。罕见血管神经性水肿。

【注意及禁忌事项】

对本品过敏、两侧肾动脉狭窄和妊娠禁用。有严重肾功能障碍者慎用。应从小剂量开始逐渐加量,以防血压急剧下降,手术前 24 小时停用。可能因血压下降而出现眩晕、步履蹒跚,故从事高空作业、驾驶的病人应注意。

【医生指导】

与含钾药物或保钾利尿剂合用时,可引起高血钾症。

降压灵

【功效】

为国产萝芙木中提取的总生物碱,除利血平为其中主要有效成分外,还有些能阻断 α - 受体的生物碱,该药降压效力与其所含利血平的量有关,降压作用与利血平相似,本品除有降压作用外,对高血压患者的头痛、头晕、耳鸣、心悸等症状,也有一定的改善作用。

【主治】

适用于早期轻度高血压,特别适用于因副作用不能耐受利血平的高血压患者。

【用法与用量】

口服:开始 8 毫克/次,3 次/日,待血压稳定后,改为 4 毫克/次,3 次/日用以维持药效,如久服不见效,则宜换用或加用其他降压药物。

【副作用】

与利血平相似,但较少较轻。据报道 60 岁以上妇女长期服用有致乳腺癌的可能。

【注意及禁忌事项】

绝经期以后的妇女慎用,其他与利血平相同。

【医生指导】

同利血平。

复方降压片

【功效】

为早、中期高血压病用药,持久作用,副作用小。

【主治】

用于早、中期高血压病。

【用法与用量】

口服：每次 1~2 片，每日 3 次。

【副作用】

副作用小，偶有疲倦感，继续服药或调整用量，其症状可减轻或消失。

【注意及禁忌事项】

胃、十二指肠溃疡者慎用。

【医生指导】

同利血平。

降血脂和抗动脉粥样硬化药

氯贝丁酯

【功效】

本类药物以降低 TG 及 VLDL 为主，有抑制血中胆固醇和甘油三酯的合成，增加固醇类排泄的作用，尤以降低甘油三酯较明显。

【主治】

主要用于动脉粥样硬化及其继发症，如冠心病、脑血管疾病、周围血管病及糖尿病所致动脉病，也用于尿崩症等。

【用法与用量】

口服：20~30 毫克/千克，2~3 次/日，饭后服，体重 50~70 千克的病人，每日的平均剂量为 1.5 克/日。

【副作用】

常见的不良反应为心律失常、严重胃痛，伴恶心呕吐、排尿异常减少、脚和下肢肿胀、体重增加等。偶有胸痛、气短、心绞痛等。有增加周围血管病、肺栓塞、血栓性静脉炎、心绞痛、心律失常及间歇性跛行的危险。

【注意及禁忌事项】

严重肝、肾功能不全者和孕妇禁用。需手术治疗的胆囊炎、胆结石患者慎用。

1. 有心律失常的不良反应,使用时要注意心率、血压、心律的监测。
2. 使用过程中要注意肝肾功能损害的检查。

双贝特

【功效】

本品为降血脂药,能抑制胆固醇和甘油三酯的合成和增加及固醇类的排泄。其作用机理可能是抑制了甘油三酯进入血液。

【主治】

主要用于高血脂症、动脉粥样硬化、冠状动脉硬化等。长期服用可减少心肌梗塞发生率。对服用氯苯丁酯等疗效不明显的,用本品常有效。

【用法与用量】

口服:0.25～0.5克/次,3次/日。

【副作用】

较氯贝丁酯轻,少数患者可出现胃肠道反应及食欲不振,偶可出现谷丙转氨酶升高和倦怠感。

【注意及禁忌事项】

孕妇禁用,有肝病史或肝肾功能减退者慎用或忌用。

【医生指导】

与抗凝血药并用,可使抗凝血作用增强,使用时注意剂量调节。

非诺贝特

【功效】

本品为苯氧乙酸类降血脂药。能降低血清胆固醇和甘油三酯水平。通过激活血中脂蛋白酯酶活性,降低甘油三酯和极低密度脂蛋白,抑制肝细胞对极低密度脂蛋白的合成和分泌。还可抑制血小板聚集,防止血栓形成。

【主治】

治疗高脂蛋白血症,如Ⅱb、Ⅲ、Ⅳ、Ⅴ型,作用较强,显效较快。

【用法与用量】

口服:200～400毫克分2～4次/日,疗程3～4个月,当血清胆固醇水平恢复正常时,将旧剂量改为100～200毫克维持治疗。

【副作用】

偶有口干厌食、皮疹等，对肝脏的毒性较低。

【注意及禁忌事项】

肝、肾功能不全者慎用；孕妇禁用。

【医生指导】

本品对胚胎有一定毒性，可使胎仔减少或生长延迟，故孕妇及哺乳期妇女禁用。

阿西莫司

【功效】

属烟酸类似物，抑制脂肪组织的分解，减少游离脂肪酸自脂肪组织的释放，刺激脂肪组织的蛋白质酶，加速 VLDL 分解，减少 TG 在肝内的合成，使血中的 LDL 与 VLDL 含量降低，并提高 HDL 水平。

【主治】

主要用于治疗常见的各型高脂蛋白血症，尤利于 TG 的降低。

【用法与用量】

口服：250 毫克/次，2～3 次/日，重症患者可述 1200 毫克/日，均餐后服。

【副作用】

皮肤潮红、瘙痒见于用药初期，其他不良反应较少，可长期应用。

【注意及禁忌事项】

对本品过敏及有消化道溃疡患者禁用，孕妇和哺乳期妇女慎用。肾功能衰竭者应酌情减量。

【医生指导】

1. 本品一般采用餐后服用，同时注意监测血脂。
2. 用药期间忌用高脂肪和高胆固醇饮食。

洛伐他汀

【功效】

本品为第一个上市的 3－羟基－3－甲基戊二酰辅酶 A 还原抑制剂（HMG－COARI），为自土曲霉分离的一种内酯类降胆固醇药，本品自身并无活性，但口服后可被水解成相应的 β－羟基酸，这一主要代谢产物为 3－羟基－3－甲基戊二酰辅酶 A 还原酶的特异性抑制剂,该酶催化 HMG - COA 转化为二羟基甲基戊酸,此为胆固醇生物合成的早期限速步骤。可使低密度脂蛋白合成减少及低密度脂蛋白分解代谢增加,并使高密度脂蛋白 - 胆固醇增加。能减少肝脏生成的胆固醇量,并使血液和组织中胆固醇的转化分解发生某些变化。

【主治】

原发性高胆固醇血症 Ⅱa 及 Ⅱb 型。

【用法与用量】

口服:每日 20 毫克,晚饭时服。必要时可每隔 4 周以上调整一次剂量,直到每日 80 毫克(一次或分次服用)的最大剂量。

【副作用】

少数病人可有腹泻、便秘、消化不良、胃肠胀气、肌痛、头晕、皮疹、瘙痒、视物模糊及味觉障碍等反应。

【注意及禁忌事项】

对本品过敏者、活动性肝炎、转氨酶原因不明的升高、妊娠及哺乳妇女禁用。对儿童、有大量饮酒史及肝病史者慎用。用药期间,应采用降脂饮食,定期查肝功能。

【医生指导】

1. 用药期间,应采取低脂饮食,定期复查肝功能。

2. 本品最好采取晚饭时服用。

3. 与二甲苯氧庚酸类药物合用出现横纹肌溶解,急性肾衰竭。

卵磷脂

【功效】

本品系由蛋黄或大豆中制得的黄色或棕色蜡状块状物,是维持体内胶体溶液稳定性的必需物质。若本品在血浆中的浓度过低,便可导致胆固醇和其他脂质在组织中沉积,而提高其在血中的浓度,则不会沉积。此外尚具有强壮滋补功效。

【主治】

用于防治动脉粥样硬化、脂肪肝等,亦用于急慢性肝炎、肝硬化、神经衰弱、消瘦、贫血等。

【用法与用量】

口服:0.6 克/次,3 次/日。

【副作用】

应用本品可出现恶心、轻泻等副作用。

改善脑循环药

长春胺

【功效】

本品为脑血管扩张药,可以改善脑循环并提高氧的利用,但不影响全身血液循环。

【主治】

用于各种脑疾患。

【用法与用量】

口服:40~80毫克/日。

肌注或静注:40~80毫克/日。

【副作用】

有食欲减退、腹痛、腹泻、脸色潮红、血清转氨酶升高及血尿素氮升高等不良反应。

【注意及禁忌事项】

颅内出血尚未痊愈者、孕妇及哺乳期妇女禁用。

【医生指导】

1. 不宜与肝素同时应用。

2. 长期应用本品治疗时,应注意检查血象的变化。

3. 少数患者可出现皮疹、荨麻疹等过敏反应,一旦发生过敏反应,应停药。

己酮可可碱

【功效】

具有提高红细胞变形能力,降低血液黏稠度,抑制血小板和红细胞过度聚集,扩张脑血管及外周血管,从而促进血液流通,改善脑及周围组织缺血区的循环与营养。

【主治】

血栓闭塞性脉管炎、脑血管疾病、血管性头痛等。

【用法与用量】

口服:肠溶片,0.1~0.2 克/次,3 次/日。缓释片,400 毫克/次,3 次/日,饭后吞服,症状好转后减为每日 2 次。

静脉滴注:将 100~300 毫克的药物加入 5% 葡萄糖液 250~500 毫升中在 120~180 分钟内输完,1~2 次/日,最大滴速不超过每小时 100 毫克或遵医嘱使用。

【副作用】

偶见胃肠道反应、头晕、头痛、情绪不安、睡眠障碍等,个别情况下可出现皮肤或全身过敏反应。

【注意及禁忌事项】

对甲黄嘌呤药物过敏者、大出血、视网膜出血、急性心肌梗死、严重心律失常患者禁用。

【医生指导】

1. 如遇有过敏反应,应立即停药。表现为面部潮红、心动过速或血压下降等全身反应时尤应注意。

2. 服用时切勿咬碎,并饮适量的温开水。

3. 严重肾功能损害者慎用,妊娠及哺乳期不宜服用。

桂利嗪

【功效】

本品为哌嗪类钙通道阻滞剂,可阻滞血管平滑肌的钙内流,引起血管扩张,能显著改善脑循环及冠脉循环,对脑血管有一定选择性作用,解除脑血管痉挛,作用持续时间也较长。

【主治】

主要用于脑动脉硬化、脑梗塞、高血压脑病、脑血栓形成、脑出血恢复期及蛛网膜下腔出血恢复期、脑外伤后遗症、内耳眩晕症及周围血管病如雷诺病等,亦用于耳鸣、头晕及听觉障碍。

【用法与用量】

1. 治疗晕动病、内耳眩晕症及其他迷路功能紊乱所致的恶心和眩晕:口服 15~30 毫克/次,3 次/日,5~7 岁儿童可用至 15~20 毫克/日,年长儿童 30 毫克/日,分次给予。

2. 治疗脑血管及周围血管病:口服 25~50 毫克/次,3 次/日,宜饭后服用。静注 20~40 毫克/次,缓慢注入。

【副作用】

偶有嗜睡、发疹、胃肠道不适、皮疹等反应。静注可使血压短暂下降。

【注意及禁忌事项】

孕妇慎用。

【医生指导】

1. 颅内出血未止、脑梗死急性期禁用。

2. 静脉注射可使血压短暂下降,孕妇慎用。

氟桂利嗪

【功效】

本品为Ⅳ类钙拮抗剂,对血管平滑肌有扩张作用,能选择性地明显改善脑循环及冠脉循环,且对各种血管收缩物质(组胺5—羟色胺、缓激肽、增压素、肾上腺素等)有拮抗作用。本品口服2~4小时血浓度达高峰,持续时间较长。

【主治】

主要用于脑动脉硬化、脑血栓形成、脑栓塞、高血压所致脑循环障碍、脑出血、蛛网膜下腔出血、头部外伤及其后遗症、脑循环障碍所致的精神神经症状等,也可用于防治晕动症、头晕、耳鸣、顽固性荨麻疹、支气管扩张咯血、偏头痛、癫痫、尿失禁等。

【用法与用量】

口服:10毫克/次,2次/日,早晚各1次,或10毫克/次,1次/日,睡前服。

【副作用】

口干、倦怠、皮疹,偶有肝功能异常。

【注意及禁忌事项】

与桂利嗪相似。

【医生指导】

与桂利嗪相似。

心脑灵

【功效】

为抗脑血管病药,具有作用于心脏糖苷,提高心肌反应力,作用于早期动脉硬化,调节血压,兴奋血管中枢,改善精神状态,提高对环境适应能力;作用于中枢神经系统,改善功能障碍,改善老年性抑郁状态,提高辨认力和记忆力;作用于门静脉区,松弛肠管紧张度,改善心脏的缺氧等作用。从而能使冠状动脉、脑动脉所引起的早衰状态得到改善。

【主治】

用于脑动脉硬化,冠状动脉供血不足,老年及中年人体虚血弱及未老先衰,血压不稳等,也用于老年人头晕、耳鸣、头痛、夜尿、眩晕、记忆力衰退等。

【用法与用量】

口服:1 粒/次,3 次/日,饭前服用。

【副作用】

无任何不良反应。

【注意及禁忌事项】

对碘及碘化物过敏者禁用。

【医生指导】

宜饭前服用。

抗休克的血管活性药

去甲肾上腺素

【功效】

本品为强烈激动 α - 受体,对 β - 受体激动作用较弱,可使全身小动脉都收缩,但冠脉血管扩张,外周阻力增高,血压上升。兴奋心脏及抑制平滑肌的作用比肾上腺素弱,口服不吸收,静滴起效显著迅速。

【主治】

用于除出血性休克以外的其他各种休克,体外循环,嗜铬细胞瘤切除引起的低血压、心跳骤停,复苏后血压维持及口服治疗上消化道出血。

【用法与用量】

静滴:1~2 毫克加入生理盐水或 5% 葡萄糖 100 毫升中滴注,滴速 4~10 微克/分钟,根据血压调整用量,待血压升至满意水平后减慢滴速,维持量 2~8 微克/分钟,治疗上消化道出血,8~16 毫克加冷生理盐水 250 毫升,50 毫升/1~2 小时。

【副作用】

静滴外溢可致皮肤及肢体坏死,速度过快可引起室上性和室性早搏。过量时可有头痛、呕吐、抽搐，个别有过敏反应。

【注意及禁忌事项】

高血压、动脉硬化、无尿病人禁用。闭塞性血管病、血栓性疾病、严重缺氧者及孕妇慎用。用药期间密切监测血压、中心静脉压、尿量及心电图。冠心病患者、哺乳期妇女、老年人、小儿慎用。心动过缓、高血压、甲亢、糖尿病、心肌病、心脏传导阻滞、室性心动过速、周围或肠系膜动脉血栓形成等患者慎用。长时间持续用本品，重要器官如心、肾等将因毛细血管灌注不良而受影响，甚至导致不可逆性休克和肾功能衰竭。停药时应逐渐减量，不可骤停。

【医生指导】

1. 使用时，严格控制滴速，同时进行密切监测血压、中心静脉压、尿量及心电图。使用时须稀释在葡萄液中。

2. 停药时，应逐渐减量不可骤停，需要输液时采用三通管分开给药。

3. 不宜与碱性药物配伍，与洋地黄类药物同用，易发生心律失常，与β–受体阻滞剂同用可发生高血压、心动过缓，特别与麦角合用时可引起严重高血压。全麻药不宜与本品合用，易引起室性心律失常。

甲氧明

【功效】

为α–受体激动剂，直接作用于周围血管的α–受体，导致血管收缩，使收缩压和舒张压均升高，作用较去甲肾上腺素弱而持久。由于血压升高，可反射性使心率减慢，对心脏及中枢神经无明显兴奋作用，可使肾血流量减少。

【主治】

用于全身麻醉、大出血、创伤及外科手术时引起的低血压，心肌梗死所致的休克以及室上性心动过速。

【用法与用量】

肌注：5～10毫克，30分钟后可重复。

静注：5～10毫克加入5%葡萄糖液20毫升中缓慢推注。

静滴：10～20毫克加入5%葡萄糖液100毫升中滴注。

极量：肌注，20毫克/次，60毫克/天；静注，10毫克/次。

【副作用】

大剂量时可出现高血压、心动过缓、恶心、呕吐、头痛，少见有出汗、尿急。

【注意及禁忌事项】

动脉硬化、器质性心脏病、甲状腺功能亢进及严重高血压者禁用；老年人及孕妇慎用。

1.使用过程中应掌握药物剂量及滴注速度,以免发生不良反应。监测血压使血压略低于正常水平,血容量不足者先补充血容量。

2.α-受体阻滞剂可拮抗本品的作用,与洋地黄合用可产生心律失常,与硝酸酯类合用彼此的效应均须降低,与麦角胺合用则可引起周围血管严重缺血。故不应与以上药物合用,必须合用时也要注意不良反应及剂量调整。

酚妥拉明

【功效】

本品为α-受体阻滞剂,故能扩张周围血管,改善微循环,作用比妥拉苏林强,作用时间短暂。

【主治】

主要用于诊断嗜铬细胞瘤,治疗血管痉挛性疾病,如肢端动脉痉挛症(雷诺病)、手足发绀等,也用于休克的抢救,如感染中毒性休克等,常与去甲肾上腺素合用,取其扩张周围血管作用以改善微循环。

【用法与用量】

抗休克:成人10毫克/次,加在5%葡萄糖注射液100毫升内静注,亦可与去甲肾上腺素合用(各1毫克)。

【副作用】

有体位性低血压、鼻塞、皮肤瘙痒,偶有恶心、呕吐等。

【注意及禁忌事项】

严重动脉粥样硬化、心脏器质性疾病、肾功能不全者忌用;忌与铁剂配伍。

【医生指导】

1.使用过程中监测血压、心率、心律。

2.治疗去甲肾上腺素外漏或外渗,可用本品5毫克,作局部皮下浸润,应用越早越好。

3.与胍乙啶合用可致体位性低血压,并使心动过缓的发生率增高。

增血压素

【功效】

本品为人工合成的八肽物质,与天然的血管紧张素Ⅱ在结构上区别于以天门冬酰胺取代天门冬氨酸,但药理作用上基本相似,直接作用于小动脉的血管紧张素Ⅱ受体,兴奋小动脉的血管平滑肌(特别是前毛细血管小动脉),使小动脉强烈而迅速收缩;尚可作用于交感神经末梢突触前膜受体,促进去甲肾上腺素的释放和作用于中枢延脑极后区致外周小动脉收缩,引起血压迅速升高。本品还可促进肾上腺皮质产生和释放醛固酮;并作用于丘脑下部的穹窿下核和视上核,引起抗利尿素分泌增加,导致钠水潴留,血容量增加而升高血压。本品升压作用比去甲肾上腺素强40倍。但维持时间短,故一般采用静脉给药以维持疗效。对骨骼肌和脑血管的收缩作用较弱。本品能增强心肌收缩力和加快心率,但因血压升高,反射性减慢心率,故治疗剂量很少引起心律失常。

【主治】

主要用于外伤性或手术后休克,全身麻醉或腰椎麻醉时所致低血压。

【副作用】

本品有时可引起眩晕、头痛,偶见有心绞痛,过量可引起心动过缓。

【注意及禁忌事项】

心血管病及心功能不全的患者慎用;孕妇慎用。

【用法与用量】

静滴 1~2.5 毫克/次,溶于5%葡萄糖注射液或生理盐水 500 毫升中,滴速一般为 3~10 微克/分。停用时,剂量应逐渐减少,不宜突然停药,对于因失血过多引起的低血压,应同时补充血容量。

【医生指导】

1. 对失血过多所致低血压,应用时合用补液疗法。

2. 使用本品不能和血液或血浆混合滴注。

3. 停药时应逐渐减量,不宜突然中途停药。

4. 注射用本品可有面色苍白、恶心、腹痛、心悸及变态反应等,可诱发心绞痛。对冠心病、心力衰竭、高血压及肺心病患者禁用。孕妇慎用。

第五节 呼吸系统药物

平喘药

二羟丙茶碱

【功效】

为茶碱的衍生物,作用与氨茶碱相似。支气管扩张及止喘作用弱于氨茶碱(约为氨茶碱的 1/10),但不良反应少,肌注疼痛反应小,口服对胃肠道几乎无刺激。口服生物利用度为 70%,半衰期约 2 小时。在体内不代谢,大部分以原形随尿排泄。

【主治】

主要用于支气管哮喘、喘息型慢性支气管炎及慢性肺气肿,也可用于心绞痛及心脏性水肿等。

【用法与用量】

口服:每次 0.1~0.2 克,每日 2~3 次,极量,一次 0.5 克。5 岁以上小儿每次 4~5 毫克/公斤,每日 2~3 次。

肌注:每 0.25~0.5 克,每日 1 次;小儿每次 5 毫克/公斤。

静滴:每次 0.5~1 克,每日总量不超过 1.5 克,小儿每次 10~20 毫克/公斤,以 5~10% 葡萄糖注射液稀释至每毫升 1~2 毫克滴入。

【副作用】

有口干、恶心、呕吐、腹泻、心悸、尿多等。肌注部位稍有酸痛感。

【注意及禁忌事项】

与氨茶碱相同。

【医生指导】

1. 不宜与氨茶碱同用。

2. 本品可减弱口服抗凝血药的作用。

胆茶碱

【功效】

为茶碱与胆碱的等分子化合物。作用与氨茶碱相似,有松弛支气管及血管平滑肌、强心与利尿作用。本品溶解度比氨茶碱大 5 倍,口服吸收迅速,3 小时后达作用高峰,对胃黏膜刺激性较小,耐受性好,作用时间也较长。

【主治】

主要用于支气管哮喘,也用于心绞痛、胆绞痛及心脏性水肿等。

【用法与用量】

口服:每次 0.1~0.2 克,每日 3~4 次;极量每次 0.5 克,每日 1 克,饭后服。

【副作用】

有恶心、呕吐、食欲不振、上腹部胀感等,但较氨茶碱轻微。

【注意及禁忌事项】

同氨茶碱,不适于幼儿。

【医生指导】

同氨茶碱。

吡布特罗

【功效】

选择性 β_2 肾上腺素激动药。主要作用于 β_2 受体,选择性扩张平滑肌,与其他支气管扩张剂相比,对心脏影响较小。口服后 2~3 小时达血药浓度峰值,半衰期 6~8 小时,24 小时后降至检出限以下。给药后 28 小时内原形药平均尿排泄率为 10.3%。血浆蛋白结合率平均为 28.2%。

【主治】

适用于缓解因支气管哮喘、慢性支气管炎和肺气肿等阻塞性疾病引起的呼吸困难等症状。

【用法与用量】

口服:每次 10~15 毫克,每日 3 次。也可用单次量 10~15 毫克。

【副作用】

主要副作用为震颤、心悸、口渴、头痛,此时应减量或停药。偶见心率加快、颜面潮红、胸部压迫感、神经过敏、麻木、眩晕、耳鸣、恶心、胃部不适、皮疹、水肿等。

【注意及禁忌事项】

1. 甲状腺功能亢进、高血压、心脏病、糖尿病患者及孕妇慎用。

2. 对变应原所致皮肤反应有抑制作用。

【医生指导】

与肾上腺素及异丙肾上腺素等儿茶酚胺类药合用,可引起心律失常,甚至心搏停止,故应避免合用。

氯丙那林

【功效】

选择性 β_2 受体激动剂,有明显的支气管扩张作用,但对 β_2 受体的选择性和作用强度均较沙丁胺醇为弱;对心脏 β_1 受体的兴奋作用为异丙肾上腺素的 $1/10 \sim 1/3$。本品口服吸收良好,服药后 15 ~ 30 分钟内起效,1 小时左右达最大效应,作用维持 6 小时左右。气雾吸入后 5 分钟左右生效。

【主治】

平喘,用于治疗支气管炎、喘息性支气管炎等。

【用法与用量】

口服:成人用量 5 ~ 20 毫克/次,每日 3 ~ 4 次;预防夜间哮喘发作,可在临睡前加服 10 毫克。

气雾吸入:2% 溶液,0.3 ~ 0.5 毫升/次。

【副作用】

同其他 β 受体激动剂一样,可引起个别患者心悸、手指震颤、头痛等。

【注意及禁忌事项】

冠心病、高血压、甲亢患者慎用。

【医生指导】

与其他 β 受体激动剂合用,可加重不良反应,引起心动过速和心律不齐。

妥洛特罗

【功效】

本品为选择性 β_2 受体激动剂,具有较强而持久的扩张支气管平滑肌作用。本品口服的平喘作用强于异丙肾上腺素、沙丁胺醇及氯丙那林;而皮下注射或气雾吸入给药时,平喘作用弱于沙丁胺醇和异丙肾上腺素。本品对心脏的不良作用轻微,为同剂量的异丙肾上腺素的 1/1000 和沙丁胺醇的 1/100。本品还具有一定的抗过敏、促进支气管纤毛运动和止咳作用,亦有轻微的中枢抑制作用。本品口服后吸收迅速,主要分布于肝、肾、消化器官和呼吸器官。服用后起效快,0.5～1 小时最大呼气流速就可明显改善。约 1 小时后药浓度达峰值,6 小时后出现第二次峰值。服用剂量的 90% 以上在 48 小时内从尿和粪便中排出,体内无积蓄性。实验证实,本品的 3 - 羟基和 4 - 羟基代谢物也有较强的支气管扩张作用,因此作用维持时间长,可达 8～10 小时。

【主治】

平喘,用于防治支气管哮喘、喘息性支气管炎、急慢性支气管炎、肺气肿、矽肺、尘肺等呼吸道阻塞性疾病引起的呼吸困难等症状。

【用法与用量】

成人口服或口含:0.5～1 毫克/次,每日 2～3 次。

儿童:每日 0.04 毫克/公斤,分两次服或遵医嘱。

【副作用】

个别患者有肌肉震颤、心悸、口干、心动过速、心律失常、头晕、恶心、失眠、胃部不适等,一般停药后可自行消失。

【注意及禁忌事项】

1. 甲亢、高血压、心脏病、糖尿病患者慎用。

2. 偶有过敏反应,此时应立即停药。

3. 孕妇用药的安全性尚未确定,需慎用。

【医生指导】

与其他 β 受体激动剂同用,可加重不良反应,引起心动过速和心律不齐。

甘氯喘

【功效】

氯喘有支气管扩张的作用,甘草酸铵有祛痰镇咳作用,对心血管影响小。

【主治】

支气管哮喘、喘息型慢性支气管炎。

【用法与用量】

成人:10 毫克/次,每日 3～4 次,舌下含服,或 1～2 揿(约 0.35～0.7 毫克)/次,每日 3～4 次喷雾吸入。

【副作用】

不良反应甚微,偶有恶心、心悸、手指震颤、高血压、心律失常。

【注意禁忌事项】

甲亢患者慎用。

【医生指导】

无明显与其他药交叉作用。

祛痰药

碘化钾

【功效】

为恶心性祛痰药。口服后一部分从呼吸道的腺体排出,刺激呼吸道黏膜,反射性地引起分泌增加,痰液得以稀释,因而有祛痰作用。

【主治】

用于慢性支气管炎、痰少而稠的患者,以及防治地方性甲状腺肿,促进眼玻璃体混浊的吸收,可作为晚期梅毒的辅助治疗。

【用法与用量】

口服:每次 0.2～1 克,每日 3 次。

【副作用】

偶有发热、胃部不适、上呼吸道充血、喉头水肿及皮肤红斑等过敏反应。

【注意及禁忌事项】

1. 对碘过敏者禁用。

2. 长期服用可出现唾液腺肿痛和痤疮样皮疹。

3. 由于刺激性较强,不适用于急性炎症初期。

【医生指导】

不宜与酸性药物配伍。

美司坦

【功效】

为黏痰溶解剂,作用同乙酰半胱氨酸,兼有黏膜保护作用,可防止黏膜感染,促进损伤黏膜的修复。

【主治】

用于大量黏痰引起的呼吸困难。

【用法与用量】

口服:每次0.1克,每日2~3次。

雾化吸入、气管滴入、气管注入:用法用量同乙酰半胱氨酸。

【副作用】

少数患者有厌食、恶心、呕吐、胃灼热等。

【注意及禁忌事项】

心脏病、肝病患者禁用。由于本品可能破坏胃黏膜屏障,消化性溃疡患者慎用。

【医生指导】

同乙酰半胱氨酸。

沙雷肽酶

【功效】

本品有抗炎和消肿的作用。对多种外周性炎性肿痛有效。例如,对于足关节挫伤病人,服本品10毫克,3次/日,共2周后,踝间距离及踝的外径明显减小。对甲状腺次全摘除术前2日至术后6日,服用本品10毫克,3次/日,能使颈部肿胀减轻。本品对于分娩时会阴切开术时,缝合第5日、第7日,缝线间距离显著缩短,肿胀减轻。

【主治】

术后及外伤的消炎镇痛,鼻、牙科、乳腺、膀胱、附睾以及肺和支气管的炎性肿痛诸症均可用本品治疗。

【用法与用量】

口服:成人5~10毫克,3次/天,饭后服用。

【副作用】

偶见皮疹、发绀、食欲不振、胃部不适、恶心及呕吐。罕见鼻出血及痰中带血等出血倾向。

【注意及禁忌事项】

凝血异常及严重肝肾疾病者慎用。本品有增强抗凝剂的作用,联合用药时要仔细观察,慎重给药。

【医生指导】

尚未发现与其他药物明显交叉作用。

镇咳药

可待因

【功效】

本品选择性地直接抑制延脑咳嗽中枢,止咳作用强,且作用迅速,为中枢性镇咳药。有呼吸抑制作用,但较吗啡弱。

【主治】

主要用于镇咳。镇咳作用强,用于无痰干咳,剧烈、频繁的干咳,对伴有疼痛者(如胸膜痛伴频繁干咳者)宜用本药。

【用法与用量】

口服:每次 15～30 毫克,每日 3 次。极量一次 0.1 克,每日 0.25 克。

皮下注射:每次 15～30 毫克。

【副作用】

治疗剂量时,副作用少见。但本品能抑制支气管腺体分泌,使痰液黏稠度增加,难以咯出,应并用祛痰药。偶有恶心呕吐、便秘、眩晕等副作用。大剂量可引起中枢兴奋和烦躁不安,小儿用药过量可引起惊厥,也可引起呼吸中枢抑制。

【注意及禁忌事项】

本品为国家管理的麻醉药品,反复应用可产生耐受性和成瘾性,应控制使用。对多痰病人不宜应用,有少量痰者应与祛痰药合用。小儿及老年人对本品敏感,勿过量应用,以防呼吸抑制。

【医生指导】

烯丙吗啡、纳络酮能拮抗本品的镇痛作用和呼吸中枢抑制作用。美沙酮或其他吗啡受体兴奋剂合用时,可加重中枢呼吸抑制。与全麻药、肌松药合用时,可加重低血压和呼吸抑制。

奥昔拉定

【功效】

为非麻醉性中枢镇咳药,能选择性抑制咳嗽中枢,而对呼吸中枢无抑制作用,并有解痉及黏膜表面麻醉作用。

【主治】

用于因呼吸道感染如咽炎、喉炎、支气管炎等引起的咳嗽;亦用于因各种气道损伤或胸膜受刺激而引起的咳嗽,如吸烟者的痉挛性咳嗽以及肿瘤、支气管扩张等所致的咳嗽。

【用法与用量】

口服:成人 10~20 毫克/次,3~4 次/日;儿童剂量减半。

【副作用】

个别病人有头晕及恶心等。

【注意及禁忌事项】

心功能不全及肺淤血者慎用。

【医生指导】

尚未发现明显与其他药物交叉作用。

右美沙芬

【功效】

为中枢性镇咳药,通过抑制延髓咳嗽中枢发挥作用。镇咳作用与可待因相当或稍强,但无镇痛作用及依赖性,治疗剂量对呼吸无抑制作用。口服后 15~30 分钟即起效,并可维持 3~6 小时。口服后胃肠道吸收迅速,可在肝脏代谢,以原形药及去甲基代谢物形式随尿排泄。

【主治】

各种原因引起的咳嗽。

【用法与用量】

口服:每次 15~30 毫克,每日 3~4 次。

【副作用】

偶有头晕、头痛、食欲不振、便秘等。

【注意及禁忌事项】

哮喘病及呼吸衰竭患者禁用,多痰及肝、心、肺功能不全患者慎用。

【医生指导】

本品与单胺氧化酶抑制剂同用,可引起高热及死亡等严重不良反应。

苯丙哌林

【功效】

为非麻醉性末梢性镇咳药,其作用机制主要是阻断肺—胸膜牵张感受器产生的肺迷走神经反射,而产生镇咳作用,同时也可直接对咳嗽中枢产生拮抗作用,此外还有罂粟碱样平滑肌解痉作用。镇咳作用较可待因强 2~4 倍,且不抑制呼吸,也无可待因的便秘副作用。口服后 15~60 分钟内起效,持续时间为 4~7 小时。

【主治】

用于各种原因引起的咳嗽。

【用法与用量】

口服:每次 20~40 毫克,每日 3 次。

【副作用】

常见轻度口干、口渴、全身疲乏、眩晕、嗜睡、食欲不振、胃部烧灼感、胸闷及药疹等。

【注意及禁忌事项】

对本品敏感者禁用。本品在妊娠期安全性尚未确定,故孕妇慎用。

【医生指导】

服用本品时应整片吞服,切勿嚼碎以免引起口腔麻木。

克咳敏

【功效】

为抗组胺药物。具有较强的镇咳作用,并有祛痰、平喘、局部麻醉、消炎作用。皮下注射 5 分钟即显效。口服吸收较好,服后 24 小时镇咳效果仍显著。其镇咳作用比可待因强 6~11 倍。对过敏性哮喘有较好的预防效果。本品具有与保泰松相当的消炎作用,其局麻作用相当于可卡因的 1/2 倍,此外,尚有一定的祛痰作用。服药后 30~40 分钟起效,持续时间 4~8 小时。

【主治】

适用于急、慢性气管炎和各种疾病引起的咳嗽,对荨麻疹、皮肤瘙痒和过敏性哮喘也有效。

【用法与用量】

口服：每次 5 毫克，每日 2 ~ 3 次，极量一次 10 毫克，每日 30 毫克。

【副作用】

部分病例服药后有轻微困倦、无力以及镇静、催眠等反应，故高空作业及驾驶人员慎用。

【注意及禁忌事项】

无明显禁忌事项。

咳吩嗪

【功效】

为吩噻嗪类镇咳药，镇咳作用与可待因相似但稍弱，可抑制延髓咳嗽中枢，还具有轻度解痉和局部麻醉作用。口服后 5 ~ 10 分钟即生效，并可维持 3 ~ 5 小时。

【主治】

适用于急性呼吸道感染引起的咳嗽，对急性轻度咳嗽疗效优于慢性严重咳嗽。

【用法与用量】

口服：每次 25 ~ 50 毫克，每日 3 ~ 4 次。

【副作用】

有恶心、头晕、嗜睡，偶有药疹及皮炎。

【注意及禁忌事项】

肝功能不良者慎用，多痰者禁用。因对神经及肝脏有毒性，故不宜长期服用。

【医生指导】

由于有头晕、嗜睡副作用，高空作业及驾驶人员慎用。

第六节 消化系统药物

氢氧化铝

【功效】

吸着、保护溃疡面，局部止血，中和胃酸。

【主治】

用于胃酸过多、胃及十二指肠溃疡、反流性食管炎及上消化道出血。

【用法与用量】

口服:片剂,0.3~0.9 克/次,3 次/日。小儿 5 岁以上 0.15~3 克/次,3 次/日。饭前半小时或胃痛时嚼碎服。

凝胶,10~15 毫升/次,3 次/日。小儿 2~8 毫升/次,3 次/日;复方氢氧化铝片,2~3 片/日,3 次/日,5 岁以上小儿半片/次,3 次/日。

【副作用】

1. 引起便秘。

2. 妨碍磷的吸收,长期服用可导致骨软化。

3. 用于治疗上消化道大出血时,氢氧化铝与血液能形成大凝块,引起肠梗阻,须注意。

【注意及禁忌事项】

冬季时凝胶加温后服用,不宜与四环素、地高辛、氯丙嗪、心得安等药物同时服用。

【医生指导】

为防止便秘,可与氧化镁交替使用。

思密达

【功效】

对消化道的病毒、病菌及其产生的毒素具极强的选择性固定、抑制作用,并可修复黏膜屏障。

【主治】

用于胃内容物食管反流,也用于食管炎、胃炎、结肠炎、肠道激惹综合症的治疗。也可用于成人及儿童急、慢性腹泻。

【用法与用量】

口服:1 岁以下儿童,每日 1 袋,分 3 次;1~2 岁儿童,每日 1~2 袋,分 3 次服;2 岁以上儿童,每次 1 袋,每日 2~3 次。服用时倒入温开水适量,摇匀后服。

保留灌肠法:每次 1~3 袋,倒入 50~100 毫升温开水中,每日 1~3 次。

【副作用】

偶见便秘。

【注意及禁忌事项】

无。

【医生指导】

1. 治疗急性腹泻时,应注意纠正脱水。

2. 如服其他药物,建议与本药间隔一段时间。

3. 胃内容物食管反流、食管炎患者宜饭后服用。

4. 胃炎、结肠炎、肠道激惹综合症患者宜饭前服用。

5. 治疗急性腹泻时可立即服用,且剂量加倍。

胃必治

【功效】

中和胃酸,促进黏膜和组织再生,利于溃疡愈合,增强胃及十二指肠黏膜屏障作用。

【主治】

主要适用于胃及十二指肠溃疡、慢性浅表性胃炎、十二指肠球炎、胃酸过多症及神经性消化不良等。

【用法与用量】

成人每日 3 次,每次 1~2 片,饮后嚼碎服。疗程为 1~3 个月,以后可减量维持,防止复发。

【副作用】

偶见恶心、腹泻,停药后可自行消失。

【注意及禁忌事项】

服药期间便呈黑色,属正常现象。

【医生指导】

避免与四环素类合用,以防干扰后者的吸收。

淀粉酶

【功效】

能消化淀粉。

【主治】

用于淀粉性食物的过多、异常发酵等,在酸性环境中作用最强。

【用法与用量】

口服：1～2片/次，3次/天，饭前或饭时服。

【副作用】

几乎没有。

【注意及禁忌事项】

易失效，用新制品。

【医生指导】

宜用新制品。

胃仙－U

【功效】

中和胃酸，减轻疼痛，促进组织黏膜细胞再生，加速溃疡愈合。

【主治】

主要用于治疗胃溃疡、十二指肠溃疡、胃炎、胃酸过多、消化不良、肾病、便秘。

【用法与用量】

口服：每日3次，每次1～2片，胃溃疡及十二指肠溃疡，连续用药4～5周。

【副作用】

无明显不良反应。

【注意及禁忌事项】

尽量减少吸烟与饮酒，服药期间注意勿食脂肪、荚豆类及刺激性食物。

阿朴吗啡

【功效】

本品能直接刺激大量脑髓质起动囊，包括前庭中枢也受到刺激，兴奋延脑催吐化学敏感区而引起呕吐。

【主治】

用于中毒及不能施行洗胃手术的病人。

【用法与用量】

皮下注射：成人每次2～5毫克，极量5毫克。小儿一次按体重0.07～0.1毫克/公斤。

【副作用】

有昏睡、晕厥、疲倦无力和直立性低血压等不良反应。

【注意及禁忌事项】

已昏迷或有严重呼吸抑制者忌用,遇有心力衰竭或心衰先兆、腐蚀性中毒、张口反射抑制、醒酒状态明显、癫痫发作先兆、休克前期,应慎用或禁用。

【医生指导】

注射本品约5~15分钟后先发生恶心,继而脑贫血、面色苍白、呕吐。

整肠生

【功效】

是治疗肠道感染或菌群失调的一种微生态制剂。

【主治】

急、慢性肠炎,急、慢腹泻,急性菌痢,各种原因引起的肠道菌群失调症。

【用法与用量】

口服:0.5克,3次／日,儿童减半或遵医嘱。婴幼儿服用时,可将胶囊分开,将药粉倒入少量汤水或奶粉液中服用,不影响疗效。

【副作用】

暂无发现。

【注意及禁忌事项】

不宜同时使用环丙氟哌酸及泰能药物。

【医生指导】

此药安全、无毒,用药后,血、尿、便及肝、肾功能无异常变化。

迪克

【功效】

为消化道病原清除剂和黏膜保护剂,具有吸附和清除细菌作用。

【主治】

用于肠道疾病,如细菌或病毒性肠炎或慢性腹泻、肠道激惹综合症、消化道溃疡、反流性食管炎。

【用法与用量】

口服:每次3~6克,3次／日。

【副作用】

无。

【注意及禁忌事项】

肾功能不全者慎用。

【医生指导】

伴脱水患者应在补液时使用。

胃必灵

【功效】

对胃肠顽症,有显著疗效。

【主治】

用于胃酸过多、神经性胃痛、胃黏膜炎、胃及十二指肠溃疡及术后胃痛等。

【用法与用量】

口服:3 次/日,1~2 片/次,于餐后含化或嚼碎后服用。

【副作用】

用药期间大便呈深棕色,停药后消失。

【注意及禁忌事项】

用药期间最好能戒酒、戒烟,少食刺激性或不易消化食物。

药用碳

【功效】

能吸附肠内毒物和气体,减少毒物在肠内吸收和对肠黏膜的刺激,还能减少肠蠕动而止泻。

【主治】

用于腹泻、误服毒物、胃肠气胀。

【用法与用量】

口服:每次 1~4 克,2~3 次/日,饭前服。

【副作用】

久服本品可能出现营养不良。

【注意及禁忌事项】

不宜与蛋白酶、维生素等同服。

亦可于服本品后,服硫酸镁以排出有毒物质。

托烷司琼

【功效】

是强效高选择性外周和中枢神经系统 $5-HT_3$,受体拮抗剂。

【主治】

治疗放疗、化疗所致的恶心、呕吐。

【用法与用量】

将本品以注射用生理盐水 20～50 毫升稀释后,于化疗或放疗前每日 1 次,静脉滴注,成人剂量 40 微克/公斤/次,或给予标准剂量 3 毫克,如症状未见改善可再增补 1 次;对老年患者及肾功能不全患者一般不需调整剂量,每疗程可连续使用5 天。

【副作用】

主要不良反应是头痛,其他还有便秘、嗜睡、腹泻、AST 和 ALT 暂时性升高等,也会出现血压变化,但停药即消失,一般不需处理。

【注意及禁忌事项】

小儿禁用;孕妇慎用;哺乳妇女使用本品时应停止哺乳。

【医生指导】

1. 有消化道运动障碍的患者,使用本品时应严密观察。

2. 本品宜临用时配制,稀释后贮存在无菌、避光和室温条件下不超过 24 小时,本品不应与其他药物混合于同一溶液中使用。

吉福士凝胶

【功效】

对过多胃酸兼施中和及缓冲作用,能促进溃疡面的肉芽产生,使溃疡迅速愈合。

【主治】

用于胃及十二指肠溃疡、胃酸过多、胃炎、结肠炎、直肠炎。

【用法与用量】

口服:4% 混悬剂,10～20 毫升/次,3 次/日,饭前半小时服;磷酸铝凝胶,每小包 16 克,(或 20 克),每次 1～2 包,2～3 次╱日,饭前半小时服用。

【副作用】

可见恶心、呕吐等,大剂量可致小肠梗阻,长期服用可产生骨软化、脑病、痴呆及小红细胞性贫血等。

【注意及禁忌事项】

本品不宜与抗生素、镇静剂、催眠剂、抗凝剂等药物合用。

【医生指导】

本品需在医师指导下应用。

甘油

【功效】

能润滑并刺激肠壁、软化大便、提高血浆渗透压,外用有吸湿作用。

【主治】

便秘、降颅内压、眼压、冬季皮肤干燥皲裂。

【用法与用量】

外用:便秘,使用甘油栓,每次 1 粒塞入肛门,也可用 50% 溶液灌汤。

口服:降眼压、降颅压,口服 50% 甘油溶液,每次 200 毫升,1 次╱日,必要时 2 次╱日。

【副作用】

轻微头痛、咽部不适、口渴、恶心、呕吐、腹泻,及血压轻微下降。

【注意及禁忌事项】

无。

【医生指导】

不宜空腹服用。

碳酸氢钠

【功效】

迅速中和胃酸。

【主治】

与其他碱性药和胃黏膜保护药治疗溃疡病,纠正酸血症。

【用法与用量】

口服:0.3~1.0克/次,3次/日;小儿0.1~1.0克/次,3次/日。

【副作用】

长期使用,可引起碱血症。

【注意及禁忌事项】

忌与酸性药物配伍。

【医生指导】

巴比妥类药物中毒时,可以用此药碱化尿液,加速排泄。

兰索拉唑

【功效】

抑制胃壁细胞内的 $H^+ - K^+ - ATP$ 酶,从而抑制胃酸分泌。

【主治】

胃溃疡、十二指肠溃疡、反流性食管炎。

【用法与用量】

口服:每次30毫克,每日1次,早晨空腹服,疗程为4~8周。

【副作用】

常见腹泻、恶心、口干、头痛、失眠、皮疹、瘙痒等,偶见肝功能改变及细胞数异常。

【注意及禁忌事项】

孕妇和哺乳期妇女及高龄者慎用。

胃得乐

【功效】

调节胃酸过多,收敛及保护溃疡面的作用。

【主治】

用于胃溃疡、十二指肠溃疡、胃炎、胃酸过多及神经性消化不良等症。

【用法与用量】

口服:3次/日,2~4片/次,饭后嚼碎服用,或溶于少量温开水中送下。长期服用,待症状改善后可酌情减量,服药3个月左右。

【副作用】

少见。

【注意及禁忌事项】

胃酸缺乏患者忌用。服本品后,大便呈黑色为正常情况。

【医生指导】

见效后宜坚持一段长疗程。

第七节 抗肿瘤药物

博来霉素

【功效】

为抗肿瘤抗生素,其组分 A_2 与 A_5 之间的抗肿瘤作用和毒性均有不同,对某些癌的抑制作用和分布浓度 A_5 大于 A_2,而对肺损害和急性毒性则 A_5 小于 A_2。本品对很多微生物有抑菌作用,因毒性大,故不作为抗菌剂使用。其抗瘤谱较广,作用机制为抑制胸腺嘧啶核苷酸掺入 DNA,直接与 DNA 结合,破坏 DNA 的结构与功能,阻止 DNA 复制,干扰细胞分裂增殖。作用于 S、G_2 及 M 期,并延缓 S/G_2 边界期及 G_2 期时间。属细胞周期非特异性药物。本品抗瘤谱广,且无骨髓抑制作用。口服无效,胃肠外给药能迅速分布于全身。静注 30 分钟血药浓度达最高峰。静注后迅速分布于肝、肾等脏器,尤其在皮肤及肺脏中的浓度较高,肿瘤组织中药物含量高于正常组织。静注血浆半衰期约 1.5 小时,持续静滴时半衰期延长到 9 小时。2/3 药物经肾脏排泄,24 小时内约排出给药量的 25% ~50%。

【主治】

用于鳞状上皮细胞癌,包括皮肤癌、头颈部癌、食管癌、肺癌、宫颈癌、阴道癌、阴茎癌等,以及恶性淋巴瘤、脑瘤、甲状腺癌、恶性黑色素瘤、神经胶质瘤、睾丸肿瘤、白血病和银屑病等皮肤病,有较好疗效。本品最大的特点是不抑制骨髓造血系统,不抑制免疫系统,如与其他抗肿瘤药物合并应用,可获更好效果。

【用法与用量】

1. 静注:每次 15 ~30 毫克,用 10 ~20 毫升灭菌生理盐水或 5% 葡萄糖注射液溶解后缓慢注入,每周 2 ~3 次。如遇病人显著发烧时,可适当减量。总量 300 ~450 毫克为一疗程;或每次 10 ~20 毫克/平方米,每周 1 ~2 次,总量 300 毫克。

2. 动脉注射:剂量、用法同静注。

5. 肌注:剂量同上,用灭菌生理盐水 2~3 毫升溶解,做深部肌肉注射。

4. 瘤体内注射:根据瘤体大小决定剂量,用灭菌生理盐水溶解为 1.5~2 克/升,每日或隔日 1 次。治寻常疣,用 1% 溶液(生理盐水为溶剂)1 毫升,注入疣的基底部或疣体内,2~4 周后如未脱落,可注射第二次,直至全部脱落。

【副作用】

常见有发热,食欲不振、恶心、呕吐、红斑、口腔炎、脱发、皮肤角化、肢端增厚、色素沉着等。另外严重毒性反应,如肺炎样症状、肺纤维样症状等,多见于用药量较大的老年患者。有过敏反应、高热、血压下降、呼吸困难、肺水肿和循环衰竭,如不及时抢救可致死亡。

【注意及禁忌事项】

1. 肝、肾功能不全者慎用,孕妇、哺乳期妇女禁用。

2. 可引起肺纤维变,个别病人出现过敏,故对年龄大、肺功能差的病人应慎用或不用。用药期间应定期做胸透,并注意肺活量的变化,如有异常,应停药,并给以皮质激素缓解。

【医生指导】

1. 顺铂通过减少肾脏排泄而增加本品的肺毒性,故二药不可同用。

2. 用本品治疗的患者,同时在麻醉期间常规给氧浓度下,可发生严重的致命性肺毒性。

3. 甲氨喋呤、阿霉素、环磷酰胺、长春新碱、地塞米松能增加本品的肺部不良反应,同用时应注意。

4. 肺部放疗者合用本品时,可增加肺纤维化反应。

光辉霉素

【功效】

为细胞周期非特异性药物(CCNSA),主要作用于 G_2 期。本品与 DNA 以非共价键结合,破坏 DNA 的模板功能,干扰转录过程,抑制 RNA 的合成。此外,还能阻断甲状旁腺激素对骨钙的代谢。

【主治】

对睾丸胚胎性癌、肺肿瘤、各种癌肿引起甲状旁腺激素分泌过多所致的高钙代谢有显著疗效。

【用法与用量】

静注:50~100 微克/公斤(一般 2~6 毫克),每日或隔日 1 次。缓慢推注:开始 1 ~ 2 日应小剂量,如能耐受可逐渐加剂量,5 ~ 10 次为 1 疗程,间隔 5 ~ 7 日后可重复下一个疗程。治疗高血钙症剂量为 25 毫克/公斤/日,连续 1 ~ 4 日。

胸腔内注射:每次 2 ~ 3 毫克。

【副作用】

可致严重的血小板减少及出血性综合症。尚可见口炎、口腔溃疡、食欲减退、恶心呕吐等胃肠道反应。

【注意及禁忌事项】

1. 应定期经常性检查肝肾功能和血小板功能,必要时应及时停药。

2. 可引起低血钙症及尿钙减少,曾利用该效应而纠正乳癌激素治疗病人的高血钙症。

3. 严重肝、肾功能或血小板功能障碍者不宜使用本品。

【医生指导】

本品不宜用生理盐水溶解稀释,可用 5% 葡萄糖液。对光不稳定,应避光静滴。

抗肿瘤性药提取物

长春碱

【功效】

本品在组织培养中能影响人的细胞中纺锤体的形成,而使有丝分裂停止于中期,故此药为对 M 期有效的周期特异性药物。此外尚可抑制 RNA 和脂质的合成,对多种动物肿瘤有抑制作用。与烷化剂无交叉耐药现象。静注后在血中迅速消失,部分聚集在血小板内。在肝内代谢,经胆汁排泄,尿中排出量小于 5%。

【主治】

用于恶性淋巴瘤、淋巴网状细胞肉瘤和绒毛膜上皮癌等,也用于急性白血病、乳腺癌、卵巢癌、肾母细胞瘤、口腔癌、肺癌及恶性黑色素瘤等。本品显效快,但缓解期较短,疗程结束后可给维持量,与其他药物如泼尼松、环磷酰胺、丙卡巴肼并用有明显的协同作用,可增强和延长疗效。

【用法与用量】

1. 静注或静脉冲入:每次 10 毫克或 0.2 毫克/公斤,小儿每次 0.1 ~ 0.2 毫克/公斤,每周 1 次。成人一疗程总量 60 ~ 80 毫克。用灭菌生理盐水 10 ~ 20 毫升溶解。

2. 胸、腹腔注射:每次 10~30 毫克,用灭菌生理盐水 20 毫升溶解,每周 1 次。

【副作用】

骨髓抑制较长春新碱明显,有白细胞和血小板减少,停药后可恢复。胃肠道反应有恶心、呕吐、腹泻、便秘、厌食等。神经损害有四肢麻木、疼痛、肌肉震颤、腱反射消失。偶有头痛、精神抑制。其他有脱发、体位性低血压、乏力、注射部位疼痛和栓塞性静脉炎。药液外漏血管外,可引起局部坏死。

【注意及禁忌事项】

1. 孕妇禁用;有痛风史、肝肾损害、感染及放疗化疗者慎用。

2. 用药期间应严格检查血象和肝肾功能。

3. 因刺激性较大,注射时勿漏于血管外,以免引起局部组织坏死。最好用静脉冲入的方法,可减少静脉炎的发生。

【医生指导】

1. 与苯妥英钠类药同用,可降低后者药效。

2. 本品可使肿瘤细胞内 MTX 聚积量增加。

长春新碱

【功效】

为长春碱类抗肿瘤药,为细胞周期特异性药物,主要作用 M 期。其作用机理是通过纺锤体微管蛋白变性而抑制有丝分裂,尚可抑制嘌呤合成和 DNA 或 RNA 合成。本品小剂量可延缓 M 期进行,大剂量可杀伤 S 期细胞。口服吸收差,静注后迅速分布于各组织,进入肝内较多,部分药物可选择性地浓集于肿瘤组织,亦可进入神经细胞中。血浆蛋白结合率为 75%。分布相半衰期为 5 分钟,消除相半衰期为 191 分钟。肝中药物通过胆道排泄,可进入肠肝循环,大部分经粪便排泄,约 5% 从尿中排出。

【主治】

主要用于急性白血病及恶性淋巴瘤,也用于绒毛膜上皮癌、乳腺癌及肺癌等。也可与其他抗癌药合用。

【用法与用量】

1. 静注或静脉冲入:每次 1~2 毫克或 0.02~0.05 毫克/公斤,小儿每次 0.05~0.075 毫克/公斤。用灭菌生理盐水 10~20 毫升溶解静注或 5% 葡萄糖注射液静脉冲入,每周 1 次,总量为 6~10 毫克。

2. 胸、腹腔注射:每次 1~3 毫克,加灭菌生理盐水 10~20 毫升,每周 1 次。

【副作用】

与长春碱相似。但对神经系统的毒性大,常有肢体麻木、感觉异常、肌肉酸痛,偶有跟腱反射消失,尚有便秘、脱发、胃肠道反应和静脉炎,也可引起骨髓抑制如白细胞减少、血小板减少,但比长春碱为轻。

【注意及禁忌事项】

1. 哺乳期妇女、孕妇禁用。有痛风史、感染、化疗、放疗、肝肾功能损害者及 2 岁以下小儿慎用。

2. 用药期间严格检查血象。

3. 根据病人对本品耐受情况,剂量可由小量逐量递增至最大量。

4. 注射时防止药液漏出血管外,最好用静脉冲入法。

5. 治疗过程中如有周围神经炎、昏晕、严重便秘及发热等,应即停药。

6. 临用前加 0.9% 氯化钠注射液适量进行溶解。

【医生指导】

1. 与 VDS 无交叉耐药,与长春碱(VLB)、阿霉素(ADM)、柔红霉素(DRN)及更生霉素(ACD)有交叉耐受。

2. 该品可增加氨甲喋呤在肿瘤细胞内聚集。

3. 当本品浓度为 0.1 毫摩尔/升时,可使氨甲喋呤在人体的急性中性粒细胞白血病及急性淋巴细胞白血病中达较高稳定状态。

4. 门冬酰胺酶减少本品廓清。

5. 本品可能减少口服地高辛的生物利用度。

6. 先用叶酸后用本品可使毒性增加。

喜树碱

【功效】

为 DNA 合成抑制剂,主要作用于细胞 S 期,对 G_0 期细胞没有作用,对 G_1、G_2 与 M 期细胞有轻微杀伤力。为细胞周期特异性药物,与常用抗肿瘤药均无交叉耐药性,有一定免疫抑制作用。静注后大部分与血浆蛋白结合。在胃肠道、骨髓、肾脏中分布最多,在肿瘤也有一定分布,在血浆内存留时间长达 6 天以上。主要由尿中以原形排出,48 小时排出量为 17%。

【主治】

用于治疗胃癌、直肠癌、结肠癌、肺癌、绒毛膜上皮癌及恶性葡萄胎等疗效较好,对各型白血病、膀胱癌、口腔颌面瘤及肝癌等有一定疗效,但缓解期较短。

【用法与用量】

1.口服:每次 5 毫克,每日 2 次,总量 500 毫克左右为一疗程。一般作为维持治疗用。

2.肌注:每日 5 毫克,每日 1 次,140~200 毫克为一疗程。

3.静注或静滴:每次 10 毫克,加灭菌生理盐水 10~20 毫升溶解,或每次 20 毫克,加灭菌生理盐水 250 毫升,隔日 1 次静滴,140~200 毫克为一疗程。

4.动脉注射:头颈部肿瘤或肝癌,可通过动脉插管每日或隔日注射 10 毫克,加灭菌生理盐水 20 毫升。

5.胸、腹腔注射:每次 10~30 毫克,加灭菌生理盐水 20 毫升,每周 1 次。

6.瘤体内注射:每次 5~10 毫克,每日或隔日 1 次。

7.膀胱灌注:每次 30~40 毫克,加灭菌生理盐水 50 毫升,每日 1 次,3 次为一疗程。

【副作用】

1.对泌尿系统的刺激性大,可致尿频、尿急、血尿,应多饮水并在用药后 2 小时尽量排空膀胱。

2.消化道症状也常见。

3.骨髓抑制明显,如白细胞总数至 2×10^9/升时应停药。

4.偶发生脱发、皮疹。

【注意及禁忌事项】

1.肾功能不良和孕妇禁用。

2.本品常因泌尿道毒性反应而中断治疗,为减轻此种反应,可采用下列办法:

(1)多喝水,并于注药后 2 小时将膀胱尽量排空,因此时药物在膀胱内积聚最多。

(2)饮绿茶。

(3)服甘草绿豆汤,或吞服生绿豆粉。

(4)口服碱性药,如碳酸氢钠或用 5% 碳酸氢钠液 200 毫升静滴,每日 1 次。

(5)使用阿托品类药物和止血剂。

3.胸、腹腔注射时抽去积液,然后再作胸、腹注射。

4.如有腹泻,应立即停药,并予补液和纠正电解质失衡。

5.用药后白细胞总数下降至 2×10^9/升者慎用。

6.本品不可用葡萄糖注射液及酸性药液稀释,应使用 0.9% 氯化钠注射液稀释。稀释后须立即注射,不宜放置过久。

7.本品注射液如有沉淀,不可再用。

【医生指导】

1.喜树碱钠盐注射液呈碱性,不宜用酸性药物溶液或葡萄糖液稀释而应用生理盐水稀释,稀释后立即注射,不可久置。

2.与甘草酸单胺盐合用,可减轻泌尿道刺激症状。

秋水仙酰胺

【功效】

为秋水仙碱的衍生物。为抑制细胞有丝分裂、作用于 M 期的细胞周期特异性药物。抗瘤谱较秋水仙碱广,毒性小,安全范围大。静注后很快进入组织,以肝中分布最高,且存留时间较长。

【主治】

用于乳腺癌疗效较好,对宫颈癌、皮肤癌、鼻咽癌等也有一定疗效。

【用法与用量】

口服:每次 5 毫克,每日 4 次,一疗程总量为 0.4~0.6 克。

静滴:每次 10~20 毫克,加入 5% 葡萄糖注射液 500 毫升溶解稀释后滴入,每日或隔日 1 次,一疗程总量为 0.2~0.3 克。

【副作用】

厌食、恶心、腹胀、腹痛、腹泻,有轻度骨髓抑制如白细胞和血小板减少,一般停药后 1 周左右,血象可恢复正常。此外有脱发、失眠、心悸、乏力、头晕等。

【注意及禁忌事项】

应定期检查血象,并注意观察药物的副作用。

【医生指导】

同秋水仙碱。

与激素有关的抗肿瘤药

它莫昔芬

【功效】

为合成抗雌激素药物。可竞争性地与雌激素受体结合,直接封闭雌激素受体,阻断其效应。这种药物受体复合物可转位进入细胞核内,阻止染色体基因开放,从而使转录等过程不能进行。对乳腺癌组织雌激素受体水平高的病人疗效较好,而对雌激素受体水平低下的病人无效。此外本品还可抑制催乳素分泌,用于晚期乳腺癌、雌激素受体阳性和初治者,其缓解率较高,雌激素受体阴性者全部无效。对具有芳香硫酸酯酶 B 和葡萄糖 - 6 - 磷酸脱氢酶正常活力的肿瘤患者效果较好。本品对绝经期晚期乳腺癌疗效较好且毒性较低。雌激素受体水平和某些酶指标可作为选择本品的依据。本品与雌激素、阿霉素、长春新碱、甲氨喋呤、环磷酰胺、氟尿嘧啶等联合应用,可进一步提高疗效。口服能迅速吸收,4~7 小时后血浆浓度达峰值,体内呈双相消除,末端消除半衰期大于 7 天。连续给药 4 周后血中浓度达均值,在肺、肝、肾、肾上腺、子宫、乳腺中含量较高。主要随粪便缓慢消除(58%~100%),经尿排泄量较少(2%~12%)。

【主治】

主要用于晚期乳腺癌、复发性乳腺癌,对绝经期后晚期乳腺癌疗效较好。也可用于卵巢癌、无排卵不孕症等。

【用法与用量】

口服:治疗乳腺癌,每次 10~20 毫克,每日 2 次,可连续使用;治疗无排卵不孕症,于月经后第 2 天开始用药,每次 10 毫克,每日 2 次,连用 4 天;以后剂量先后增为 20 毫克和 40 毫克,每日 2 次,并分别连用 4 天。

【副作用】

一般较轻,可见面部潮红、脱发、阴道出血及骨髓抑制现象,少数病人可见一过性白细胞和血小板减少。胃肠道反应有恶心、呕吐等。长期用药,可致视网膜疾病及视力减退。

【注意及禁忌事项】

1.孕妇禁用,血象和肝肾功能异常者慎用。

2.长期服药应定期作眼科检查。

3.用药期间定期检查肝功能、造血功能、癌细胞中雌激素受体水平等。

【医生指导】

晚期乳癌治疗过程中,初期肿瘤可出现恶化——“反跳”现象,表现骨转移处疼痛加剧,转移肿瘤增大等,肿瘤缓解常于“反跳”之后出现,故应继续治疗,切勿停药。

氨鲁米特

【功效】

抑制肾上腺皮质类固醇转化为孕烯醇酮。但此作用可为垂体分泌的促肾上腺皮质激素(ACT)所补偿,特异地抑制绝经后妇女雌激素的产生。本品可刺激肝内混合功能氧化酶P_{450}活性,促进雌激素的体内代谢,加强雌激素在血浆中的清除。

【主治】

柯兴综合症,绝经后乳癌。

【用法与用量】

成人口服每次250毫克,一日人2次,2周后改为一日3~4次,但每日不应超过1克。为预防ACTH对本品抑制类固醇的作用,应同时服用皮质激素如氢化可的松100毫克/日,分次服,2周后至40毫克/日

【副作用】

轻度骨髓抑制,停药可恢复;恶心、呕吐及腹泻;头晕、嗜睡、乏力、皮疹等。

【注意及禁忌事项】

1. 不宜与TAM同用。

2. 不宜长期服用。

3. 妊娠或哺乳期禁用。

【医生指导】

1. 双香豆素类、口服降糖药、地塞米松等可增加本品代谢。

2. 它莫昔芬(TAM)增加本品的毒性却不增效。

其他抗肿瘤药

羟基脲

【功效】

为核苷酸还原酶抑制剂。通过抑制核糖核酸还原为脱氧核糖核酸而选择性地阻止DNA的合成,主要作用于S期,为细胞周期特异性药物,并有免疫抑制作用。口服吸收快。口服或静注后1~2小时血浆浓度达高峰,然后迅速下降,6小时后趋向消失。进入人体后易透过红细胞膜,亦能透过血脑屏障。半衰期为1.5~5小时。在肝、肾代谢为尿素,并从尿中排出,一次给药24小时内排出50%~80%。

【主治】

主要用于慢性粒细胞白血病和黑色素瘤,也可用于胃肠道癌、肺癌、原发性肝癌及真性红细胞增多症。与放疗配合,治疗坏死溃疡型鼻咽癌、脑瘤等头颈部癌。对银屑病也有效。

【用法与用量】

口服:常用量每次0.5克,每日2~3次,或每日25毫克/公斤,每日1次;或每日40~60毫克/公斤,每周2次,6周为一疗程。治疗银屑病每日0.5~1.5克,分2~3次用,4~8周为一疗程。

【副作用】

主要为骨髓抑制,出现白细胞和血小板下降,停药1~2周后可恢复。常见胃肠道反应,有恶心、呕吐、腹泻或便秘等。还有致畸胎和睾丸萎缩。久用对肝脏有损害。静注大剂量可致高铁血红蛋白症。

【注意及禁忌事项】

1. 孕妇禁用,肝、肾功能不全者慎用。

2. 用药期间严格检查血象。

乙亚胺

【功效】

作用与丙亚胺相似。为细胞周期特异性药物,对增殖细胞敏感,并有免疫抑制作用。

【主治】

用于急性粒细胞白血病、恶性淋巴瘤、头颈肿瘤、软组织肉瘤等,也用于银屑病。

【用法与用量】

1. 口服:每次50~100毫克,每日3次,饭后服,1个月为一疗程,疗程之间可停药1~2周。

2. 肌注:每日50~100毫克,分1~2次注射,14天为一疗程。

【副作用】

骨髓抑制,特别表现为白细胞下降。胃肠道反应有恶心、呕吐、食欲不振,其他常见有乏力、头昏。对肝、肾功能未见有明显影响。

【注意及禁忌事项】

1. 肝肾功能不良者、消化道溃疡者、妊娠及哺乳期妇女禁用,年老体弱者及小儿慎用。

2.用药期间应严格检查血象。

【医生指导】

同丙亚胺丁。

乙双吗啉

【功效】

对多种实验性肿瘤有效。为细胞周期特异性药物。主要作用于 S 期,有明显杀伤作用,作用机理可能是抑制 DNA 的合成。小剂量时可抑制体液免疫,大剂量时才抑制细胞免疫,并有明显放疗增效作用和抗转移作用。口服易吸收,5 分钟后可血中测出,24 小时内分布于各脏器中,在胃、肝中浓度最高,肾、脾、肠次之,肿瘤组织内亦较高。与各组织结合力很强,连续给药有蓄积作用。主要由尿及粪便中排泄。

【主治】

用于恶性淋巴瘤、肺癌、卵巢癌、外阴癌、乳腺癌等。也有用于银屑病、眼科的葡萄膜炎,疗效较好。

【用法与用量】

口服:每次 0.2 克,每日 2～3 次,10～14 日为一疗程。

【副作用】

胃肠道反应有恶心、呕吐、食欲不振等。骨髓抑制较轻,部分病人有白细胞、血小板减少。还有心悸、胸闷,甚至传导阻滞。

【注意及禁忌事项】

1.儿童、孕妇、哺乳期妇女禁用,肝、肾功能不全和溃疡病者慎用。

2.用药期间定期检查病人血象,注意心功能情况。

3.银屑病患者慎用。有文献报道,长期服用本品可诱发急性白血病。

【医生指导】

在肿瘤专科医生指导下用药。

六甲密胺

【功效】

本品的抗癌机理还不清楚,可能为一种抗嘧啶类抗代谢药,能抑制二氢叶酸还原酶,干扰叶酸的代谢,抑制 DNA、RNA 和蛋白质合成。口服后 2～3 小时血药浓度最高,半衰期为 13 小时。24 小时后以代谢物形式从尿中排出 19%,以后 24 ~ 48 小时有 12% 以代谢物从尿中排出,尿中无原形存在。

【主治】

主要用于肺癌,恶性淋巴瘤,消化道癌,慢性粒细胞白血病等。

【用法与用量】

口服:每日 0.2 ~ 0.6 克或每日 8 ~ 12 毫克/公斤,分 2 ~ 4 次用,3 ~ 4 周为一疗程,休息 4 周后进行第二疗程。

【副作用】

胃肠道反应表现为恶心、呕吐等,一般较轻。骨髓抑制主要是白细胞下降,偶有血小板下降。长期服用对中枢及周围神经系统有一定影响。

【注意及禁忌事项】

用药期间定期检查血象。

【医生指导】

用药前加用灭吐灵等止吐剂,可减轻恶心、呕吐等不良反应。

第八节　妇科药物

溴隐停

【功效】

本品系多巴胺受体激动剂,是一种催乳激素的抑制剂,而对其他激素(如成长激素、性激素、亲甲状腺素等)无影响,这可能由于药物有拟多巴胺作用。催乳素的功能是用来促进和维持产褥期后哺乳。但催乳素分泌过多能导致病理性乳漏,影响女性排卵和月经失常(继发性闭经和不育)。本品是一种催乳素抑制剂,可用作回乳剂及治疗因催乳素失调而引起的病证。使闭经或排卵停止的乳漏病人,恢复建立一个正常排卵的月经周期。本品不会阻碍产后期子宫收缩,亦不会引致血栓栓塞。治疗期勿需限制进食液体。对肢端肥大症病人(低成长激素和催乳素血清水平除外),本品可缓解临床症状和提高葡萄糖耐受量。本品口服量约 28% 由胃肠道吸收。大部分被代谢,在血浆中以原形药排泄,半衰期为 3 ~ 4 小时,代谢物为 50 小时。活性药物和代谢物几乎完全在肝脏灭活,仅有 6% 经肾排出,血浆蛋白结合率为 96%。

【主治】

1.分娩后、自发性、肿瘤性和药物（如抗精神病药物、避孕药及降压药等）引起的闭经。

2.催乳激素引起的月经紊乱、不孕、继发性闭经及排卵减少。

3.抑制泌乳，预防分娩后和早产后的泌乳。

4.产后的乳房充血、催乳激素引起的特殊的乳房触痛、乳房胀痛和烦躁不安。

5.催乳激素引起的雄性激素低下症，如阳痿和精子减少引起的不育。

6.肢端肥大症、女性不孕症的辅助治疗。

7.催乳素分泌型腺瘤。

【用法与用量】

口服：乳溢或催乳激素引起的闭经、月经病和低生育力，开始时1.25毫克/次，2～3次/日。如剂量不够，可逐渐增至2.5毫克/次，2～3次/日，饭后服用。连续治疗至乳汁分泌停止。对于闭经、功能性月病和低生育力的治疗，要持续到月经恢复正常，如需要，治疗可延续至几个周期，以防复发。为抑制泌乳，应在分娩后服用，2.5毫克/次，2次/日，早晚与食物共服，连续用药14日。停药后2～3日，偶有少量的乳汁分泌，以同样剂量继续服用数日后即可停止。对分娩后的乳房充血，轻者可口服2.5毫克/次，如需要又没停止泌乳，则12小时后可重复1次。用于催乳激素引起的雄性激素低下症，5～10毫克/日。对肢端肥大症，开始2.5毫克/日，经7～14日后，根据临床反应可逐渐增加用量，分4次与食物同服。对催乳素分泌型腺瘤，2～3次/日，1.25毫克/次。

【副作用】

开始时可发生轻微恶心、晕眩、疲倦、呕吐或直立性低血压，大剂量或长期使用可致头痛、鼻塞、便秘、口干、精神紊乱、运动困难。

【注意及禁忌事项】

1.有精神病史，严重缺血性心脏病或周围血管疾病者禁用，肝功能障碍者慎用。

2.长期服用应检查肝功能及血象，治疗期间应定期测量血压。

【医生指导】

服用本品同时应用吩噻嗪类和 H_2 受体阻滞剂，能明显升高血中催乳素浓度，从而降低疗效。与降压药合用应小心，谨防低血压。合并使用左旋多巴时应慎重。本品与食物同服可减少不良反应。

口服克霉灵

【功效】

属新的半合成聚烯抗生素,为抗深部真菌药,其作用类似两性霉素 B。本品与念珠菌细胞膜的甾醇结构结合而破坏膜的通透性,干扰微生物的正常代谢,抑制其繁殖,消除病变处的微生物。霉菌性阴道炎是一种常见的妇科病,由霉菌中的白色念珠菌感染引起,以往均以局部用药为主。本品为口服制剂,是治疗白色念珠菌外阴炎、阴道炎及生殖道外的念珠菌属(如小肠念珠菌属),是较理想的全身用药。本品中的十二烷基硫酸钠为助吸收剂,使美帕曲星透过肠膜吸收进入血液,被吸收的药物在肾脏内有较高的浓度(在肝及肺组织中浓度较低),并由尿液排泄;未吸收的药物则由粪便排出体外。停药后约 30 小时即从体内消除,无蓄积现象。服药期间,维持的血药浓度高于 MLC(最大有效水平)的水平。本品对内分泌系统、神经系统、心血管及呼吸系统均无影响。

【主治】

临床主要用于生殖道及生殖道以外的真菌病,如白色念珠菌性阴道炎、外阴炎、滴虫性阴道炎及小肠念珠菌病。

【用法与用量】

口服:2 片/次,2 次/日. 饭后服,3 天为一疗程。对复发性、顽固性或抗药性病例,疗程可酌情延长或重复。

【副作用】

本品耐受性较好,除有低百分率(约10%)的胃肠道不良反应,如恶心、腹部不适外,未发现有其他不良反应,且通常可以由饭后服药而得到改善。

【注意及禁忌事项】

1. 孕妇,尤其是妊娠初 3 个月内不宜用,但行经期妇女可服用。

2. 治疗期间应禁止性生活,慎防交叉感染和影响疗效。

3. 对于滴虫性阴道炎妇女在治疗期间,建议采用夫妇同服方式来治疗。

4. 避免儿童取服。

5. 口服本品有过敏反应者禁用。

【医生指导】

尚未发现与其他药物有交叉作用。

达克宁栓

【功效】

为广谱抗真菌药,对皮肤真菌、念珠菌、酵母菌及其他藻类、了囊菌及隐球菌等具有抑制和杀灭作用,同时对革兰阳性球菌和杆菌也有很强的抗菌力。咪康唑作用于菌体细胞膜,改变其通透性,阻止营养物摄取,导致其死亡。

【主治】

由念珠菌和革兰氏阳性菌引起的阴道感染和继发性感染。

【用法与用量】

除去白色包囊膜,取出药栓,送入阴道深处。每晚1粒,连续用药2周。

【副作用】

本品耐受性好,未见不良反应报道。

【注意及禁忌事项】

1. 深部真菌全身感染的疗程需6~12周或以上。

2. 孕妇及哺乳期妇女忌用。

3. 本品静注过快会出现寒战、小便失常等,故应缓慢滴注。

【医生指导】

1. 本品不宜与两性霉素B等多烯类抗真菌药合用,因会减弱其抗菌作用。

2. 本品可增强香豆素类药物的抗凝作用。

3. 与利福平、苯巴比妥、苯妥英钠合用,会使彼此的血液浓度降低。

4. 与环孢菌素A合用,可使环孢菌素A血浓度升高。

康妇特栓

【功效】

为咪唑类广谱抗真菌药,其机理是干扰真菌细胞膜的生物合成,改变其通透性而发挥抗真菌作用。

【主治】

霉菌性、滴虫性阴道炎,老年性阴道炎及宫颈糜烂。

【用法与用量】

阴道栓剂每日1次,每次1枚,6次为1疗程。阴道炎1~2疗程。宫颈糜烂2~5疗程。

【副作用】

偶有局部反应,如烧灼和刺激症状。

【注意及禁忌事项】

局部反应严重者,应停药。

【医生指导】

1. 宜与两性霉素 B 等多烯类抗菌药合用。

2. 可增强香豆素类药物的抗凝作用。

甲硝唑栓

【功效】

本品有强大的杀灭滴虫作用,为治疗阴道滴虫病的首选药。对肠道及组织内阿米巴原虫也有杀灭作用。

【主治】

阴道滴虫病。

【用法与用量】

每晚以 200 毫克栓剂放入阴道,连用 7～10 日。

【副作用】

有局部刺激作用。

【注意及禁忌事项】

局部反应强烈者应停药。

【医生指导】

为保证疗效,须男女同治,男方口服灭滴灵。

第九节　计划生育药物

女性避孕药

口服避孕片 1 号

【功效】

炔诺酮为 19－去甲基睾酮衍生物,是一种口服有效的孕激素,其孕激素作用较孕酮大 5 倍,并有轻度雄激素和雌激素活性,能抑制下丘脑促黄体释放激素(LHRH)分泌,并作用于垂体前叶,降低其对 LHRH 的敏感性,抑制促性腺激素释放,故而抑制排卵。单独应用较大剂量时,能使宫颈粘液粘稠度增加,阻止精子穿过,并可抑制子宫内膜腺体发育生长,影响孕卵着床。口服容易吸收,经 0.5～4 小时血浓度达峰值,血浆蛋白结合率约 80%,作用时间在 24 小时以上,生物利用度平均为 64%,大部分从尿中排出。炔雌醇(乙炔雌二醇 EE)为口服有效的强效雌激素,其活性为雌二醇的 7～8 倍,乙烯雌酚的 20 倍,口服吸收好,经 1～2 小时血浓度达峰值,生物利用度 40%～50%。与孕激素配伍,对抑制排卵有协同作用,同时作用于子宫内膜,可减少服药期间发生点滴、不规则阴道出血,当停药后子宫内膜发生撤退性出血,故若按时服药、定期停药,可使妇女保持规则的阴道出血,像来月经一样。这是短效口服避孕药复方制剂的特点。

【主治】

长期生活在一起的无禁忌症的夫妇避孕之用。

【用法与用量】

月经周期第五天开始服药,每晚 1 片,连服 22 天,不能间断,服完后等月经来潮的第五天开始服下一周期的药。服药当月避孕有效,避孕效果 99%。

【副作用】

1. 少数妇女服药后有恶心呕吐、头昏、乏力、嗜睡等类似早孕反应,轻者不需处理,逐渐适应,反应重者可服避孕药反应抑制片。

2. 哺乳妇女服药后,可能乳汁减少,不宜服用。

【注意及禁忌事项】

1. 漏服或迟服可导致避孕失败,故必须每天定时服药;如漏服应在 24 小时内补服 1 片。

2. 突破性出血多发生在漏服后,或由于体内激素不足所致,出血少时可每日加服炔雌醇 0.005～0.015 毫克,若出血量多如月经量,则可停药按行经对待,第五天再开始服下一周期的药。

3. 服药后会有经量减少、经期缩短现象,不必介意。

4. 服药 22 天停药后,一般过 3～4 天即来月经,如第七天仍未来月经,应开始服下一周期的药。若连续 2～3 个月闭经,应停药并排除妊娠可能。

5. 肝病、肾炎、乳房肿块者忌服用。有子宫肌瘤、高血压、肾病、肝病史者慎用。

6. 口服避孕药又吸烟的妇女并发心血管病(中风、心肌梗死等)较不吸烟者多。吸烟妇女特别是年龄超过 35～40 岁者不宜服用避孕药。

7. 防止儿童误服。

【医生指导】

1. 利福平、氯霉素、氨苄青霉素、苯巴比妥、苯妥英钠、扑米酮、甲丙氨酯、氯氮草、非那西丁及吡唑酮类镇痛药(保泰松)等同服,可产生肝微粒体酶效应,加速炔诺酮和炔雌醇在体内的代谢,导致避孕失败、突破性出血发生率增高,应予注意。

避孕片 2 号

【功效】

甲地孕酮为合成高效黄体酮,是孕酮的乙酰氧基衍生物。母核 B 环中 $C_6 \sim C_7$ 之间双键的引入,明显地提高了口服给药的吸收程度。本品孕激素活性较黄体酮强 75 倍,注射时约为后者的 50 倍,并无雌激素和雄激素活性,但有明显的抗雌激素作用。具有显著排卵抑制作用,还能影响宫颈黏液稠度和子宫内膜正常发育,从而阻止精子穿透和孕卵着床。本品口服后,生物半衰期明显比炔诺酮及 LNG 为短,大部分代谢产物以葡萄糖醛酸酯形式从尿中排出。

【主治】

同复方炔诺酮片。

【用法与用量】

同复方炔诺酮片。

【副作用】

少数有头晕、恶心、呕吐等,偶有不规则出血。

【注意及禁忌事项】

肝、肾病、乳房肿块患者禁用,子宫肌瘤及高血压患者慎用。

复方 18 甲滴丸

【功效】

炔诺孕酮(甲炔诺酮,18 甲基炔诺酮,高诺酮)为口服强效孕激素,其孕激素作用为炔诺酮的 5 ~ 10 倍,并有雄激素、雌激素和抗雌激素活性,抗排卵作用较炔诺酮强,还能改变宫颈黏液稠度和抑制宫内膜发育等作用。口服易吸收,4 ~ 6 小时血浓度达峰值,主要代谢物从尿中排出。

【主治】

用于短效口服避孕药。

【用法与用量】

口服复方甲炔诺酮一号片或滴丸,从月经第 5 天开始,每天服 1 片(丸),连服 22 天,不能间断。服完后约 3 ~ 4 天即来月经,并于月经的第 5 天再服下一月的药。

【副作用】

1. 可有恶心、呕吐、头昏、乏力、嗜睡等类早孕反应及不规则出血;偶有乳房胀、皮疹、痤疮、体重增加、降低高密度脂蛋白。

2. 哺乳期妇女服药后,可能乳汁减少,应于产后半年开始服药。

【注意及禁忌事项】

1. 不能漏服,否则避孕会失败;如发生漏服时,应在 24 小时内补服。

2. 如发生突破性出血,可加服炔雌醇,每日 5 ~ 10 微克。

3. 服药 22 天后,如 7 天内不来月经,应立即开始服下一个月的药。

4. 肝、肾病患者禁用,子宫肌瘤、高血压患者慎用。

【医生指导】

同复方炔诺酮。

乙炔雌二醇

【功效】

本品在体内代谢较慢,因而口服效价提高、效能较强,为乙烯雌酚的 20 倍。

【主治】

主要作为避孕药的成份之一,亦用于人工月经周期、雌激素试验、更年期综合症等。

【用法与用量】

1. 人工月经周期:月经周期第 6 天起,5 微克/次,每日 1 次,口服,连服 20 日,于服药第 11 天起加用醋酸甲羟孕酮(安宫黄体酮)2 毫克/次,每日 2 次,口服。

2. 雌激素试验:50 微克/次,每晚 1 次,口服,连服 20 日,服药第 16 天起肌注黄体酮 10 毫克/日,停药后 2 ~ 7 天出现撤退性出血者为雌激素试验阳性。

3. 更年期综合症:25 ~ 50 微克/次,每日 1 次,口服,每日给药 3 周,停药 1 周,连续数月。剂量应根据患者反应而增减,待症状控制后改为维持量,通常为开始治疗量的 1/2 或更少。

【副作用】

恶心、呕吐、厌食等,注射给药此种反应较轻。长期大量服用,因子宫内膜过度增生可发生子宫出血,偶可引起脑汁瘀积性黄疸。本品主要在肝内代谢,代谢经肾从尿中排出,严重肝、肾功能不全者忌用。

【注意及禁忌事项】

闭经患者或孕激素试验(见黄体酮)阴性,应作雌激素试验,雌激素试验阳性者提示子宫内膜对雌激素有正常反应,此称第二度闭经,单用雌激素引起的撤退性出血,因子宫内膜剥脱不一,致使出血时间延长,故在服雌激素第 16 天加用孕激素。

【医生指导】

本品长期应用可使血甘油三酯升高,且刺激子宫内膜增生的作用也较强,故现在对于更年期综合症之需要长期治疗的病例已不再应用本品。

复庚 1 号

【功效】

同庚炔诺酮,主要抑制排卵、并影响宫颈黏液稠度和抑制宫内膜发育。

【主治】

避孕(长效)。

【用法与用量】

第一次在月经第 5 天肌注两支,以后每次月经第 10 天注射 1 支,每注射一支可避免一个月。

【副作用】

注射后有恶心、呕吐、食欲不振、乳房胀痛、乏力头晕、嗜睡等现象。但随用药次数增加而减轻或消失。

【注意及禁忌事项】

禁忌同口服避孕药。

【医生指导】

同复方乙酸羟孕酮。

复甲二号

【功效】

具有长效排卵抑制作用,服药一次可避孕28天。

【主治】

避孕(长效)。

【用法与用量】

复方甲炔诺酮二号片于月经第5天口服1片,第25天服第二片,以后每隔28天服1片。为保证避孕效果,服药开始3个月,每次服药时须加服炔雌醚0.3毫克。

【副作用】

部分人服药后可出现恶心、呕吐、头晕、白带增多等,一般于连续服药几天后消失或减轻。

【注意及禁忌事项】

肝病、肾病、子宫肌瘤、高血压、乳房肿块、哺乳期妇女及有糖尿病史者禁用。

【医生指导】

副作用较重时,若加服抗副反应的药物,主要有安乃静、颠茄、咖啡因、维生素B_6等,便可缓解。

复方长效左旋炔诺孕酮

【功效】

炔雌醚(炔雌醇环戊醚的简化名)是一种长效雌激素,口服后经胃肠道吸收,以后贮存在脂肪组织内,脂肪组织能够慢慢的释放出炔雌醇。炔雌醇通过负反馈来抑制丘脑下部,分泌促性腺素释放激素,进而减少垂体产生FSH和LH,卵巢内卵泡因没有FSH、LH的作用,发育受抑制而不产生排卵,从而达到避孕目的。甲基炔诺酮是消旋体,含有左旋和右旋两部分,左旋部分有活性,而右旋部分无生物活性,故左旋甲基炔酮所需用量仅为甲基炔诺酮的一半。孕激素不仅能加强雌激素的抑制排卵作用,并能使子宫内膜转化,使子宫内膜呈现分泌现象,使发生周期性的子宫撤退性出血。

【主治】

避孕(长效)。

【用法与用量】

于月经来潮第一天算起,第5天午饭后服药1次,1次1片,间隔20天再服第二片,以后按第二次服药的日期为依据,每隔1个月服药1次,1次1片。一般在服药后6～12天发生撤退性出血。

【副作用】

1.类似早孕反应,和短效避孕药表现相似,但程度比较重。一般发生反应的时间在服药后8～12小时,如定在午饭后服药,则反应发生在熟睡时,可减轻反应。开始服药的前几个周期反应较重,以后逐渐减轻。

2.阴道分泌物增多,多发生在服药周期3～6个月后,是长效口服药特殊的不良反应。

3.闭经或月经过多。

4.乳房胀痛、面部色素沉着,偶见胃痛。

【注意及禁忌事项】

同短效口服避孕片。

【医生指导】

同短效口服避孕药。

探亲避孕药片

【功效】

本品为炔孕酮的衍生物,为一高效口服孕激素,抑制促性腺激素的作用较强,对月经过多有较好的止血作用,其作用约为睾酮的1/16,若妊娠期服用本品,可能使女性胎儿男性化。较大剂量炔诺酮,不论在排卵前、排卵期或排卵后期服用,均能抑制子宫内膜的发育,不利于孕卵着床,同时增加宫颈黏液的黏稠度,不利于精子穿透。在排卵前服用,还有抑制排卵的作用。其抑制排卵的机制是抑制下丘脑促性腺激素释放激素的释放,或作用于垂体前叶,降低其对的敏感性,从而抑制促性腺激素的分泌而抑制排卵。

【主治】

探亲避孕、青春期及性成熟期的无排卵型功能性子宫出血、经前期紧张症、痛经、子宫内膜异位症等。

【用法与用量】

1. 探亲避孕:探亲同居当晚开始服用,每晚 5 毫克,连服 10 ~ 14 天,若探亲超过 14 天,则服完 14 天后,接着服避孕片 1 号或 2 号,直到探亲结束,如发生突破性出血,每晚可加服炔雌醇 0.005 ~ 0.015 毫克(5 ~ 15 微克),连服 3 日。

2. 功能性子宫出血:5 ~ 7.5 毫克(8 ~ 12 片)/次,每 4 ~ 6 小时,口服,血止后逐渐减量,直至 2.5 ~ 5 毫克(4 ~ 8 片)/日,维持到血止后 15 ~ 20 天,停药后 3 ~ 7 天出现撤退性出血。

3. 经前期紧张症:5 毫克(8 片)/次,每晚 1 次,于经前 14 天起口服,连服 10 日,连续治疗 3 ~ 6 个周期。

4. 痛经:2.5 ~ 5 毫克(4 ~ 8 片)/次,每晚 1 次,从经期第 5 天起口服,连服 22 日,连续治疗 3 ~ 6 个周期。

5. 子宫内膜异位症:第一周 5 毫克(8 片)/次,每日 1 次,第二周每日 2 次;以后 10 毫克(16 片)/次,每日 2 次,口服,连服 9 ~ 12 个月或更长。在治疗期间应加用戊酸雌二醇 10 毫克/次,每 4 ~ 6 周 1 次,肌注,以减少出血。

【副作用】

少数有恶心、呕吐、头昏、乏力、嗜睡、乳房胀感,突破性出血。

【注意及禁忌事项】

用孕激素作长期治疗期间,应定期检查肝功能,如有异常应即停药,严重肝、肾功能不全忌用。

【医生指导】

1. 青春期及性成熟期的无排卵型功能性子宫出血,如出血量多而持久,宜采用大剂量雌激素,以促进子宫内膜迅速增生修复的方法止血。

2. 青春期及性成熟期的无排卵型功能性子宫出血在血止后,还需用人工月经周期或促排卵的方法,进一步调整月经周期恢复排卵功能。

其他

天长粉蛋白

【功效】

本品能够选择性作用于胎盘滋养层细胞,使滋养层细胞变性坏死,而且能阻断胎儿血液循环,使胎盘功能丧失,导致胎儿死亡。同时使孕妇体内绒毛膜促性腺激素、雌激素及孕激素水平下降,蜕膜细胞发生变性坏死,释出大量前列腺素,使子宫加强收缩,导致死胎娩出。由于本品能使滋养层细胞及绒毛变性坏死,故对妊娠滋养细胞疾病亦有效。

【主治】

中期妊娠、死胎及过期流产孕妇的引产,亦用于宫外孕、葡萄胎、侵蚀性葡萄胎及绒毛膜癌。

【用法与用量】

1. 肌肉注射法(失败率及不良反应均较大):1.2~2.4毫克用生理盐水2毫升稀释后肌注。

2. 羊膜腔内注射法:1.2~2.4毫克用生理盐水5毫升稀释后备用。嘱孕妇排尿后平卧,常规消毒腹部皮肤、铺巾,在宫底与耻骨联合中点或中线偏一侧处,以20~21号腰椎穿刺针垂直刺入腹壁,当有落空感时,即已穿过子宫壁,可再进针0.5~1厘米,抽出针蕊,接上空针筒回抽羊水,以证实针尖在羊膜腔内,换上盛有已稀释好药液的针筒,缓慢注入,注完后,抽出穿刺针,盖以无菌纱布,用手按压2~3分钟。

3. 静滴法(常用于妊娠滋养细胞肿瘤):2.4毫克溶于生理盐水500毫升中,缓慢静滴,4~6小时滴完。

【副作用】

一般在给药后6~8小时有发热(38.5摄氏度左右)、头痛、关节酸痛、恶心、呕吐、皮疹等反应,多数在2~3天后能自行消退,严重者可给予抗组胺药或肾上腺皮质激素。

【注意及禁忌事项】

1. 在引产过程中应严密观察胎动、胎心音、宫缩及阴道流血情况,在最初两天,体温、血压每4小时测一次。

2. 患有急性传染病、生殖道炎症、急慢性心、肝、肾疾病及出血性疾病者忌用。

【医生指导】

尚未发现与其他药物有交叉作用。

卡前列甲酯栓

【功效】

本品对大鼠离体子宫及麻醉家兔在位子宫具有兴奋作用;阴道或皮下给药,对小鼠有明显抗早孕作用。动物实验表明,大剂量卡前列甲酯对神经系统有抑制作用;对血压、心电图、心率、呼吸均无明显影响;对血象、肝肾功能未见明显影响;对黏膜无刺激和伤害作用。本品给药后,药物吸收、代谢快;静脉、肌内给药,药物在血中半衰期约为30分,停药后血中药物浓度迅速下降至对机体无反应的水平。栓剂给药,直接到达作用部位,同时有部分通过阴道黏膜吸收入循环系统,但血中浓度很低,难以测定。本品给药后,约6~9小时由尿中排出。

【主治】

主要用于终止早期或中期妊娠。

【用法与用量】

本品不宜单独使用,须与米非司酮(Ru－486)或丙酸睾丸酮等药合用,应用于终止早期或中期妊娠。用法:早期妊娠(停经不超过49日),第1日空腹口服米非司酮20~60毫克,第3或4日置本品于后穹窿处,每次1毫克,2~3小时1次,直至流产(一般4毫克),最多总剂量为6毫克。或每日肌注丙酸睾丸酮100毫克,共3日,总量300毫克,第4日用本品(方法同上)。

【副作用】

主要有腹泻、恶心、呕吐、腹痛等。

【注意及禁忌事项】

1. 前置胎盘、宫外孕、急性盆腔感染、胃溃疡、哮喘和严重过敏体质、青光眼患者禁用。

2. 糖尿病、高血压及严重肝、肾功能不全者慎用。

【医生指导】

本品与丙酸睾丸酮和复方地芬诺酯(复方苯乙哌啶)合并使用有协同作用;应用本品后可提高米非司酮(Ru－486)的作用。

壬苯醇醚

【功效】

本品作用于精子细胞膜,使之破坏而有效地使精子失去活动力,因此在性交前放置在女性阴道内,可杀伤性交时射入阴道内精液中的精子,使之丧失活动力,阻碍精子上游与卵子结合,起避孕作用。

【主治】

避孕。

【用法与用量】

药膜:50毫克白色或微黄色透明药膜,每张药膜大小为10×5平方厘米或5×

5 平方厘米。

女用:房事前取药膜 1 张,双折 2 次揉成松软小团,以食指推入阴道,10 分钟后开始房事。男用:房事前用手指将 1 张药膜贴于阴茎头,再推入女性阴道内。栓剂 40 毫克/枚,0.1 克/枚,白色或乳白色鱼雷状栓为女用,房事前用手指将栓放入阴道深部,10 分钟后开始房事。

【副作用】

少数使用者,于男性阴茎部位或女性外阴和阴道有轻度烧灼感;个别人有过敏现象,表现为局部疼痛等刺激症状重,并有红、肿、分泌物增多现象。

【注意及禁忌事项】

1. 按正确方法放入阴道深部靠近宫颈处。

2. 放入时间必须在房事前足够长,使药物充分溶解,否则影响效果。

3. 放入后应保持卧位,以防止掉出。

4. 如在用药后 30 分钟内未行房事,再行房事时必须重新放入 1 张药膜或 1 枚栓剂(或 1 片药)。

【医生指导】

尚未发现与其他药有交叉作用。

第十节　口腔科药物

华素片

【功效】

口腔、咽喉局部消毒、抗感染药物。有收敛、消除黏膜水肿等功效,止痛作用快,消除口臭,促进口腔溃疡黏膜愈合等。

【主治】

用于治疗慢性咽喉炎、白色念珠菌感染口炎、口腔溃疡、慢性牙龈炎、牙周炎症以及糜烂型扁平苔癣等。

【用法与用量】

口含:每次 1 片,每日 3~5 片或遵医嘱。

【副作用】

个别口腔溃疡较重病人含药后,可出现一过性刺激感,但不影响疗效。

【注意及禁忌事项】

对碘过敏或可能过敏的病人慎用;怀孕或授乳妇女避免应用。

【医生指导】

正在测试甲状腺功能的病人,应考虑可能吸收的影响,避免应用此药。

氯己定含片

【功效】

具有较强的广谱抑菌杀菌作用。

【主治】

对咽峡炎、口腔溃疡有效。

【用法与用量】

口含片:每次 1～2 片,每日数次。

【副作用】

罕见。

【注意及禁忌事项】

0.1% 以上浓度不能用于高压灭菌,忌与肥皂、合成洗涤剂、碱性物质和阳离子表面活性剂混合使用。

【医生指导】

不可与碘酊、高钙酸钾、升汞、硫酸锌配伍。

口泰

【功效】

本品以葡萄糖或洗必泰、甲硝唑等为原料制成的抗菌消炎药。

【主治】

用于牙龈炎、冠周炎、口腔黏膜炎引起的牙龈出血、牙周肿瘤、溢脓口臭及口腔溃疡等症的辅助治疗。

【用法与用量】

早晚刷牙含漱,1 次 15 毫升,5～10 天一疗程。

【副作用】

偶有味觉改变和口腔黏膜轻微刺痛。

【注意及禁忌事项】

本品不宜吞服。

第十一节　眼科药物

环丙沙星三角眼液

【功效】

对沙眼衣原体、结核菌有效,抑制细菌 DNA 核转酶,干扰 DNA 功能。

【主治】

敏感菌引起的结膜炎、角膜、溃疡、阴囊炎及眼睑炎。

【用法与用量】

1～2 滴,滴入眼睑内,3～5 次/日。

【副作用】

偶有一过性局部刺激症状及过敏反应。

【注意及禁忌事项】

对喹诺酮类药物过敏者禁用,不宜长期使用。

【医生指导】

当出现过敏反应,立即停药。

氯霉素滴眼液

【功效】

有广谱抑菌作用,用于伤寒杆菌、痢疾杆菌、大肠杆菌、流感杆菌、布氏杆菌、脑膜炎球菌、链球菌等多种厌氧菌感染。

【主治】

用于沙眼、结膜炎、角膜炎。

【用法与用量】

滴眼:每 2 小时 1 次。

【副作用】

少数病人使用后有异物感。

【注意及禁忌事项】

长期使用有引起再生障碍性贫血的危险。

【医生指导】

应避免与青霉素类、头孢菌素类及氨基糖甙类合用。

斑马眼药水

【功效】

抗菌消炎。

【主治】

用于结膜炎、沙眼及其他眼部感染。

【用法与用量】

滴眼：一次 1~2 滴,3~4 次/日。

【副作用】

主要为局部过敏性反应,如睑、球结膜红肿,眼睑皮肤红肿、痒、皮疹等。

【注意及禁忌事项】

对磺胺类药过敏患者禁用;普鲁卡因可代谢产生对氨基苯甲的药物,可减弱磺胺醋酰钠的作用,故不宜同时使用。

【医生指导】

使用时可加 0.1% 硫代硫酸钠,具有抗氧化作用。

眼生素

【功效】

增强眼的新陈代谢,促进角膜上皮组织再生。

【主治】

适用于非化脓性角膜炎、色素膜炎、中心性浆液性视网膜炎,玻璃体混浊、巩膜炎、早期老年白内障、角膜色素变性、轻度近视、视力疲劳。

【用法与用量】

滴眼：直接用本品或以生理盐水稀释一倍后点眼,3~6 次/日,每次 2~3 滴。
眼浴：用生理盐水稀释 5 倍,用眼杯洗眼,1~2 次/日。

【副作用】

少。

【注意及禁忌事项】

化脓性眼病忌局部用。

【医生指导】

也可肌注或皮下注射、球结膜下注射、球后注射、穴位注射，需遵医嘱执行。

卡替洛尔滴眼液

【功效】

降眼压。

【主治】

青光眼，高眼压症。

【用法与用量】

2 次／日，每次 1 滴滴眼。

【副作用】

偶有刺激感、痒、干、发热、雾视，长期用于无水玻璃体眼或眼底有病变患者时，偶在眼底黄斑部出现消肿、沉浊、偶有缓脉、呼吸不畅。

【注意及禁忌事项】

孕妇、妊娠、哺乳期妇女慎用，突发性心动过缓、房室传导阻滞、心源性休克等禁用。使用 β - 受体阻滞剂的患者应慎用。

【医生指导】

可引起低血糖，在应用此药过程中，注意观察血糖值。

诺氟沙星滴眼液

【功效】

对细菌的 DNA 合成有特殊的阻碍作用，而起到抗菌作用。

【主治】

敏感致病菌引起的外眼部感染，如结膜炎、角膜炎、角膜溃疡。

【用法与用量】

滴入眼内，一次 1～2 滴，每日 3～6 次，或遵医嘱。

【副作用】

轻微一过性局部刺激，如刺痛、痒、异物感。

【注意及禁忌事项】

对喹诺酮类药物过敏者禁用。

【医生指导】

本品现有的抗菌滴眼液无交叉耐药性,可用于对其他眼药耐药的细菌引起的眼疾。

氧氟沙星滴眼液

【功效】

对葡萄球菌、链球菌、肺炎球菌、棒状杆菌、布兰卡西菌等均有效,阻碍细菌DNA 旋转酶。

【主治】

细菌性结膜炎、角膜炎、角膜溃疡、泪囊炎及术后感染等。

【用法与用量】

滴于眼睑内,每日 3～6 次,每次 1～2 滴。

【副作用】

偶有局部刺激症状及过敏反应。

【注意及禁忌事项】

对喹诺酮类药物有过敏史者禁用。

【医生指导】

不宜长期使用。

庆大霉素滴眼液

【功效】

对大肠杆菌、绿脓杆菌、变形杆菌、产气杆菌、葡萄球菌引起的眼部感染,有明显的抑菌功效。

【主治】

用于结膜炎、角膜炎等。

【用法与用量】

滴眼:4～6 次/日。

结膜下注射:1～2 万单位/次。

玻璃体内注射:100～200 微克(0.1 毫升)。

【副作用】

局部轻度刺激,玻璃体内注射对视网膜毒性较大。

【注意及禁忌事项】

本品对链球菌感染无效。

【医生指导】

此药停用一段时间后,可恢复细菌对庆大霉素的敏感性。

红霉素眼膏

【功效】

对革兰氏阳性菌,如葡萄球菌、化脓性链球菌、绿色链球菌有抑制作用。对革兰氏阴性菌也有抑菌作用。

【主治】

用于沙眼,结膜炎,角膜炎。

【用法与用量】

涂眼:每晚1次,每次适量。

【副作用】

轻度刺激性。

【注意及禁忌事项】

不应与林可霉素类或氯霉素合用。

毛果芸香碱滴眼剂

【功效】

有缩瞳及降低眼内压作用。

【主治】

治疗青光眼。降低青光眼内压及视网膜的分离,也用于对抗阿托品的散瞳作用,用于开角型青光眼、急性闭角型青光眼、慢性闭角型青光眼。

【用法与用量】

滴服:3~6次/日,每次1~2滴。

【副作用】

可引起眼睑及结膜过敏。

【注意及禁忌事项】

虹膜睫状体患者禁用。

【医生指导】

忌与新洁尔灭配伍,有析出结晶后不可再用。

素高捷疗滴眼液

【功效】

能提高体内组织对氧的利用率,并促进主要代谢作用产物的吸收,具有特别显著的变原和再生功能。

【主治】

用于各种起因的角膜溃疡、角膜损害、由碱和酸引起的角膜灼伤、大泡性角膜炎、神经麻痹性角膜炎、角膜和结膜变质性变化。

【用法与用量】

涂入眼内,每日数次或按医嘱使用。

【副作用】

少数患者点眼后,有局部烧灼感,眼周围皮肤红肿等过敏反应。

【注意及禁忌事项】

感染性角膜炎、结膜炎必须针对病原体,联合应用有效的抗生素或抗病毒药。

【医生指导】

严重的角膜、结膜疾患及顽固性溃疡,可适当联合应用肾上腺皮质激素的治疗。

地匹福林滴眼剂

【功效】

降低眼压。

【主治】

慢性开角型青光眼及高眼压症的眼压控制。对其他青光眼治疗疗效不佳者,可用本药替代或加用本药。

【用法与用量】

1滴/12小时滴眼。

【副作用】

常见局部充血、烧灼及刺激感。偶见结膜炎、过敏反应、瞳孔散大等。

【注意及禁忌事项】

前房角狭窄的青光眼患者慎用,对药液内任何成分过敏者禁用。

【医生指导】

对难治病人应用本药时,同时加罗卡品、氨甲酰胆碱或乙酰唑胺,增强疗效。

地塞米松滴眼剂

【功效】

抑制炎性反应、组织敏感及上皮生长等。

【主治】

常用于角膜炎、巩膜炎、虹膜炎、疱疹性眼炎、交感性眼炎、白内障术后等。

【用法与用量】

滴眼:6 次／日,每次 1～2 滴,用前摇匀。

【注意及禁忌事项】

树枝状角膜炎及化脓性角膜溃疡者慎用。

硝酸可的松滴眼剂

【功效】

抑制炎性反应、组织敏感及上皮生长。

【主治】

常用于角膜炎、巩膜炎、虹膜炎、疱疹性眼炎、交感性眼炎、白内障术后等。

【用法与用量】

滴眼:6 次／日,每次 1～2 滴。用前摇匀。

【注意及禁忌事项】

树枝状角膜炎患者慎用。

毒扁豆碱滴眼剂

【功效】

有缩瞳及降低眼内压的作用。

【主治】

多用于急性青光眼,也可用作阿托品的对抗剂。

【用法与用量】

滴眼:3~4次/日。

【副作用】

久用可引起虹膜囊肿、白内障。

【注意及禁忌事项】

变红则不宜再用。

【医生指导】

用后要压迫泪囊,以防吸收中毒。

利福平滴眼剂

【功效】

对金黄色葡萄球菌、厌氧菌引起的感染有效。

【主治】

用于敏感细菌引起的眼部感染。

【用法与用量】

滴眼:4~6次/日,每次1~2滴。

【副作用】

0.5%~10%的滴剂滴夜光眼,可能有轻微刺激。

【注意及禁忌事项】

肝功能不良者慎用。

【医生指导】

用药前先将药丸投入溶媒中振摇溶解,药液在短时间内用完。

氟美松龙滴眼液

【功效】

减轻炎症。

【主治】

适于皮质激素敏感的睑结膜,球结膜,角膜,眼前段组织炎症,PK、PRK术后的抗炎治疗。

【用法与用量】

治疗初期 24 ~ 48 小时内, 每次 1 ~ 2 滴, 每 2 小时一次, 以后 4 次/日。

【副作用】

可能发生青光眼并伴有视神经损伤、视力下降及视野缺损、白内障、眼部继发感染、眼球穿孔等。

【注意及禁忌事项】

孕妇、哺乳妇女、儿童慎用, 急性单纯疱疹病毒角膜感染、牛痘、水痘及其他由病毒、结核菌、霉菌引起的角膜及结膜炎、未经治疗的急性化脓性感染者禁用。

【医生指导】

不可长期使用。

羟苄唑

【功效】

能抑制红眼病病毒, 对其他眼病病毒亦有抑制作用。

【主治】

用于流行性出血性结膜炎和其他病毒性结膜炎、角膜炎和细菌性角膜炎。

【用法与用量】

滴眼: 每次 1 ~ 2 滴, 每小时 1 ~ 2 次, 病情严重者每小时 3 ~ 4 次。

【副作用】

局部有轻度刺激。

磺胺嘧啶滴眼液

【功效】

对溢血性链球菌、葡萄球菌及沙眼衣原体感染均有抑制作用。

【主治】

主用于沙眼、结膜炎及中和酸性烧伤等。

【用法与用量】

滴眼: 3 ~ 4 次/日, 每次 1 ~ 2 滴。

【注意及禁忌事项】

磺胺药过敏者禁用。

噻吗洛尔

【功效】

明显降低眼内压。

【主治】

主要用于原发性开角型青光眼,无晶体病人合并青光眼、高血压眼病等。

【用法与用量】

成人:初剂量0.25%的噻吗洛尔一滴滴眼,12小时一次。

【副作用】

少数有结膜炎、角膜炎、眼干、眼疼病,个别有心律失常、低血压、支气管痉挛等。

【注意及禁忌事项】

1. 充血性心力衰竭者慎用。

2. 支气管哮喘者、严重慢性阻塞性肺病者、心律失常及对本药有过敏史者禁用。

3. 孕妇、哺乳期妇女忌用。

【医生指导】

与钙离子拮抗剂、β-阻滞剂同时用有导致低血压或明显心动过缓的可能。

乐芬滴服液

【功效】

对绿脓杆菌、奇异变形杆菌和大肠杆菌等革兰氏阴性菌有很强的抑制作用。

【主治】

急慢性细菌性结膜炎、睑缘炎、麦粒肿、睑板腺炎、泪囊炎、角膜和角膜炎病。

【用法与用量】

1~2滴/次,每日3~4次滴服。

【副作用】

偶见眼部刺痛感觉。

【注意及禁忌事项】

对喹诺酮类过敏者禁用。

家庭健康宝典

家庭医生

医学常识篇

乙酰唑胺

【功效】

降低眼内症。

【主治】

青光眼。

【用法与用量】

口服：1 片/次，1～2 片/日。

【副作用】

四肢麻木、刺痛感、恶心、食欲不振、困倦、多尿，偶有听力减退，首次用药可出现暂时性近视。

【注意及禁忌事项】

肾功能衰竭及肾上腺皮质机能减退者以及不能耐受磺胺类药物的患者应慎用或禁用；糖尿病患者、酸中毒及肝、肾功能不全者慎用；孕妇忌用。

【医生指导】

急性青光眼及青光眼急性发作时，每日应测眼压，慢性期应定期测眼压，并定期检查视力视野。

白内停滴眼液

【功效】

防止白内障的发展。

【主治】

用于老年白内障、糖尿性白内障、外伤性白内障及光天性白内障。

【用法与用量】

滴眼：每次 1～2 滴，每日 4～6 次，同时将包装内药片投入溶剂内溶解后使用，在一个月内用完。

【副作用】

暂未发现。

【注意及禁忌事项】

本品混入金属离子时会变色，须注意。

【医生指导】

片剂投入溶剂中后,应连续使用。

阿昔洛韦滴眼液

【功效】

含嘌呤核心抗病毒药。

【主治】

用于治疗树枝状角膜炎。

【用法与用量】

取适量涂眼:5 次／日,同时用庆大霉素滴眼,3 次／日,完全愈合后再用 3 天。

【副作用】

可发生角膜上皮损害,即弥漫性表层角膜炎。

【注意及禁忌事项】

药液中析出少量结晶,置热水中使之溶解后滴用。

第十二节　耳鼻喉科药物

赛洛唑林滴鼻液

【功效】

有效收缩鼻粘膜血管,改善鼻塞症状。

【主治】

用于减轻急慢性鼻炎、鼻窦炎、过敏性鼻炎等鼻腔疾病。

【用法与用量】

成人剂型:2 次／日,2～3 滴／次。

儿童剂型:2 次／日,2～3 滴／次。

【副作用】

偶见局部一过性的轻微烧灼感、干燥感、头痛、头晕、心律加快等。

【注意及禁忌事项】

有冠心病、高血压、甲状腺机能亢进、糖尿病、窄角型青光眼的患者和孕妇慎用。接受单胺氧化酶抑制剂或三环类抑制剂治疗的患者和对本品敏感者及幼儿禁用。

【医生指导】

1 个疗程连续使用需 7 天。

麻黄碱滴鼻剂

【功效】

收缩血管作用。

【主治】

用于鼻粘膜充血、急性鼻炎、鼻窦炎及慢性肥大性鼻炎。

【用法与用量】

滴鼻：每次 2 ~ 3 滴，每日数次。

【副作用】

大量长期使用可引起震颤、焦虑、失眠、头痛、心悸等。

【注意及禁忌事项】

患有高血压病、冠状动脉病及甲状腺机能亢进者禁用。

氧氟沙星滴耳液

【功效】

抑制细菌 DNA 旋转酶，从而抑制 DNA 的合成，为广谱杀菌型抗菌药物。

【主治】

敏感菌引起的中耳炎、外耳道炎、鼓膜炎。

【用法与用量】

成人 6 ~ 10 滴/次，2 次/日，可根据症状适当增减，疗程以 4 周为限。

【副作用】

偶有耳痛及过敏现象。

【注意及禁忌事项】

对氧氟沙星过敏者禁用。

【医生指导】

如炎症波及鼓室周围，除局部治疗外，应结合口服用药综合治疗。

地芬尼多片

【功效】

增加椎基底动脉血流量,调节前庭系统、抑制呕吐中枢,有抗眩晕及镇吐作用。

【主治】

用于抗晕及镇吐。

【用法与用量】

口服:成人每次 25～50 毫克,每日 3 次;儿童(6 个月以上):每次 0.9 毫克/公斤,每月 3 次。

【副作用】

偶见口干、心动过速、头昏和胃不适感,较常见头痛、视力模糊、皮疹和轻度及短暂的低血压。

【注意及禁忌事项】

6 个月以内幼儿及肾衰患者禁用;有青光眼、胃溃疡、妊娠、泌尿道阻塞性损伤或突发性心动过速者慎用。

氯己定含片

【功效】

具有较强的广谱抑菌杀菌作用。

【主治】

对咽峡炎、口腔溃疡有效。

【用法与用量】

口含:每次 1～2 片,每日数次。

【副作用】

罕见。

【注意及禁忌事项】

0.1% 以上浓度不能用于高压灭菌,忌与肥皂、合成洗涤剂、碱性物质和阳离子表面活性剂混合使用。

【医生指导】

不可与碘酊、高钙酸钾、升汞、硫酸锌配伍。

洛菌酶片

【功效】

抗菌、抗病毒、止血、消肿及加快组织恢复功能等作用。

【主治】

用于慢性鼻炎、急慢性咽喉炎、口腔溃疡、水痘、带状疱疹和扁平疣等。

【用法与用量】

口服：每次 30 ~ 50 毫克(肠溶片)，3 次/日。

口含：20 毫克/次，4 ~ 6 次/日。

外用：用生理盐水或注射用水或甘油配成 1% ~ 2% 液外搽；治水痘时，每日 10 毫克/1 公斤，3 ~ 4 次/服。

【副作用】

少见，偶见过敏反应。

【注意及禁忌事项】

过敏者禁用。

多贝尔片

【功效】

消炎、消肿、加快组织恢复。

【主治】

用于口腔炎、急性咽喉炎及急性扁桃体炎。

【用法与用量】

2 片加温开水至 250 毫升溶后含漱，一日数次。

【副作用】

少见。

碘甘油

【功效】

防腐、消毒作用。

【主治】

用于咽部慢性炎症及角化症,也可用于慢性萎缩性鼻炎。

【用法与用量】

按医嘱涂抹患部,每日 2 ~ 3 次。

【副作用】

少见。

桃金娘油胶囊

【功效】

刺激腺体分泌,稀释上、下呼吸道分泌物;促进纤毛摆动而加速黏液流动,促进分泌物排除。

【主治】

用于治疗急慢性鼻窦炎及急慢性支气管炎。

【用法与用量】

餐前 30 分钟用凉开水送服。急性病:1 粒,3 ~ 4 次/天;慢性病:1 粒/次,2 次/天。

【副作用】

不良反应较少,偶见胃肠不适。

【注意及禁忌事项】

本药存放远离儿童,妊娠期用药须有医生指导。

【医生指导】

本品不要打开胶囊或嚼碎后服用。

第十三节 皮肤科药物

硼酸洗剂

【功效】

有较弱的抑菌防腐作用和收敛作用。

【主治】

用于皮肤粘膜创面的清洁冲洗,急性湿疹皮炎的冷湿敷及治疗冻疮等。

【用法与用量】

外用涂患处,1 日数次。

【副作用】

用于大面积损伤时,吸收后可发生急性中毒,早期症状为呕吐、腹泻、皮疹、中枢神经先兴奋后抑制。

【注意及禁忌事项】

婴儿及大面积损伤者禁用。

硫磺软膏

【功效】

杀细菌、杀虫、使角质促成和角质剥脱等多种作用。

【主治】

用于治疗脂溢性皮炎、痤疮、疥疮、银屑病等。

【用法与用量】

外用,取适量涂患处。

【副作用】

可引起接触性皮炎。

【注意及禁忌事项】

与其他外用痤疮制剂或含有脱屑药制剂及汞制剂共用,数天后皮肤可能发红和脱屑。

酞丁安搽剂

【功效】

能强烈抑制感染性单纯疱疹病毒Ⅰ型（HSV－Ⅰ）与Ⅱ型（HSV－Ⅱ）的复制，而不影响病毒 MVERE 细胞内的释放。

【主治】

用于治疗单纯疱疹、带状疱疹，对尖锐湿疣也有一定疗效。

【用法与用量】

外涂于患处，3 次/日。

【副作用】

少见。

【注意及禁忌事项】

勿入口、眼。

无极膏

【功效】

抗炎、止痛、局麻、抗菌作用。

【主治】

用于虫咬性皮炎、丘疹性荨麻疹、湿疹、接触性皮炎、神经性皮炎、皮肤瘙痒症等，也可试用于浅霉菌性皮肤病，如足癣。

【用法与用量】

外用：涂于患处，2~3 次/日。

【副作用】

少数因搔抓而致皮损的患者，用后可发生短暂轻度的热和刺痛感。

【医生指导】

若皮肤因抓破而腐烂时，暂停使用。

达克宁软膏

【功效】

广谱抗真菌药,对皮肤真菌、念珠菌、酵母菌及其他藻类、隐球菌等具有抑制和杀灭作用,对革兰氏阳性球菌和杆菌有很强的抗菌力。

【主治】

头癣、体癣、手癣、脚癣、须癣、甲癣、花斑癣、皮肤、指(趾)甲的念珠菌病,以及口角炎、外耳炎。

【用法与用量】

皮肤感染:每日2次涂于患处,疗程2～5周;

指甲感染:每日1次,涂入患处,7个月后见疗效。

【副作用】

有少数病例可能有灼烧和刺激感。

【注意及禁忌事项】

治疗期间注意个人卫生,有助于提高疗效。

【医生指导】

指甲感染,待患甲松动后,应继续用药至新甲开始生长。

醋酸氟轻松软膏

【功效】

抗炎、抗过敏。

【主治】

用于过敏性皮炎、接触性皮炎、脂溢性皮炎及湿疹等。

【用法与用量】

外用:涂患处,每日2～3次。一周总量不超过50克。

【副作用】

长期应用可引起皮肤萎缩及毛细血管扩张。

【注意及禁忌事项】

皮肤化脓性感染禁用本品。

【医生指导】

真菌性或病毒性皮肤病不能用本品。

皮炎平

【功效】

抗过敏，消炎止痒，促使浸润消毒。

【主治】

用于治疗各型湿疹、皮炎及丘疹性荨麻疹,多型性红斑、冻疮红斑、皮肤瘙痒等病。

【用法与用量】

外用:将药轻涂患处,每日5~8次,重者2~3小时一次。

【副作用】

长期使用会引起皮肤萎缩,毛细血管扩张或继发感染。

【注意及禁忌事项】

妇女及儿童面部勿长期使用。

酮尿唑软膏

【功效】

对真菌引起的皮肤、指甲感染;念珠菌引起的皮肤、指(趾)甲感染及白色念珠菌病、非细菌或病毒感染的其他皮肤病有效。

【主治】

体肢癣,花斑癣,手足癣,头癣,须癣,甲癣,急性慢性湿疹,神经性皮炎,接触性皮炎,银屑病,脂溢性皮炎,阴道感染。

【用法与用量】

皮肤感染涂于患处,必要时包敷,每日2次;念珠菌阴道炎,每日睡前将药膏约5克挤入阴道深处,10日一个疗程。

【副作用】

少见。

【注意及禁忌事项】

对此药过敏的患者禁用。

孚琪乳膏

【功效】

对丝状菌类、酵母类、二相性真菌类有强的抗菌作用。

【主治】

用于治疗体癣、股癣、手足癣、花斑癣等,对皮肤、指(趾)甲内念珠菌感染等和革兰氏阳性细菌引起的感染和继发性感染有良好作用。

【用法与用量】

外用:涂患处,1 次／日,2～4 周为一疗程。

【副作用】

少数出现一过性轻度皮肤发红、灼烧感、灼痛、脱皮、瘙痒感及皲裂等。

【注意及禁忌事项】

对咪唑类药物有过敏史者或对硬脂的十六烷酯过敏者禁用。

【医生指导】

本品最好在晚间睡前使用。

必麦林

【功效】

能有效抑制痤疮丙酸杆菌。

【主治】

寻常型痤疮的局部治疗。

【用法与用量】

每次治疗前,先用温水彻底清洁皮肤,轻轻拍干,将少许凝胶在患处抹一薄层,每日早晚各一次。

【副作用】

皮肤干燥、红斑、瘙痒。

【注意及禁忌事项】

避免接触眼睛和黏膜部位,不要用在毛发根部位,孕妇、哺乳妇女及儿童慎用,对红霉素、过氧化苯甲酰过敏者禁用。

【医生指导】

如刺激严重,应停止用药。

维 A 酸

【功效】

可能具有促进上皮细胞增生分化、角质溶解等作用。

【主治】

适用于寻常性痤疮、扁平苔癣、白斑、毛发红糠疹和面部单纯糠疹,还可作牛皮癣的辅助治疗药物,以及多发性寻常疣及角化异常类的各种皮肤病,如鱼鳞病、毛囊角化症等。

【用法与用量】

口服:2~3次/日,每次10毫克。外用0.025%冷霜或软膏治疗扁平苔癣、毛发红糠疹、白斑等其他皮肤病,每日涂药2次,或遵医嘱。

【副作用】

本品内服可产生头痛、头晕、口干、脱屑等副反应及肝损害。外用浓度高可引起红斑、脱皮、灼热感及疼痛等局部刺激。

【注意及禁忌事项】

肝、肾功能不良者慎用,避免外用于皮肤轻薄的皱折部位,不宜用于急性皮炎、湿疹类疾病。

【医生指导】

出现头痛、头晕等副反应时,需控制剂量,或同时服用谷维素、维生素 B、B$_6$ 等药物;治疗严重类型的皮肤病时,可与其他药物如皮质激素、抗生素等合并使用,以增加疗效。

百多邦

【功效】

与皮肤感染有关的各种革兰氏阳性球菌,尤其对葡萄球菌和链球菌高度敏感,对耐药金黄色葡萄球菌也有效。

【主治】

各种细菌性皮肤感染,如脓疱病、疖肿、毛囊类等原发性皮肤感染及湿疹、溃疡及创伤合并感染等继发性皮肤感染。

【用法与用量】

3次/日,涂于局部患处。

【副作用】

偶见局部烧灼感、热刺感及瘙痒等。

【注意及禁忌事项】

对莫匹罗星或其他聚乙二醇软膏过敏者忌用,肾功损害及孕妇慎用。

【医生指导】

此药不能用于眼内或鼻内使用。

第十四节　消毒防腐药物

福尔马林

【功效及应用】

本品 15 毫升加水 20 毫升,加热蒸发,可消毒空气 1 立方米(4 小时)。稀释 10 倍,可用于生物标本的防腐。5%～10% 溶液用于止汗及表面消毒等。

【注意及禁忌事项】

外用消毒,产生白色絮状物为多聚甲醛,加少量乙醇可防止,已产生的絮状物可加热使之分解为甲醛。

新洁尔灭

【功效及应用】

为一种季铵盐阳离子表面活性广谱杀菌剂,杀菌力强,对皮肤和组织无刺激性,对金属、橡胶制品无腐蚀作用。1：1000～2000 溶液广泛用于手、皮肤、黏膜、器械等的消毒,可长期保存,效力不减。

【用法与用量】

1. 不可与普通肥皂配伍。

2. 泡器械加 0.5% 亚硝酸钠。

3. 不适用于膀胱镜,眼科器械,橡胶及铝制品的消毒。

双氧水

【功效及应用】

1. 为强氧化剂,具有消毒、防腐、除臭及清洁作用,用于清洗创面、溃疡、脓窦、耳内脓液。

2. 涂搽治疗面部褐斑(肝斑)。

3. 在换药时用以去病皮和粘附在伤口上的敷料(可减轻疼痛)。

4. 稀释至1%浓度用于扁桃体炎、口腔炎、白喉等的含漱。

【用法与用量】

除用于有恶臭不洁的创面外,尤适用于厌氧菌感染以及破伤风、气性坏疽的创面,用3%溶液冲洗或湿敷,根据情况每日可多次使用。

洗必泰

【功效】

具有相当强的广谱抑菌、杀菌作用,是一种较好的杀菌消毒药,对革兰氏阳性菌和阴性菌的抗菌作用,比新洁尔灭等消毒药强。

【主治】

1. 手的灭菌。

2. 术野准备。

3. 冲洗创伤伤口。

4. 含漱消炎。

5. 烧伤、烫伤。

6. 器械消毒。

7. 房间、家具消毒。

【用法与用量】

1. 手的灭菌:以1：5000(醋酸洗必泰)泡手3分钟。

2. 术野准备:用0.5%洗必泰酶(70%)溶液,其效力约与碘酊相等,但无皮肤刺激,亦不染色,因而适用于面部、会阴部及儿童的术野准备。

3. 冲洗创伤伤口:用1：2000 水溶液。

4. 含漱消炎:以1:5000 溶液漱口,对咽峡类及口腔溃疡有效。

【副作用】

局部刺激性及过敏反应都很少见。

去铁胺

【功效】

为铁的络合剂,与 Fe^{3+} 络合成无毒物排出。

【主治】

铁中毒。

【用法与用量】

1.肌注:开始 1 克,以后每 4 小时一次,0.5 克/次,注射 2 次后每 4~12 小时一次,一天总量不超过 6 克。

2.静注:剂量同肌注,注射速度保持 15 毫克/千克/小时。

【副作用】

注射局部有疼痛,并可有腹泻、视力模糊、腹部不适、腿肌震颤等。

第五章　医院就医指南

第一节　就医小常识

叫救护车的学问

有些病人病情十分危急,不能亲自来到医院急诊,需医护人员到病人家中或到发病现场抢救,这时就要求助于救护车。

在城市,可打电话 120 或 999 给急救中心。在农村,则可打电话给就近医院的急症值班室。电话接通后,要讲清患病者的姓名、地址、病情。如果电话一时打不通或暂时无车时,应马上想法找其他运输工具。

如果在夜间发病,家庭中又无电话,就近又难以寻找电话时,一定要沉着、冷静,不要惊慌失措,家人或左邻右舍,应分头行动,有的在家照顾病人,有的外出联系车辆或打电话呼叫救护车。夜间打电话时可以寻找以下几个地方:附近的派出所;附近的日夜服务的百货商店;附近的厂矿、企事业单位的传达室或值班室;农村的村委会、乡政府的值班室等。

选择医院时的考虑

生病,这是任何人都不可回避的现实。那么,生病后我们如何选择医院呢?

1.选择特色医院。根据自己的病情,选择对本病有专深研究的医院就诊会事半功倍。肿瘤病人选择肿瘤医院为好,烧伤、烫伤病人选择急救医院为好,如此等。

2.选择风气好的医院,选择管理好的医院。在这样的医院就诊会有一种宾至如归的感觉,病人会产生良好的心态,有利于疾病的诊治。

3.选择离家近的医院。离家近当然有很多方便,此不概述,但有的是行政命令的公费就医,那又另当别论。

4.尽量征求病人的同意和选择。这样对病人心态调适可能有些好处,也有利于恢复健康。

其他方面,如离亲友较近、离单位近、经济条件、病情危重情况等因素也应考虑,此不多述。

你有选择医生的权利

怎样评价和选择医生呢？一般来说,首先要选择医术高明的医生,或者能够治疗自己所患疾病的医生。除了医术之外,更应注意以下几个方面:

1.选择尊重病人的医生。细致入微地照顾病人的医生才是好医生。

2.选择认真负责的医生。对工作不负责任,对病人更谈不上有责任心和仁慈心。

3.选择廉洁、正直、团结协作的医生。只有这样的医生才会集思广益、不计私利,急病人之所急。

4.选择刻苦钻研医术的医生。这样的医生才会珍惜自己的工作,也只有这样才谈得上可以信任。

5.选择离家较近的医生。这样会方便就诊。

6.别选择特别忙的医生。因为人的精力是有限的,事务繁忙绝对有太多的疏漏及遗忘。

学会与医生打交道

1.不要身体稍有不适便去就医,也不要有病强挺等到酿成大病才去就医。应对自己的异常有较清楚的观察后才去就医。这样便于医生治疗。

2.如何诉说病情

(1)自己感觉到的身体异常是从何时开始的。

(2)哪个部位的异常和有怎样的变化:例如关节痛,是哪个关节疼痛,是下雨时痛还是其他时间痛,是持续痛还是间断性痛等,应清楚地反映给医生。

(3)过去的健康和疾病情况:例如过去得过什么病,怎样治疗的,以前是否做过手术等。

(4)从前的用药情况及是否有过敏史。

(5)本次就诊前曾到过什么样的医院,曾请过什么样的医生诊治,诊断为什么病,怎样治疗的,那种治疗的效果如何等都必须向医生说明。

3.对医生的感谢

在不影响工作的情况下,可以经常去看望医生表示感谢,并报告自己的身体状况,对于医生来说,治愈的病人来访是很高兴的事,对医生是最大的安慰。最要紧的是,恢复健康回到工作岗位之后,要更加努力工作,以优秀的成绩和工作成果来感谢医生的治疗。取得成果后,首先告诉医生,甚至用电话向医生报告。这就是对医生的最大的谢意。对于那种送巨款给医生的做法我们应反对。对利用手术刀、

317

处方权谋私的医生我们应鄙视,但应相信广大医务工作者是好的。

4.怎样对待误诊和差错

在医生尽心尽力的前提下,应尽可能的原谅他。对那些不负责任、道德败坏的医生要用法律来捍卫自己的利益。

5.在医生进行体检时,应密切配合。如检查头颈部时,病人要放松颈部肌肉,任由医生做前后左右摆动。

看病前的准备

1.初诊病人要对发病原因、经过和病情变化做有条理的归纳,应有主次和先后次序。

2.复诊病人应把前次诊治后的病情变化和治疗效果做系统的整理,以便向医生叙述。

3.带上各种就诊证明,包括劳保卡、公费医疗证、复诊卡或老病史卡,费用自理者也要做相应准备。

4.如口腔、咽、喉、鼻腔、外耳道、肛门等分泌物部位发生病变,应事先漱洗干净。

5.妇产科病人应把会阴部洗净,排空小便,记清末次月经日期。

6.为便于医生了解病情,可带病人呕吐物、痰,或大、小便样品,小儿病人可带尿布等。但要注意保管,以免玷污他物或传染。

7.中医重视切脉观舌,看病前如喝牛奶、豆浆,吃花生等,会使舌苔变白腻;吃葡萄、橄榄、杨梅等,舌苔可变黑;维生素 B、橘汁、阿的平、蛋黄、痢特灵及抽烟、喝酒等,舌苔会变黄;舌过度伸展易变红色等,以上情况均应在看病时向医生说明。剧烈运动、劳动、饱食、经期、妊娠以及服用阿托品、洋地黄等会使心跳加快,这类情况应向医生讲明。

挂号不简单

挂号是进医院看病的第一步,挂号不对不但浪费时间还看不好病。

挂号大体可分为五类。

第一类为普通门诊。普通门诊为普通内科、普外科、骨科、神经内科、神经外科、心胸外科、泌尿科、妇产科、眼科、耳鼻喉科、理疗科、小儿、中医科等等。初次来看病或常见病可看普通门诊,一般由住院医师应诊。

第二类为专病门诊。医院对每一专科分出了主要的专病门诊,一般由主治医师以上人员应诊,医生相对固定,有利于诊治疾病和进行科研。病人也不会有看一次病换一次医生的感觉。如高血压、冠心病可看高血压门诊、冠心病门诊,系统性红斑狼疮可看皮肤病门诊,类风湿性关节炎等可看风湿病门诊,胆石症病人可看内科胆病门诊或外科肝胆门诊,肾结石可看泌尿科碎石门诊等;若实在不知道挂哪个专病门诊就诊时,您可先看普通门诊,经初步检查后再定。值得注意的是,看专病门诊的时间一般都是固定的,所以挂号时须注意。

第三类为专家门诊。专家门诊均为副主任医师以上专家应诊。在挂号大厅中有各位专家的简介,包括姓名、照片、职称、职务、专长等,你可根据病情,挂相应的专家门诊号即可。专家出门诊时间固定,您的病可以得到连续观察、不间断治疗。如果您患了疑难病证或长时间未确诊的病或久治疗效不佳的病,应看专家门诊;如果您愿意找老大夫、好大夫看病,也可以挂专家门诊号。

第四类是传染病门诊。一般综合性医院都设有肝炎门诊和肠道门诊。肝炎门诊主要看肝炎病人。肠道门诊在每年 5 月 1 日~10 月 31 日开诊,如果您在此期间出现了腹泻、呕吐等症状,应去肠道门诊看病,那里有专门医生为您检查、化验和治疗,并指导您掌握预防和隔离等方法。

第五类是急诊。急诊室是看急性病的地方。例如,突然剧烈腹痛或高热,或急性外伤,心脏病突然发作,脑血管病、哮喘急性发作等,均应去急诊看病。急诊室一般都是昼夜应诊。看急诊时,应先到分诊台,由护士告诉您看哪个科,使您得到及时的检查和治疗。

如果未能确定哪个系统发生病变,您应先看普通门诊,经检查后再看专病门诊或专家门诊;也可先到咨询台去询问。

急诊

挂急诊号应注意以下几个方面:

1. 挂急诊一般先由护士预检后才挂急诊号,挂急诊号的范围一般是:

(1)体温 38.5℃以上;

(2)各种大出血;

(3)晕厥、昏迷、神志不清楚、抽搐、急性瘫痪等;

(4)心脏病急性发作,心跳不齐,每分钟 120 次以上或 50 次以下;血压 24/14.7 千帕以上者;

(5)呼吸困难,面部青紫,耳、鼻、咽喉、食管或气管有异物;

(6)急性眼病、急性视力障碍、眼部有异物;

(7)急性食物、药物、农药中毒;

(8)急性受伤或意外事故;

(9)急性腹痛;

(10)急性无尿或有尿排不出;

（11）各种急性发炎。

2. 可向急诊室借推床、推椅、担架等物来运送急、重病或行走不便的病人。

3. 检查看急诊的各种单据是否盖有"急诊"图章，以便于检查、治疗和办理手续。

4. 是否住院或留院观察，应由医生决定，可回家的病人要问明注意事项。

5. 留院观察的注意事项：

（1）密切注意病情变化，及时告诉医务人员。

（2）陪客最好轮流陪伴，不要随意离开。保持安静，保持观察室清洁卫生。

（3）做好病人的一般护理、卫生和膳食工作，冬天要暖和，夏天要凉爽。

（4）备好必需生活用品，保管好贵重物品和钱钞。

（5）及早熟悉医院环境，以适应生活和治疗需要。

（6）出观察室要结清费用，带回病史卡，回家者应了解医生叫办的事项。住院者则按住院手续办理。

门诊

门诊有初诊和复诊之分，复诊病人仍看原来疾病，挂原科。如为初诊，或复诊时看的不是原来疾病，则应根据病情和各医院设置的科室挂号。一般是：

1. 眼耳鼻喉口病变，挂相应科。

2. 皮肤疾病挂皮肤科。

3. 女性生殖系统病变和产妇挂妇产科。

4. 内科范围较广，一般消化、泌尿、神经和内分泌、呼吸等系统病变挂内科。如设有专科门诊，则按专科挂号。

5. 12岁以下儿童的内科病挂小儿科。

6. 外科范围也较广，如外伤、肿瘤、乳房、骨骼、关节、脊柱、四肢及肛门等组织、器官病变，常挂外科；一般胸、腹部疾病多先看内科。如分科较细，可按分科挂号。

7. 看中医科，可根据病人的病情挂号，如分科较细，亦按分科挂号。

8. 精神病、传染病及结核病等，可根据医院设置的科室挂号。

如不知挂哪一科时，可问预检处、咨询处或到挂号处询问；如由医务室、保健站、卫生院等转院者，可先问转院医生。公费、劳保病人要带转诊单、公费医疗证或劳保卡等，复诊病人要带原有病史卡或复诊卡。

专家门诊

看专家门诊，应注意以下几点：

1. 开始就诊不要看专家门诊，挂普通门诊就诊就可以了。在门诊医师难以确诊或能确诊但自感尚需进一步落实时,再看专家门诊也不迟。

2. 专家门诊专业性较强,要根据自己的病情,选择该专业的专家教授。咳嗽、吐痰、呼吸困难,要找呼吸内科专家诊治,活动后心慌气短、心前区有不适感或伴有疼痛、心跳有间歇时,应找心血管专家诊治。不可挂错了号。

3. 最好能固定专家教授治疗,因为有的病有长期的潜伏期,需要长时观察。如今天张专家,明天李教授就难以确诊。

4. 如你对于专家门诊的分科及门诊时间不了解,可到分诊处或问事处询问。

病史卡

病史卡是每个病人的看病记录,也是健康档案,又是医学科学研究的重要原始资料,它记载着病程演变、治疗效果等。有些疑难病证在病史中逐步给医生提供了有益的线索;有些现在发生的疾病还与过去的病史有着密切的关系。因此,每个人都要保管好自己病史卡,不要丢扔。

正确填写病历本

1. 姓名:姓名有误,看病、配药时就会张冠李戴,发生差错,甚至影响医疗保险的赔付及医疗费用的报销。

2. 性别:要写明男、女。

3. 年龄:年龄大小与用药的剂量有密切关系。因此,一定要填写真实、具体、清楚。

4. 籍贯:籍贯是某些传染病、流行病的重要参考依据,需据实填写。

5. 地址:填明工作单位和家庭地址,便于医院和病人或家属及单位联系。

6. 过敏史:有过敏史的病人,应该把过敏药物的名称和过敏发生的时间在病史卡封面上填写清楚,避免意外事故发生。

病人每次看病的化验单、X线报告单或住院后的出院记录等都必须贴在病史卡的专门部位,以备查阅。

每个病人在一个医院应该只有一份病史卡,一个门诊号。再次门诊时,不论挂哪个科别,均不应该重新立卡,避免重号。初诊后要保管好复诊卡。复诊卡上记有姓名、年龄、性别和门诊号,作为病人复诊时查病史卡之用。如怕遗失,最好把复诊卡上的门诊号记在日记本或者记事本上。

候诊

挂完号等医生看病这一段时间是候诊。候诊应注意以下问题:

1. 保持安静,不要大声喧哗。

2．病人不要进入诊室围观大夫，妨碍医护人员工作。

3．不要自己翻阅病历，若有不明白的问题，在看病时可请医生解释。

4．保持候诊室清洁卫生，不要随地吐痰，不要乱丢果皮，如因病呕吐要及时去清扫或请卫生人员帮忙，要尊重卫生人员的劳动。

5．病人应按先后顺序候诊。在候诊时，如出现特殊不适或病情发生明显变化，要找护士或医生给以妥善处理。

6．陪同人员也应该遵守候诊室的规定。在医生诊查时进去一人陪同就可以了，其他人员应在诊室外等候。

门诊小手术

门诊小手术都由医生在看病时，预约登记。门诊小手术时，病人要注意以下几点：

1．手术前一天，应讲究个人卫生，特别是病患部。

2．需要用针、药做准备的手术，病人要按时注射或服用。

3．最好有家属或亲友陪伴。

4．带好手术通知单、门诊病史卡，在医院预约时间前半小时到达门诊手术室等候。

5．听从门诊手术护士的指导，在手术前做好必要的手术准备，如排空大小便、皮肤剃毛、灌肠等。

6．妇女月经期、妊娠期伴有严重心血管疾病，高血压达 23.9/13.3 千帕（180/100 毫米汞柱）以上，严重肝、肾功能损害，以及发热或其他急性疾病时，都禁忌手术。

7．手术后，如有伤口出血不止、缝线的伤口崩裂、剧烈疼痛或者发热等，要立即去医院检查。

8．门诊手术后，病人可以在医院休息片刻。陪同的家属、亲友应向医生问清复诊或换药的时间。一般颈部小手术缝合后 4—5 天可拆线。背、腰、胸部小手术 5—7 天可拆线。四肢小手术 7—10 天可拆线。手足部位或年老病人的缝合可延长 2—3 天。

住院

1．生病住院要先经医生诊断，确实需要住院治疗应由医生签发住院证，到住院处办理手续，住院处再按病情的轻重缓急和床位情况，安排住院或给住院登记，后者待有床位时，再通知住院。

2．住院应带住院证、病史卡、伙食费、公费医疗证或劳保记账单、及必备生活用品(碗、筷、毛巾、牙刷、牙膏、肥皂、杯子、脸盆、梳子、热水瓶、卫生纸,女病人并备卫生巾等)。

3.住院病人的陪护人员或住院病人本人应做好个人卫生工作,如理发、沐浴、修剪指甲及更衣等。

4.病人昏迷、精神异常、聋哑或小儿等,应由家属代诉病情及商谈有关事宜。自杀病人应有家属或单位派人陪护,防止发生意外。

5.病人如果带有较多贵重物品,应由家属带回家,或交医院代为保管,但应当面点清,开具收据。

6.了解住院须知:

(1)遵守医院规章制度,与医务人员配合并听从指导。

(2)查房时不能离开病房,不能在外住宿,外出要请假。

(3)保持病区安静,不得高声喧哗,注意环境卫生,爱护公物,节约水电。

(4)不进入医护办公室,不翻阅病史卡及各种记录。

(5)按医嘱进饮食,进食自备食品需经医生同意。

(6)要备必需的生活用品,其他物品不擅自带入。

(7)不串其他病房,避免交叉感染。

(8)病人间应互相关心和帮助。

7.是否进行手术由主管的住院医师和主治医师决定,由科主任批准后进行。手术前医院会通知病人及家属,说明手术时间及手术方法及危险情况和后遗症有无等情况。病人及家属在慎重考虑之后,应尽早下定决心,做出决定,以免耽误手术时机,当然,这里是针对大手术。

手术前,病人家属或所在单位代表要在手术通知书上签字,以表示同意接受手术。

8.久治不愈时,病人应该从医生的立场来考虑,不要毫无根据地指责医生。可以向医生提出自己的想法,但应注意方式、方法,以便更好的解决问题。一般情况,医生不会待病人要求就主动着手解决。如果确属疾病本身的性质所决定,病人及其家属就不要认为是久治不愈,应该听从主管医师的解释和劝告,耐心地与医生配合好,按既定方案坚持治疗下去。

陪护病人

病人的陪护,由医生或护士长决定。发给陪客证,注有陪伴日期,过期作废。

陪护病人时必须注意:

1.遵守医院规章制度,听从医务人员的指导。

2.不得擅自闯入医务人员工作室,不得随便翻阅病历和其他医疗记录。

3. 不得擅自带走所照顾的病人。必须外出时,须向医务人员请假。

4. 对待病人要热情、耐心、体贴,避免给病人任何不良刺激,不要谈论有碍病人健康和治疗的事情。

5. 帮助医务人员做好一般护理工作,注意病人的饮食、卫生和大小便。

6. 不吃病员的食品,不使用病员的用具,不要在病员床上睡觉。

7. 保持病房清洁、安静。不准在病房内吸烟、喝酒。

8. 爱护公物,节约水电。讲文明礼貌,加强病人间团结互助。

探望病人

探望病人应注意以下几点:

1. 探望时间。一般把探望时间安排在每天下午 3～7 时较为适合。也可根据病情、病人情况灵活安排。以不让病人劳累,不干扰病人休息,不让病人心里有负担为宜。

2. 探望家属要关心病人病情,要多谈使病人喜欢的事,让病人高兴。要了解病人需要,尽量满足他的要求。

3. 家属或单位需了解病情,可与值班医生联系。

4. 探望人员要遵守医院有关规章制度,不了解时可以询问,听从医务人员劝导,避免发生不必要的争执。

5. 探望病人一般应带病人喜欢或必备的一些物品和对病情有辅助疗效的食物。

转院

病人的病久治不好或病人对医院、医生不信任或与医务人员发生纠纷等情况可提出转院。不论什么原因的转院,都应冷静、认真地考虑周全,并且从尊重主管医师的立场出发,友好地向医生提出转院要求。

由于本医院的技术、设备等条件限制,需要转到其他医院进一步检查或治疗者,医生会主动说明情况,征求病人和家属的意见,把病人转走。

转院的病人,如果估计在途中可能加重病情甚至有死亡可能者,应留在原医院先行初步治疗,待病情稳定后再转。确需立即转院者,可请求医院选派医务人员护送,以便在途中加以必要的处置,以免在途中发生危险。

门诊病人需要转院的,可自行去其他医院就诊。住院病人的转院必须经主管医生同意,然后到住院处办理出院手续及其他手续,再行转走。

出院

出院由主管病人的住院医师提出,主治医师或主任医师同意后,再通知病人,即可办理手续。出院，一般在出院前 1~2 日提出，由住院医师下达医嘱，填好病历首页及出院通知单，由医护人员一并送交住院处，住院处依照病历清理账目，病人到住院处去交纳住院期间的一切费用和办理其他手续，办完手续后，再持住院处交付的通知单通知病房护士，然后收拾病室中自己的物品，即可向医务人员道谢、告别、出院。

病人出院，要与医生交谈一次，记清出院后的注意事项，包括出院后继续治疗和休养的方法，出院后应服的药物及其用法等。还应了解住院时的诊断、治疗经过，各种检查结果及治疗效果。需要医院给自己出具诊断、治疗证明的，应在此时向医生提出要求。

有些病证，出院后不见得能完全康复，还有继续进行治疗的必要。因为这些疾病只能是有所好转而出院，须在家中继续治疗、休养才能痊愈，即使是住院期间能够治愈的病，身体也有一个恢复过程（这叫做康复期）。所以，出院后应按医嘱办事，必要时，可转入疗养院或康复机构继续进行治疗。

休养期间，除安心休养外，还应到就近的医院或医生处去就诊，讲明自己的病情及住院治疗经过，取得他们的帮助，以便进一步观察和治疗，又利于在某些紧急情况下得到适当的处置。切不可有过重的精神和体力负担，以免使病复发。

此外，需要复查的病人应按出院时医生的嘱咐，按时到所住的医院去进行复查。

处方及化验单上常用的缩写符号

a. c.	饭前
p. c.	饭后
q. d.	每日一次
b. i. d.	一日二次
t. i. d.	每天三次
q. i. d.	每日四次
H. d(h. s)	睡时
P. O.	口服
H(Hypo) 或 H	皮下注射
IM(i. m.) 或 m	肌肉注射
i. v. 或 v	静脉注射

Sig	用法
P. r. n	必要时服用
mmHg	毫米汞柱
RBC	红血球数
Hb	血红蛋白(血色素)
P.	脉搏
R	呼吸
O. D	右眼
℃	摄氏度数

第二节　看懂医生的化验单

化验检查部分

血液检查

　　血液是存在于心脏和血管内流动的红色液体。正常人的血液总量约占体重的8%～9%,成人平均约5000毫升,妊娠期血量可增加23%～25%。血液由血管抽出后,加入抗凝剂,经离心沉淀后,玻璃管上段淡黄色的液体称为血浆,血浆约占血液总量的55%,其余为血细胞(包括红细胞、白细胞、血小板)约占血液总量的45%。血浆除去纤维蛋白后称为血清。血浆中除91%～92%的水分外,其余8%～9%主要是血浆蛋白,如纤维蛋白原、白蛋白、球蛋白、抗体、凝血因子及酶等;还含有糖、脂类、含氮的代谢产物(如尿素、肌酐等)、激素、维生素、无机盐(如钠、钾、钙、镁、磷、硫、铁等)。血浆下段有一薄层白色物质,便是白细胞和血小板,最下段呈红色柱状的是红细胞,它是血细胞的主要成分。

糖代谢检查

血清葡萄糖（Glu 或 BG）

【正常值】

3.61～6.11mmol/L(65～110mg/dl)。

【临床意义】

血清葡萄糖就是我们常说的血糖,主要来自于食物。食物中含糖最多的是淀粉,淀粉在小肠上部肠腔内和肠黏膜上皮细胞表面几乎全部被消化、水解成各种单糖(葡萄糖、半乳糖、果糖)并由肠黏膜细胞迅速吸收。

血糖是糖在体内的运输形式,随血液流经各组织时,一部分被直接氧化利用,另一部分转变成肌糖原,肌糖原氧化给肌肉收缩提供能量。

1. 高血糖症:血糖浓度(空腹)>7.1mmol/L(128mg/dl),见于:

(1)生理性高血糖,如高糖饮食后1～2小时,运动、情绪紧张等交感神经兴奋与应激状态。

(2)病理性高血糖:最常见的原因为糖尿病引起,空腹血糖>7.1mmol/L(128mg/dl)或随意抽血血糖>11.0mmol/L(200mg/dl)即可诊断为糖尿病,空腹血糖介于6.11～7.1mmol/L之间,可做糖耐量试验确诊。另外,颅脑外伤、颅内出血、脑膜炎、甲状腺机能亢进、肾上腺机能亢进、胰腺炎、胰腺癌等空腹血糖可增高,一般不超过8.3mmol/L(150mg/dl)。

2. 低血糖症:血糖浓度<2.5mmol/L(<45mg/dl),见于:

(1)空腹低血糖,一般见于胰岛β细胞瘤、甲状腺、肾上腺、脑垂体、下丘脑功能低下、严重的肝细胞受损及先天性糖代谢酶缺乏、尿毒症晚期。

(2)超剂量使用降糖药,如胰岛素、优降糖等。

口服葡萄糖耐量试验（OGTT）

【正常值】

空腹血糖:3.61～6.11mmol/L。

口服75克葡萄糖后,血糖0.5～1小时达到高峰,但最高不超过11.1mmol/L(200mg/dl),2小时恢复到正常水平,即<7.1mmol/L(128mg/L);尿糖除0.5～1小时可为(±)外,其余均为(-)。

【临床意义】

1. 糖尿病性糖耐量:空腹血糖>=7.1mmol/L(128mg/dl),达到高峰的时间延长,常在 1 小时后出现,峰值 >11.1mmol/L,2 小时仍不能恢复到正常水平。

2. 糖耐量受损:空腹血糖在 6.11 ~ 7.1mmol/L 之间,2 小时血糖在 7.8 ~ 11.1mmol/L 之间,可见于胰岛功能不良、甲状腺机能亢进、肾上腺机能亢进、垂体机能亢进等。

3. 餐后 2 小时血糖测定大于 11.1mmol/L(200mg/dl):可作为糖尿病的诊断依据。

4. 平坦型耐量曲线,口服葡萄糖后血糖浓度上升不明显,耐量曲线平坦,空腹血糖可能低于正常。见于胃排空延迟、甲状腺机能低下、肾上腺机能低下、脑垂体机能低下。由于一部分正常人也可以出现这种曲线,所以这类改变的诊断意义并不大。

5. 迟滞型糖耐量曲线,口服葡萄糖后血糖水平急剧增高,峰值出现早而且大于 11.1mmol/dl,但 2 小时后又回复到空腹水平。见于胃切除术后,严重的肝脏疾病。

糖耐量试验对无症状糖尿病、轻型糖尿病的诊断有较大意义,对于诊断明确的糖尿病则没有试验的必要。糖耐量试验对糖尿病疗效的观察没有任何意义,对一些内分泌失调的病人的诊断有所帮助。

糖化血红蛋白(GHb)测定

【正常值】

3.6% ~ 6.8%(阳离子交换微柱层析法)

3.8% ~ 6.2%(单克隆抗体法)5% ~ 9%(电泳法)

【临床意义】

GHb 水平则能反映病人测定前 1 ~ 2 个月内的平均血糖水平,用于糖尿病,尤其是 1 型糖尿病患者的疗效观察和用药监测。凡 GHb >11% 者易引起血管并发症。

糖化血清蛋白或果糖胺(Fruc)

【正常值】

<285μmol/L(NBP,糖化蛋白标准法)。

1.6 ~ 2.6mmol/L(NBT,吗啉果糖标准法)。

【临床意义】

由于血清白蛋白半衰期较短,故糖化血清蛋白主要反映病人测定前 2 ~ 3 周的血糖水平,用于糖尿病病人特别是 2 型病人的疗效观察和用药监测。

血清 1,5 - 脱水葡萄糖醇(1,5 - AG)

【正常值】

132 ~ 152μmol/L。

【临床意义】

1,5 - AG 是血清和脑脊液中主要的多羟基化合物之一,体内浓度恒定。糖尿病患者 1,5 - AG 明显降低;另外,尿毒症和透析后的病人血液中 1,5 - AG 明显减低。

血清 β - 羟基丁酸(BHB)

【正常值】

0.03 ~ 0.30mmol/L。

【临床意义】

血中酮体之一,增多时说明血中酮体增加。用于糖尿病酮症的诊断与治疗监测,比乙酰乙酸测定值敏感。还可用于酒精性酮症酸中毒,危重、减肥等饥饿状态酮体水平监测,有助于低血糖的诊断。

血清乙酰乙酸(AcAe)

【正常值】

<0.3mmol/L。

【临床意义】

血中酮体之一,用于糖尿病酮症的诊断与治疗监测。在饥饿、急性酒精中毒时也可增高。

乳酸测定

【正常值】

动脉全血 0.5 ~ 1.6mmol/L(4.5 ~ 14.4mg/dl)。
静脉全血 0.5 ~ 2.0mmol/L(4.5 ~ 18.0mg/dl)。
血浆乳酸 <2.4mmol/L(<22mg/dl)。
尿乳酸 5.5 ~ 22mmol/24 小时(495 ~ 1982mg/24 小时)。

【临床意义】

乳酸的唯一来源是丙酮酸,在乳酸脱氢酶的作用下,丙酮酸生成乳酸。乳酸的增加主要是由于血氧缺乏和糖酵解速度的增加。组织内如骨骼肌、肝脏、红细胞的乳酸增加时,乳酸从组织扩散到血液中。由于循环或呼吸障碍引起低血氧,血中乳酸增加比丙酮酸明显。

1. 生理性增高:见于剧烈运动后。

2. 病理性增高:见于组织缺氧所致乳酸酸中毒(医学决定水平为大于 5mmol/L),如休克、酸中毒、心功能不全、一氧化碳中毒、糖尿病特别是 2 型糖尿病服用双胍类降糖药(降糖灵)、肝功能不全、严重贫血和白血症、尿毒症等。糖尿病酮中毒昏迷时,血乳酸增高,但一般不超过 7mmol/L,而在非酮性糖尿病酸中毒患者中,血乳酸可明显增高,特别多见于口服降糖灵治疗的病人。

3. 脑脊液乳酸浓度与全血接近,鉴别中枢神经系统感染时,常以 3.9mmol/L 为医学决定水平,低于此值多为病毒性感染,高于此值多为细菌性感染。

血清丙酮酸(PA 或 FYR)

【正常值】

0.03～0.1mmol/L(0.24～0.80mg/dl)(空腹、休息状态下)。

【临床意义】

进食后血清丙酮酸浓度可上升20%～50%,食后 1～2 小时内达到最高峰,3～4 小时恢复到空腹水平。运动后血清丙酮酸浓度上升,至 2 小时内恢复,活动时血清丙酮酸水平比躺床时高。增高主要见于各种原因所致缺氧、酒精中毒、细菌感染、冠状动脉硬化、严重肝病、严重贫血、1 型糖尿病致慢性高乳酸血症、酮症酸中毒、$VitB_1$ 缺乏。

全血半乳糖(GT)测定

【正常值】

儿童　　<1.1mmol/L(<20mg/dl)。

成人　　0mmol/L(0mg/dl)。

【临床意义】

正常成人血液及尿中不含或仅有微量半乳糖。哺乳期妇女及新生儿血液及尿中有时可有少量半乳糖。先天性半乳糖代谢障碍的病人血液及尿中可出现半乳糖。

血清果糖(FRU)测定

【正常值】

空腹　0~0.56mmol/L(0~10mg/dl)。

0.5 小时　0.83~1.38mmol/L(15~25mg/dl)。

2 小时　0~0.56mmol/L(0~10mg/dl)。

【临床意义】

正常人口服 0.25g/kg 果糖后,2 小时恢复空腹水平。果糖增高见于遗传性果糖不耐症、良性果糖尿症、果糖-1,6-二磷酸酶缺乏症。

血清唾液酸(SA)测定

【正常值】

1.29~2.42mmol/L(40~75mg/dl)。

【临床意义】

唾液酸为 N-乙酰神经胺酸或任何其酯或其醇羟基的衍生物,位于细胞膜糖蛋白侧链末端,是细胞膜表面受体的重要组成部分,在发生各种炎症性疾病及恶性肿瘤病时增高,如肺癌、胃癌、肝癌、肠癌、卵巢癌等。

脂代谢检查

血清总胆固醇(TC 或 TCOL)

【正常值】

新生儿　1.0~2.6mmol/L(40~100mg/dl)。

学龄前　1.8~4.6mmol/L(70~178mg/dl)。

成人　<5.20mmol/L(<200mg/dl)。

边缘增高　5.23~5.69mmol/L(201~219mg/dl)。

增高　>5.72mmol/L(>220mg/L)。

【临床意义】

健康人血清胆固醇水平与性别、年龄、饮食、生活习惯、精神因素、工作性质、是否吸烟、是否经常运动等因素有关,另外还受遗传因素的影响。主要的决定因素是饮食的性质、体力活动(劳动)的多少和环境。

1. 血清总胆固醇包括胆固醇酯(占 2/3)和游离胆固醇(占 1/3),妊娠中后期可有生理性增高。

2. 胆固醇在4.5mmol/L(173mg/dl)以下的人,患冠心病的机会较少,冠心病病人胆固醇多数在5.0~6.5mmol/L(192~250mg/dl)。胆固醇水平越高,冠心病发病越多越早,胆固醇每降低1%,冠心病危险性可减少2%。高胆固醇血症多见于动脉粥样硬化、心脑血管病、肾病综合症、肝细胞性黄疸、阻塞性黄疸、脂肪肝、重症糖尿病、甲状腺机能低下及家族性高胆固醇血症。

3. 胆固醇降低:胆固醇是组织细胞的基本成分,又是胆酸及类固醇激素合成的原料,但人体不会缺乏胆固醇,临床上除了特殊情况(如β脂蛋白缺乏症)以外,很少重视低胆固醇血症,即使低于2.6mmol/L(<100mg/dl),对健康也无大碍。低胆固醇血症见于严重的肝实质病变,如急性肝坏死、肝硬化;肝外疾病,如恶性贫血、溶血性贫血、甲状腺机能亢进、急性感染和营养不良等。

血清胆固醇酯(EC)

【正常值】

2.1~4.2mmol/L(81~162mg/dl)。

【临床意义】

在严重的肝实质病变时EC降低。

血清甘油三酯(TG)

【正常值】

<1.70mmol/L(<150mg/dl)。

【临床意义】

血清甘油三酯测定用于诊断高脂血症。

1. 生理性增高:妊娠中后期可见生理性增高。

2. 病理性增高:TG>2.0mmol/L(176mg/dl)并伴有LDL-C(低密度脂蛋白)高或HDL-C(高密度脂蛋白)低,则冠心病危险性增加。

TG增高可以是原发的,也可以是继发的,原发的可能与家族遗传因素有关。继发性增高多继发于糖尿病、肾病综合症、脂肪肝及其他肝病、甲状腺机能不足、系统性红斑狼疮、糖原沉积病、先天性脂蛋白脂肪酶缺乏者。另外,更年期妇女采用雌激素替代疗法可致TG增高。当病理性增高>2.26mmol/L(200mg/dl)时,必须采取降脂治疗。

3. TG降低:见于甲状腺机能亢进、肾上腺皮质功能不全、肝实质病变、原发性β脂蛋白缺乏症。

血清高密度脂蛋白胆固醇(HDL – C)

【正常值】

男　1.16 ~ 1.42mm01/L(45 ~ 55mg/dl)。

女　1.29 ~ 1.55mmol/L(50 – 60mg/dl)。

【临床意义】

高密度脂蛋白有防止动脉粥样硬化的作用,HDL – C 每增高 0.03mmol/L(1mg/dl),则冠心病危险性降低 2% ~ 3%,当 HDL – C < 0.91mmol/L(35mg/dl),患冠心病的可能性增大,需采取措施,给予药物治疗。可用总胆固醇和 HDL—C 的比值判断患冠心病的危险度。TC/HDL – C = 3 为低度危险;TC/HDL – C = 5 为中度危险;TC/HDL – C = 13 为高度危险。TG(甘油三酯)> 2.8mmol/L 时,HDL – C 下降的机会增大。

血清高密度脂蛋白亚类(HDL_2 – C、 HDL_3 – C)

【正常值】

HDL_2 – C　占2/5HDL – C,女性高于男性。

HDL_3 – C　占3/5HDL – C,男女差异不大。

HDL_2 – C/HDL_3 – C:2/3。

【临床意义】

在生理与病理情况下,HDL – C 水平的变化主要由 HDL_2 – C 引起,HDL_3 – C 变化较小。在心脑血管病时,HDL_2 – C/HDL_3 – C 明显减小。肝功能受损时仅 HDL_3 – C 减小。

血清低密度脂蛋白胆固醇(LDL – C)

【正常值】

< 3.12mmol/L(< 120mg/dl)。

【临床意义】

低密度脂蛋白目前被认为是致动脉粥样硬化的脂蛋白,其中小而致密的低密度脂蛋白致动脉粥样硬化能力更高。LDL – C 越高患冠心病的危险越大。当总胆固醇增高,HDL—c 也较高时,通常队为仅是血胆固醇水平高;如果 HDL – C 低,而 LDL – C 明显增高,则必须降脂治疗。另外,LDL – C 水平随年龄上升,中老年平均水平约 2.7 ~ 3.1mmol/L。妊娠早期 LDL – C 开始缓慢增高,并维持到足月。LDL

－C 降低,见于家族性低或无 β 脂蛋白血症。

血清极低密度脂蛋白胆固醇(VLDL－C)

【正常值】

＜0.78mmol/L(＜30mg/dl)。

【临床意义】

高甘油三酯血症的病人 VLDL－C 增高,高脂血症 Ⅱ－b 型、Ⅳ 型时增高。

血清载脂蛋白 AI(ApOAI)

【正常值】

男 1.02～1.37g/L(102～137mg/dl)。

女 1.05～1.4lg/L(105～14lmg/dl)。

中老年男 1.05～1.72g/L(105～172mg/dl)。

中老年女 1.17～1.74g/L(117～1 74mg/dl)。

【临床意义】

ApoAI 是 HDL 的重要结构蛋白,与 HDL－C 有相似的临床意义。孕妇在妊娠早期显著增高,中期进入平坦区,可维持至足月。高脂血症、心脑血管病变、未控制的糖尿病、肾病综合症、肝实质病变,均可见 ApoAI 下降;Tangier 病为先天性 ApoAI 缺乏,中年后常发生冠心病。

血清载脂蛋白 B(ApoB)

【正常值】

男 0.68～1.02g/L(68～102mg/dl)。

女 0.59～0.95g/L(59～95mg/dl)。

中老年男 0.59～1.43g/L(59～143mg/dl)。

中老年女 0.61～1.56g/L(61～156mg/dl)。

【临床意义】

ApoB 是 LDL 的重要结构蛋白,与 LDL－C 有相似的临床意义。孕妇在妊娠早期呈缓慢上升,中期渐趋平衡,并维持至足月。

高脂血症、心血管病可见 ApoB 明显增高,其增高较 LDL－C 和 TC 的增高对冠心病危险度预测更有意义。此外,未控制好的糖尿病、肾病综合症、银屑病等均可见 ApoB 增高。ApoB、LDL－C 和 TC 同时明显增高,见于 LDL 受体缺陷所致的家族性高胆固醇血症。

ApoB 减低见于肝实质病变。

ApoB/ApoAI 比值

【正常值】

0.4～1.0。

【临床意义】

比值随年龄增长而增长,比值与动脉粥样硬化有关,比值增大,则患心血管病危险性加大。

血清载脂蛋白 AⅡ、CⅠ、CⅡ、CⅢ、E 测定

【正常值】

ApoAⅡ　230～450mg/L(23～45mg/dl)。

ApoCⅠ　26～88mg/L(2.6～8.8mg/dl)。

ApoCⅡ　15～73mg/L(1.5～7.3mg/dl)。

ApoCⅢ　40－160mg/L(4.0～16.0mg/dl)。

ApoE　25～80mg/L(2.5～8.0mg/dl)。

【临睐意义】

载脂蛋白 ApoA 包括 ApoAⅠ 和 ApoAⅡ,与 HDL－C 及亚类一样,都是反映 HDL 水平的指标。ApoCⅡ、ApoCⅢ、ApoE 和 TG 可反映 VLDL 水平。

血清载脂蛋白 AIV 测定(Ap0AIV)

【正常值】

男　102～150mg/L。

女　122～180mg/L。

【临床意义】

ApoAIV 为 HDL 成分,在小肠细胞内合成。慢性肾功能衰竭时增高,小肠脂肪吸收功能减弱时降低。

血清脂蛋白电泳

【正常值】

α 脂蛋白　31.8%±5.3%。

前 β 脂蛋白　15.1%±4.1%。

β 脂蛋白　53.1%±5.1%。

乳糜微粒　（CM）阴性。

【临床意义】

主要用于高脂血症的分型，为治疗提供依据。高脂血症中20%为原发性，80%为继发性。血清脂蛋白电泳中的 α 脂蛋白即为高密度脂蛋白（HDL），前 β 脂蛋白即为极低密度脂蛋白（VLDL），β 脂蛋白即为低密度脂蛋白（LDL），血清甘油三酯主要存在于 VLDL（及 CM）中。

Ⅰ 型高脂血症：血浆于 4℃ 放置 24 小时，如果上层为奶油样，下层清澈，说明 CM 和 TG 明显增高，原发性见于家族遗传性脂蛋白脂肪酶缺乏症；继发性见于未控制的糖尿病、系统性红斑狼疮、异常球蛋白血症、甲状腺机能不足。

Ⅱa 型：血浆于 4℃ 放置 24 小时，仍清澈，β 脂蛋白明显增高，而且 TC 也高，见于 LDL 受体缺陷或不足，冠心病发病率较高。

Ⅱb 型：血浆于 4℃ 放置 24 小时，清澈或微混，β 脂蛋白与前 β 脂蛋白均增高，且 TC 与 TG 均高，属于混合性高脂血症，梗阻性血管病的发生率很高，多见于冠心病、肾病综合症、甲状腺机能减退。

Ⅲ 型：血浆于 4℃ 放置 24 小时，液面为薄奶油层，下层混浊，为宽 β 带电泳图，TC 与 TG 均增高。此型比较少见，多与 ApoE 的先天异常有关，遗传性病例可有手掌、脚底、肌腱及隆突部位的黄色瘤，常有严重的心血管病；继发性见于长期酗酒、甲状腺机能不足、糖尿病等。

Ⅳ 型：血浆于 4℃ 放置 24 小时，为均匀混浊，前 β 脂蛋白明显增高，且 TG 明显增高，多见于糖尿病、长期酗酒、慢性肾病、妊娠、尼曼—匹克病、甲状腺机能不足等。

Ⅴ 型：血浆于 4℃ 放置 24 小时，上层为奶油样，下层乳白色，CM 与前 β 脂蛋白明显增高，TG 也较高，见于先天性 ApoAⅠ 异常，脂蛋白脂肪酶活力下降及 TG 异化障碍；继发性见于糖尿病、肾病综合症、甲状腺机能不足、胰腺炎、原来为Ⅳ型的妇女口服避孕药、长期酗酒等。

无或低 β 脂蛋白，多见于先天 ApoB100 或 ApoB48 缺损；无或低 α 脂蛋白见于 ApoAⅠ 异常，ApoCⅢ 缺损或 LCAT（胆固醇酰基转移酶）缺损。

血清脂蛋白 x（LPx）

【正常值】

阴性。

【临床意义】

LPx 是一种异常脂蛋白,在各种原因所致胆道梗阻时出现。

血清脂蛋白(a)[LP(a)]

【正常值】

＜300mg/L。

【临床意义】

LP(a)与纤维蛋白溶解酶原有同源性,结合到纤维蛋白上使纤溶酶原不能发挥作用,所以 LP(a)增高,为心脑血管病的另一独立危险因素。

血清游离脂肪酸（FFA）

【正常值】

0.3～0.9mmol/L(8～25mg/dl)。

【临床意义】

游离脂肪酸约占血清总脂肪酸的5%,但它是血清脂类中代谢最活跃的部分,因此受到生理和病理研究的重视。

增高:见于肥胖、糖尿病、甲状腺机能亢进、心肌梗塞、严重肝病和饥饿、肢端肥大症,口服避孕药3个月以上。

减低:见于甲状腺机能减退、脑垂体功能不全、阿狄森氏病。餐后可有生理性降低。

血清过氧化脂质（LPO）

【正常值】

1.6～5.2mmol/L。

【临床意义】

增高:见于动脉粥样硬化、糖尿病血管病变、肝实质性病变。

降低:见于慢性关节炎。

肝功能化验

血清丙氨酸氨基转移酶（ALT，别名：谷丙转氨酶）

【正常值】

<40U/L（动态法，37℃）。

5~25 卡门单位（赖氏法）。

【临床意义】

ALT 在肝脏中的含量最多，其次，按顺序为肾脏、心脏、骨骼肌和其他器官。ALT 是肝细胞损伤的敏感指标，各型肝炎急性期及药物引起的肝细胞坏死，ALT 显著增高；肝硬化、肝癌、慢性肝炎及心肌梗塞，ALT 中度增高；其他系统的疾病也可引起 ALT 轻度增高，如大叶肺炎、溃疡病、心肌炎、心肌梗塞、疟疾、血吸虫病及手术、外伤等。

血清天门冬氨酸氨基转移酶（AST，别名：谷草转氨酶）

【正常值】

<45U/L（动态法，37℃）。

8~28 卡门单位（赖氏法）。

【临床意义】

AST 在体内分布广泛，心肌细胞含量最高，其次是肝脏。急性心梗发作后 4~8 小时增高，16~48 小时达最高峰，3~6 天恢复正常。急性风湿性心肌炎、心脏手术、心导管造影术、心脏按摩、心功能不全、病毒性肝炎、酒精性或药物性肝损害、肝癌或转移癌、白血病、淋巴瘤、胆道疾患、急性胰腺炎等 AST 可增高。此外，肠梗阻、胸部外科手术、挤压伤、局部辐射损伤等，AST 也可增高。

AST/ALT 比值

【正常值】

1.15 左右。

【临床意义】

AST/ALT 比值对进一步估计肝细胞损害的严重程度有一定意义。肝细胞炎性病变时 AST/ALT 值常 <1.0（如急性病毒性肝炎、酒精中毒性肝炎、慢性迁延性肝炎）；而肝细胞坏死性病变时，AST/ALT 值常 >1.5（如慢性活动性肝炎、肝硬化、肝癌)。

血清天门冬氨酸氨基转移酶同工酶

【正常值】

线粒体 AST(ASTm) <7U/L。

胞质 AST(ASTs) <21U/L。

【临床意义】

ASTs 增高:常见于肝细胞炎性病变,如急性肝炎。

ASTm 增高:见于心肌梗塞、暴发型肝炎、肝硬变、肝癌,可以反映在这些疾病时细胞坏死的程度。

AST 同工酶的测定主要用于判断疾病的预后。急性肝炎时,如果 ASTm 持续升高,提示病变有迁延变为慢性的可能;肝癌时此酶升高,提示肝中合并有广泛性肝细胞坏死。

血清碱性磷酸酶(ALP 或 AKP)

【正常值】

婴儿　50 ~ 240U/L。

儿童　<500U/L(或 5 ~ 28 金氏单位)。

青少年男　<750U/L。

青少年女　<500U/L。

成人　40 ~ 150U/L(或 3 ~ 13 金氏单位)。

【临床意义】

ALP 广泛存在于身体各组织器官,以肠上皮、骨骼细胞、牙齿、肝脏、白细胞、肾脏、胎盘含量较高。正常人血清中 ALP 主要来自骨骼成骨细胞,由肝胆系统排泄。ALP 测定主要用于诊断肝胆和骨骼系统疾病。ALP 生成过多或排泄受阻可致血清酶活性增高。

生理性增高:见于妊娠期妇女(胎盘产生 ALP),儿童、青少年骨骼生长期及更年期后妇女。

病理性增高:见于成骨细胞瘤、骨折恢复期、佝偻病、骨转移癌、变形性骨炎、各型肝炎、原发性或转移性肝癌均可增高,胆道梗阻时 ALP 明显增高。

另外,ALP 是佝偻病一个很敏感的指标,在临床症状尚不明显,血清钙浓度正常时,ALP 就已增高。它又可作为佝偻病疗效指标,接受有效治疗后 ALP 迅速下降。

血清碱性磷酸酶同工酶

【正常值】

正常人血清中只出现 ALP$_2$ 和 ALP$_3$,O 或 B 型血的人饭后偶尔出现 ALP$_5$。

【临床意义】

ALP 同工酶分为 6 型。

ALP$_1$:为 ALP$_2$ 与 IgG 聚合物,当血中出现 ALP$_1$ 而且大干 ALP$_2$ 时,见于阻塞性黄疸、局限性肝损害、脂肪肝及转移性肝癌。

ALP$_2$:来自肝脏,各种类型肝癌时增高,但原发性肝癌不伴 ALP$_1$ 增高。

ALP$_3$:来自骨骼,增高与成骨细胞活动增强有关。大多数骨疾病时 ALP$_3$ 明显增高,如骨瘤或肿瘤骨转移、佝偻病、骨折愈合期间、甲亢及继发性甲状旁腺机能亢进。另外,在儿童生长发育期,ALP$_3$ 也可增高。

ALP$_4$:来自胎盘,妊娠期母血中此酶明显增高。

ALP$_5$:来自小肠,O 或 B 型血之肝硬变者此酶显著增高。

ALP$_6$:在溃疡性结肠炎活动期可见。

血清 γ—谷氨酰酞转移酶(γ – GT 或 GGT)

【正常值】

IFCC 推荐法:Szasz 法,重氮法

男　11 ~ 50U/L < = 40U/L$_3$ ~ 17U/L。

女　7 ~ 32U/L < = 30U/L$_2$ ~ 13U/L。

【临床意义】

此酶在体内分布广泛,其含量按下列顺序排列:肾、前列腺、胰、肝、盲肠和脑。但血清中 GGT 主要来自肝脏,具有较强特异性。此酶是诊断胆道梗阻最敏感的酶,增高程度与梗阻程度和持续的时间成正比。各型肝炎、肝硬化、脂肪肝,可有轻中度增高。原发性肝癌或转移性肝癌增高程度与病变范围有关,巴比妥类镇静药、抗癫痫药、酒精等可诱导肝脏合成 GGT 增加。

血清 γ-谷氨酰转移酶同工酶

【正常值】

γ – GT$_1$　63.21% ±4.86%。

γ – GT$_2$　7.24% ±2.23%。

γ – GT$_3$　18.41% ±3.14%。

γ – GT$_4$　11.14% ±2.72%。

【临床意义】

肝癌,γ – GT$_2$ 明显增高;急性阻塞性黄疸,γ – GT$_3$ 明显增高。

血清亮氨酰氨基肽酶(LAP)

【正常值】

男　18.3 ~ 36.7U/L。

女　16.3 ~ 29.2U/L(动态法,37℃)。

【临床意义】

增高主要反映胆道梗阻,见于肝、胆、胰腺肿瘤、胆道结石、肝炎、脂肪肝及恶性淋巴瘤。可在胆红素和 ALP 之前增高。另外,正常妊娠时增高,葡萄胎和绒毛膜上皮癌病人则正常。

血清拟胆碱酯酶(PChE)

【正常值】

4250 ~ 12250U/L(丁酰硫代胆碱动力学法,37℃)。

5000 ~ 12000U/L(丙酰硫代胆碱动力学法,37℃)。

【临床意义】

1. PChE 与肝脏蛋白质合成同步,但比蛋白质改变敏感,严重肝损伤,如慢性活动性肝炎、肝硬变失代偿期均明显降低,血 PChE 减低早于 A/G 的变化。

2. 有机磷中毒时 PChE 强烈抑制,对诊断和估计预后有重要意义。

3. 手术使用肌肉松弛剂琥珀酰胆碱前必须测 PChE,以防病人因先天低胆碱酯酶活性而引起呼吸肌麻痹。

4. 肥胖、脂肪肝、肾脏病变可见 PChE 增高。

5. 孕妇或口服避孕药妇女 PChE 略低。

血清单胺氧化酶(MAO)

【正常值】

<0.2 ~ 0.9U/L(酶法,37℃)。

12000 ~ 4000U/L(对苄醛偶氮 – p – 萘酚法)。

<36U/ml(醛苯腙法)。

【临床意义】

1. MAO 参与胶原形成过程,为肝纤维化的指标,肝硬化时明显增高,慢性活动性肝炎或重症肝炎时也可增高。

2. 胶原病、糖尿病、甲状腺机能亢进、肢端肥大症、心功能不全引起肝淤血时也可增高。

血清 5'-核苷酸酶(5'-NT)

【正常值】

2~10U/L(动态法,37℃)。

2~17U/L(AMP 底物测磷酸法)。

【临床意义】

增高主要见于肝胆系统疾病,尤其阻塞性黄疸;也见于肝癌、肝炎等肝实质损害。骨骼系统疾病 5'-NT 不增高,正常情况下孕妇及儿童 ALP 增高时,5'-NT 也不增高,故可用于高 ALP 者的鉴别诊断。

血清胆红素定量

【正常值】

总胆红素(T-Bil)。

3.4~20.0μmol/L(0.2~1.2mg/dl)。

结合胆红素(D-Bil)。

0~7μmol/L(0~0.4mg/dl)。

未结合胆红素(I-Bil)。

3.4~13.7μmol/L(0.2~0.8mg/dl)。

【临床意义】

1. 增高:见于各种原因引起的黄疸。阻塞性黄疸,如原发胆汁性肝硬化、胆道梗阻可见结合胆红素增加;肝细胞性黄疸,如肝炎、肝硬化,结合与未结合胆红素均可见增加。肝外疾病如溶血性黄疸,新生儿黄疸或输血错误,未结合胆红素增加。

2. 减低:可见于严重贫血,如再生障碍性贫血或其他继发性贫血(如严重肿瘤或尿毒症)。

3. 黄疸程度判定:

隐性黄疸 17.1~34.2μmol/L。

轻度黄疸 34.2~17lμmol/L。

中度黄疸 171～342μmol/L。

重度黄疸 >342μmol/L。

血清总胆汁酸测定(TBA)

【正常值】

0～10μmol/L(0～3.9ug/ml)。

【临床意义】

胆汁酸是在肝细胞酶系作用下,由胆固醇转化而成,经胆道储存于胆囊中,消化时排至肠腔,在促进脂肪和胆固醇的消化和吸收上起重要作用。

各种类型的肝炎、肝硬化、阻塞性黄疸均可使血清 TBA 增高,而且比转氨酶敏感,尤其适合慢性肝炎预后评估及早期肝硬化的诊断。慢性活动性肝炎常 > 20μmol/L,肝硬化常 >30μmol/L。肺心病急性期、右心衰、肝淤血时也可增高。

吲哚氰蓝绿滞留试验(ICG)

【三常值】

15 分钟滞留量 <10%。

【临床意义】

ICG 反映肝细胞的阴离子转运功能,对诊断无黄疸型肝炎或随访其转归,诊断隐匿型或非活动性肝硬化较敏感。

血氨(NH₃)

【正常值】

12～59μmol/L(20～100ug/dl)。

【临床意义】

增高见于肝脏严重病变,如重症肝炎、肝硬化、门脉高压、原发性肝癌,尤其出现肝昏迷者。此外消化道大出血、尿毒症也可使血氨增高。

血清Ⅲ型胶原（Ⅲ-C）

【正常值】

<120μg/ml。

【临床意义】

增高见于肝纤维化及其他脏器纤维化。

血清Ⅳ型胶原（Ⅳ-C）

【正常值】

增高与肝脏纤维化程度相关，慢性肝炎、肝硬化、肝癌时明显增高；糖尿病肾病、高血压肾病等其他脏器纤维化也可见增高。

血清a-L-岩藻糖苷酶（AFU）

【正常值】

<=500μmol/L。

【临床意义】

原发性肝癌时比值增高。

感染免疫检测

甲型肝炎病毒（HAV）血清学标志物测定

【正常值】

甲肝病毒抗原（HAAg）　阴性；

甲肝抗体IgM（抗—HAVIgM）　阴性；

甲肝病毒RNA（HAVRNA）　阴性。

【临床意义】

1. HAAg和HAVRNA阳性：见于70.6%～87.5%的急性期HAV感染病人。急性甲肝在发病前两周，便中HAAg阳性率可达80%以上，发病后一周内阳性率为42.9%，1～2周阳性率明显下降，两周后恢复正常。

2. 抗-HAVIgM阳性：见于急性HAV感染早期（IgG阳性表示有既往感染史），在血中一般可持续3～6个月，但也有的感染者抗HAVIgM仅呈短暂的一过性应答，持续约一周。

乙型肝炎病毒（HBV）血清学标志物测定

乙型肝炎两对半测定

【正常值】

HBsAg（乙肝表面抗原）　阴性；

HBsAb（乙肝表面抗体）　阴性；

HBeAg（乙肝 e 抗原）　阴性；

HBeAb（乙肝 e 抗体）　阴性；

HBcAb（乙肝核心抗体）　阴性。

【临床意义】

1. HBsAg 在血清中最早出现,在临床症状出现前 1～2 周即可测出,并可存在于许多体液和分泌物中,如唾液、乳汁、精液等。HBsAg 阳性见于慢性 HBsAg 携带者、急性乙型肝炎潜伏期、急性期、慢性迁延性肝炎与慢性活动性肝炎、肝硬化,少数急性黄疸性肝炎病人。

2. HBsAb 是乙型肝炎血清标志物中唯一的一种保护性抗体,若阳性则提示既往有乙型肝炎病毒感染,体内已产生保护性抗体,并具有一定的免疫力;既往注射过乙型肝炎疫苗或注射过 HBsAb 免疫球蛋白者,HBsAb 也可呈阳性反应。

3. HBeAg 阳性表明患有乙型肝炎,肝内 HBV（乙型肝炎病毒）复制活跃。它的出现往往是乙型肝炎的早期或活动期,具有较强的传染性。HBeAg 阳性的孕妇可垂直传播,90% 以上的新生儿将受乙型肝炎病毒感染,HBeAg 呈阳性。

4. HBeAb 不是保护性抗体,它的出现表示传染性相对降低,但仍存在一定的传染性,是一种低传染、弱复制状态。HBeAb 阳性主要见于低滴度的 HBsAg 和 HBsAb 阳性的急、慢性肝炎患者。HBeAb 的出现快慢与肝炎转归有关,乙肝急性期即出现 HBeAb 者,易进展为慢性肝炎;慢性活动性肝炎 HBeAb 阳性,可进展为肝硬化;HBsAg 阳性肝炎 HBeAb 阳性,可进展为肝硬化;HBsAg 阳性伴 HBeAb 阳性,且 ALT 升高,须密切注意原发性肝癌的可能性。

5. HBcAb 不是保护性抗体,若阳性（HBcAbIgG）则表明曾有过乙型肝炎病毒感染或疾病处于恢复期。长期的 HBeAb 和 HBcAb 高滴度,说明病毒在复制,预后不佳;低滴度的 HBcAb 可以存在十几年,甚至终身存在,具有流行病学调查意义。

临床常见乙型肝炎标志物模式及其意义

类型 HBsAg HBsAb HBeAg HBeAb HBcAb 临床意义

1 + − − − − 急性 HBV 感染潜伏期后期。

2 + − + − − 急性 HBV 感染早期,传染性强。

3 + − + − + 急性 HBV 感染,病毒复制活跃,传染性强。

4 + − − + + 慢性期乙肝,具有传染性。

5 + − − − + 急性、慢性期乙肝,有传染性。

6 − − − + + 急性 HBV 感染恢复期或有既往感染史,有低传染性。

7 − − − − + HBV 隐性携带者,窗口期,有既往感染史,有流行病学意义。

8 − + − + + 乙肝恢复期,有免疫力。

9 − + − − + 乙肝康复期,有免疫力。

10 − + − − − HBV 感染后康复或接种乙肝疫苗后,已有免疫力。

11 − − − − − 非乙肝感染。

乙型肝炎抗 HBc—IgM 测定

【正常值】

阴性。

【临床意义】

1. 抗 HBc − IgM 是 HBV 近期感染及在体内持续活跃复制的指标,并提示有传染性,其出现时间可早于 HBsAg。若抗 HBc—IgM 转阴,则预示急性乙型肝炎进入恢复期,血中可出现抗体 HBc − IgG。

2. 抗 HBc − IgM 阳性:主要见于急性乙肝、HBsAg 阳性的急性肝炎、慢性乙型肝炎病毒持续复制并伴有 ALT 显著增高的患者。

乙型肝炎免疫复合物(HBVCIC)测定

【正常值】

阴性。

【临床意义】

1. HBVCIC 可作为乙型肝炎病人机体免疫状态及清除病毒能力的指标。

2. HBVCIC 阳性:主要见于急、慢性乙型肝炎,慢性活动性肝炎,亚急性重症肝炎,慢性持续性肝炎等。

前 S_2 及抗前 S_2（$PreS_2$ 及抗 $PreS_2$）检测

【正常值】

$PreS_2$　阴性。

抗 $PreS_2$　阴性。

【临床意义】

1. $PreS_2$ 检测与各类乙型肝炎病人的传染性密切相关，$PreS_2$ 检测阳性说明 HBV 复制跃。

2. 抗 – $PreS_2$ 是 HBV 的中和抗体，检测患者血清中抗 – $PreS_2$ 对观察乙型肝炎的预后，特别对急性乙型肝炎的预后有重要意义。抗 – $PreS_2$ 在血清中较早出现，提示病人预后良好。

乙型肝炎病毒 DNA（HBVDNA）测定

【正常值】

斑点杂交试验　阴性。

聚合酶链反应（PCR）　阴性。

【临床意义】

1. HBVDNA 阳性：表明 HBSAg 携带者有感染性或 HBV 复制，有传染性。

2. 用于监测 HBsAg 疫苗接种后垂直传播的阻断效果，HBVDNA 阳性说明疫苗阻断效果不佳。

3. 评价乙型肝炎的治疗效果。经治疗后若 HBVDNA 转阴，说明疗效显著。

4. 有 50% 以上抗—HBe 阳性的慢性活动性肝炎病人经 4～5 年发展为肝硬化，常与 HBVDNA 持续阳性有关。

丙型肝炎病毒（HCV）血清学标志物测定

【正常值】

抗 HCV—IgG　阴性。

抗 HCV—IgM　阴性。

HCV—RNA　阴性。

【临床意义】

1. 抗 HCV – IgG 阳性：表明体内已有 HCV 感染。抗 – HCV 检测可用于判断各型肝炎是单纯性 HCV 感染还是与其他类型肝炎合并感染。在乙型肝炎患者中，特别是经常使用血制品(血浆、全血)的病人,可以引起丙型肝炎的合并感染,使疾病易转为慢性化、肝硬变或肝癌,所以对乙型肝炎复发及慢性肝炎病人应进行抗HCV - IgG 检测。

2. 抗 HCV - IgM 阳性:表明 HCV 近期感染。急性丙型肝炎患者,发病时或ALT 上升后 4 周即可在血清中查出抗 HCV - IgM,持续时间 1 ~4 周。急性丙肝患者 6 个月内痊愈者,抗 HCV - IgM 也相继转阴,反之将转为慢性丙肝。

3. HCV - RNA 阳性:表明 HCV 复制活跃,传染性强。HCV - RNA 阴转提示预后较好。HCV - RNA 检测有助于发现抗 HCV 阴性期的急慢性肝炎,尤其对抗 -HCV 低滴度反应患者更有意义。

4. 连续观察 HCV - RNA,结合抗 HCV 的动态变化,可作为丙肝预后判断和干扰素等药物疗效的评价指标。

丁型肝炎病毒(HDV)血清学标志物测定

【正常值】

丁型肝炎抗原(HDAg)　阴性。

丁型肝炎抗体(抗 HD)　阴性。

丁型肝炎病毒 RNA(HDV - RNA)　阴性。

【临床意义】

1. 丁型肝炎病毒(HDV)为缺陷病毒,其复制和传播需有乙型肝炎病毒(HBV)的存在方能进行,并与 HBV 以相同的传播途径经血液、血制品及受污染的体液传播。

2. HDAg 在血清中出现较早,而且仅持续 1 ~2 周,多数临床上疑诊为急性丁型肝炎的病人,由于检测不及时,往往血清 HDAg 测定呈阴性反应。

3. 丁肝抗体(抗 HD)阳性:见于丁肝病毒(HDV)急、慢性感染。抗 HD 分为IgG 和 IgM 两种类型。

抗 - HDIgG 阳性,只能在乙型肝炎表面抗原(HBsAg)阳性的血清中测得,是诊断丁型肝炎的一项可靠指标,即使 HDV 感染终止仍可保持多年;而抗 HDIgM 在感染 HDV 时出现较早,一般持续 2 ~20 周,常用于早期诊断。

4. HDV - RNA 阳性:可明确诊断为丁型肝炎。

戊型肝炎病毒(HEV)血清学标志物测定

【正常值】

戊肝抗体 IgG(抗 – HEIgG)　阴性。

戊肝抗体 IgM(抗 – HEIgM)　阴性。

【临床意义】

1. 抗 – HEIgM 阳性:表明新近感染戊型肝炎病毒(HEV),95% 的急性期病人抗 – HEIgM 阳性。

2. 抗 – HEIgG 阳性:表示有 HEV 既往感染史或感染恢复期后期。凡戊肝急性期与恢复期双份血清的抗 – HEIgG 效价 > =4 倍,均提示 HEV 新近感染。

心肌酶及其他标志物检查

血清肌酸激酶(CK)测定

【正常值】

男　25~200u/L >(动态法37℃)。

女　25~170u/L。

【临床意义】

1. 此酶是继转氨酶(ALT)后至今临床上最重要的酶,特别是在诊断心肌梗塞上有较高的价值。在心梗发生后是最先升高的酶,疼痛出现后4小时CK急剧上升,在16~36小时达最高峰,可为正常值上限的10~12倍,敏感性及特异性较强,为急性心梗早期诊断指标之一。增高程度与心肌受损程度基本一致。在心梗治疗过程中,如果肌酸激酶再次升高,往往说明心肌再次梗塞。但CK活力增高持续时间较短,2~4天后就可恢复正常。所以如用此酶诊断心肌梗塞,一定要注意病程时间。若发病时间较长的病例,应测定能较长时间增高酶活力的乳酸脱氢酶,而此时肌酸激酶活性正常并不能排除心肌梗塞。

2. 各种肌肉疾病,如进行性肌营养不良、多发性肌炎、严重肌肉创伤(如挤压综合症),CK明显增高;全身性惊厥、心肌炎、心包炎,CK也可增高。

3. 手术后、心导管、冠脉造影、运动试验,反复多次的肌肉注射、剧烈运动,CK可一过性增高。

4. 急性脑外伤、癫痫发作时、甲状腺机能减退出现黏液性水肿时CK也增高。

血清肌酸激酶同工酶测定

【正常值】

CK－MM96%～100%。

CK－MB<6%或<5ng/ml。

CK－BB0%。

【临床意义】

虽然肌酸激酶是诊断心肌梗塞的一个极其灵敏的指标,但其特异性只有85%,还有15%的假阳性。而肌酸激酶同工酶中的CK－MB主要存在于心肌中,是体内含CK—MB最高的器官,含量达25%～40%。在急性心梗发作3.5小时左右开始增高,16～24小时达最高峰,2～3天恢复正常。所以心肌损伤时,不仅总肌酸激酶活力升高,CK－MB的绝对值或相对值都升高。及时测定CK－MB诊断心肌梗塞,灵敏度可达100%,特异性可以提高到99%。CK－MB超过总CK的6%为心梗早期诊断的特异指标。但CK—MB的质量测定比活性测定更可靠,当CK—MB在5～22ng/ml时,可能为心梗早期或微小心梗;CK－MB>22ng/ml时,结合临床表现及心电图可诊断心梗。CK－MB早达峰值者比晚达峰值者预后好。CK－BB增高,见于脑外伤、脑血管意外、脑手术后、各种原因引起中枢神经系统缺氧后48～72小时,以及肺、前列腺、子宫或其他恶性肿瘤。CK－MM增高是骨骼肌损伤的特异指标。骨骼肌损伤时,CK－MB也有增高,但不超过总CK的5%。

血清肌酸激酶MM亚型

【正常值】

CK－MM$_1$　0.67～0.81(67%～81%)。

CK－MM$_2$　0.15～0.25(15%～25%)。

CK－MM$_3$　0.02～0.08(2%～8%)。

CK－MM$_3$/CK—MMl<1.0。

【临床意义】

CK－MM$_3$来自心肌组织,在血中转变为CK－MM$_2$,并进一步转变为CK－MM$_1$。急性心梗时CK－MM$_3$被释放入血,MM$_3$/MM$_1$在急性心梗2～6小时升高,9小时达到最高峰,然后逐渐下降,故CK－MM$_3$升高造成MM$_3$/MM$_1$>1.0,是急性心肌梗塞的早期诊断指标。

血清肌酸激酶 MB 亚型

【正常值】

CK－MB$_1$　0.3～2.1U/L。

CK－MB$_2$　0.1～1.8U/L。

CK－MB$_2$/CK－MB$_1$＝1。

【临床意义】

CK－MB$_2$来自心肌组织,CK－MB$_1$为MB$_2$的降解产物,存在于血清中。MB$_2$与MB$_1$几乎等量,心梗发生1小时后,血清中即可出现CK－MB$_2$增高,4～8小时MB$_2$＞1.8U/L,CK—MB$_2$/CK—MB$_1$比值常＞1.7,24小时后CK—MB$_2$仍可＞1.8U/L,但MB$_2$/MB$_1$比值恢复正常水平。

血清乳酸脱氢酶(LD 或 LDH)测定

【正常值】

100～240U/L(动态法,L—P反应,37℃)。

230～460U/L(动态法,P—L反应,37℃)。

190～310U/L(手工比色法)。

【临床意义】

乳酸脱氢酶广泛存在于人体各组织中,以肝、肾、心肌、骨骼肌、胰腺和肺中最多。急性心肌梗塞发生后6～12小时开始增高,24～60小时达最高峰,7～15天恢复正常。

LD测定用于急性特别是亚急性心肌梗塞的辅助诊断。另外,在肝炎、肺梗塞、恶性肿瘤、恶性贫血、休克时,以及肿瘤转移所致的胸腹水中,LD也可增高。常通过观察此酶是否正常,来除外组织器官损伤或对癌症化疗疗效观察。由于测定LD的特异性较差,目前临床上多同时测定乳酸脱氢酶同工酶来判断其组织来源,用于心肌梗塞、肿瘤、肝病等的诊断。

血清乳酸脱氢酶同工酶测定

【正常值】

	醋纤膜电泳法	涂脂糖电泳法
LD$_1$	24%～34%	17%～30%
LD$_2$	35%～44%	30%～40%

LD_3 19% ~27%   19% ~27%

LD_4 0% ~5%   7% ~14%

LD_5 0% ~2%   0% ~8%

化学免疫法免疫抑制法

LD   10 ~50U/L   17 ~55U/L

【临床意义】

LD 虽广泛存在于人体的各组织中,但是不同组织中同工酶组成不同。心脏以 LD_1 为主;而横纹肌以及肝脏、血小板以 LD_5 为主;肺、脾以 LD_3 为主,脑、肠、淋巴与内分泌腺也含有 LD_3。由于 LD 同工酶分布有明显的组织特异性,故可根据这一特异性来协助诊断疾病。成年健康人 $LD_2 > LD_1 > LD_3 > LD_4 > LD_5$ 或 $LD_2 > LD_3 > LD_1 > LD_4 > LD_5$。

1. 正常 $LD_1 < LD_2$,LD_1/LD_2 比值 <0.8,若 $LD_1 > LD_2$ 见于心肌损伤,如心肌梗塞、心脏手术、心脏移植排异、充血性心衰、心肌炎。心梗病人出现症状后 12 ~18 小时血清 LD 升高,约在第 3 天达到高峰,7 ~18 天才恢复正常。故对诊断发病后数天才就医的病人特别有价值。$LD_1 > LD_2$ 还见于肾梗塞、肾病、巨幼细胞性贫血、溶血性贫血、恶性贫血。

2. 恶性肿瘤以 LD_3 增高为主,LD_3 明显大于 LD_1,总 LD 越高预后越差。LD_2 和 LD_3 增高见于肺癌、粒细胞白血病。LD_3 和 LD_4 增高见于淋巴瘤、胶原病和凝血功能紊乱(血小板增多症、凝血活酶释放)。

3. LD_5 增高见于骨骼肌损伤和肝胆疾病,如杜氏肌营养不良、横纹肌溶解症、肌肉外伤,$LD_5 > LD_4$ 见于肝损伤(肝炎、肝硬化、肝癌、心衰、肝淤血),阻塞性黄疸时 LD_4 与 LD_5 均增高,但以 LD_4 最为明显。

血清 α - 羟丁酸脱氢酶(α - HBDH)

【正常值】

70 ~190U/L(动态法,37℃)。

61 ~155U/L(比色法,37℃)。

【临床意义】

α - HBDH 主要是反映 LD_1 活性,故心肌梗塞时明显增高,而且维持时间较长,可达 2 周左右。另外,肌营养不良及叶酸、维生素 B_{12} 缺乏时,α - HBDH 也可增高。

血清丙酮酸激酶(PK)

【正常值】

33 ~ 83U/L。

【临床意义】

PK 为心肌梗塞早期出现的酶类指标,发生心梗时,PK 值很早就出现升高,很快达到高峰,但峰值持续时间短。另外,子宫颈癌、淋巴肉瘤、粒细胞白血病和霍奇金病 PK 值也可增高。血清丙酮酸激酶缺乏可引起先天性溶血性贫血与非球形红细胞溶血性贫血。

血清心肌肌钙蛋白 T(Tn – T 或 CTT)

【正常值】(ELISA 法)

男 $< 0.3ug/L(< 0.3ng/ml)$。

女 $< 0.2ug/L(< 0.2ng/ml)$。

医学决定水平 0.5ug/L。

【临床意义】

1. 急性心肌梗塞时,Tn—T 增高比肌酸激酶出现早,在疼痛发作后 2 ~ 3 小时内明显增高,可达正常值的 30 ~ 40 倍,持续时间长,可数天至 20 天不等,达峰时间约在 70 小时左右,呈单相曲线,是急性和亚急性心肌梗塞诊断的较好指标。

2. Tn—T 对判断溶栓治疗再灌注成功很有价值,一般溶栓后 Tn—T 第一峰与第二峰比值 >1,以及用组织型纤维蛋白溶酶原激活剂(TPA)溶栓后 1 小时,Tn—T 较溶栓前上升 >0.5ug/L,以链激酶或尿激酶溶栓后 4 小时与 2 小时差值 Tn—T > 1.6ug/L 为再灌注成功的指标。

3. Tn—T 对不稳定心绞痛的阳性率较 Tn—I 高,不稳定心绞痛如有 Tn—T 增高,提示发生心肌梗塞的可能性大,应严密监视。

4. 心脏手术、心脏有创伤性治疗、安心脏起搏器、运动试验、心肌炎等,Tn—T 也可有轻度增高。

血清心肌肌钙蛋白 I(Tn—I 或 CT—I)

【正常值】

$< =2ng/ml$(EIA 法酶免疫测定)。

$< =0.03ug/L$,医学决定水平 0.33ug/L(CLIA 法)。

【临床意义】

为心肌梗塞的早期诊断指标,心梗发作后 6.5 小时,Tn—I 值增高,11.2 小时达到最高峰,可持续 4～7 天,尤其对于肾衰病人发生的急性心梗有鉴别价值,因肾功能衰竭的病人血清 Tn—T 与 CK MD 可增高,而 Tn—I 不增高。入院病人经 12 小时观察,CK—MB 和 Tn—I 持续阴性可除外心梗。

血清肌红蛋白(Mb)

【正常值】

50～85ug/L(ELISA 法)。

6～85ug/L(RIA 法放射免疫测定)。

【临床意义】

Mb 是诊断急性心梗的早期指标,急性心肌梗塞发作后 1.5～4 小时内 Mb 开始上升,4～12 小时达高峰,24～48 小时恢复正常。尤其在心梗发作后 1～6 小时测定更有价值,如果 Mb＞110ug/L,且 CK—MB＞5ng/ml,即可做出诊断。

血液流变学检查

红细胞电泳时间测定

【正常值】

1.65±0.85s(1.65±0.85 秒)。

【临床意义】

时间延长:缺血性脑中风、心肌梗塞、心绞痛、冠心病、脉管炎、肺心病、高血压、慢性支气管炎。

全血比黏度、血浆比黏度和血清比黏度测定

【正常值】

全血比黏度(η^b):4.25±0.41。

血浆比黏度(η^p):1.65±0.09。

血清比黏度(η^s):1.52±0.07。

【临床意义】

1.增高:缺血性脑中风、心肌梗塞、冠心病、肺心病、血栓性闭塞性脉管炎、动脉硬化性栓塞、肿瘤、多发性骨髓瘤、原发性巨球蛋白血症。

2.降低:出血性脑中风、上消化道出血、子宫出血、出血性休克。

肾功能检查

尿素(Urea)或血尿素氮(BUN)

【正常值】

血清尿素氮 1.8 ~ 7.1mmol/L(11 ~ 43mg/dl)。

尿尿素 250 ~ 570mmol/24 小时(15 ~ 34g/24 小时)。

尿尿素氮 500 ~ 1140mmol/24 小时(7 ~ 16g/24 小时)。

男性略高于女性,随年龄增长有上升趋势。

【临床意义】

尿素是体内氨基酸分解代谢的最终产物之一。氨基酸经脱氨基作用生成氨,对人体具有毒性。肝细胞具有使氨生成尿素的作用,所以尿素的生成是肝脏的解毒功能之一。肝脏合成的尿素通过血液运输至肾脏,由尿排出体外。所以血中尿素的来源是肝脏,而去路是通过肾脏的排泄。

1.血清尿素氮增高,见于:

(1)肾前因素,如水肿、脱水、心功能不全、休克等引起肾血流量减少。

(2)肾功能不全。

(3)肾后因素,如尿路结石、前列腺肥大或肿瘤引起的尿路梗阻、尿潴留。

(4)体内蛋白质分解旺盛,如上消化道出血、甲亢等。

(5)高蛋白饮食可致生理性增高。

2.尿尿素增高:见于高热、甲亢、大面积创伤或烧伤、上消化道出血、肝病。

肌酐(Cr)

【正常值】

血清肌酐(SCr)

儿童 27 ~ 62μmol/L(0.3 ~ 0.7mg/dl)。

成人 44 ~ 133μmol/L(0.5 ~ 1.5mg/dl)。

(碱性苦味酸终点比色法)

儿童 18 ~ 53μmol/L(0.2 ~ 0.6mg/dl)。

成人 30 ~ 106μmol/L(0.3 ~ 1.2mg/dl)。

(碱性苦味酸速率法、酶法)

尿肌酐 (Ucr)8.84 ~ 13.26mmol/24 小时(1.0 ~ 1.5g/24 小时)。

（碱性苦味酸法、酶法）

【临床意义】

肌酐是肌酸代谢的最终产物，在体内是一种废物，由肾小球滤过从尿中排出体外。血清肌酐测定，对肾脏疾患的诊断及预后评估不受高蛋白饮食的影响，所以比尿素氮测定优越。成年人尿中排出的肌酐量比较恒定，必要时可作 24 小时尿中肌酐总量测定。

1. 当肾小球滤过率下降到 50% 以下时，血肌酐浓度才明显高于正常，见于急、慢性肾功能不全，重度充血性心功能不全。应在已知 Ccr（内生肌酐清除率）的基础上穿插测定 Scr 作为监测指标。血肌酐与尿素同时测定，如二者同时增高，说明肾脏有严重损伤。

2. 剧烈体力活动、巨人症、肢端肥大症时，血和尿中肌酐含量也可增高。

3. 尿肌酐增高，见于消耗性疾病、皮肌炎、破伤风、伤寒与斑疹伤寒；降低，见于肌萎缩、白血病和肾功能不全。

内生肌酐清除率（Ccr）

【正常值】

80～120ml/min。

【临床意义】

肌酐清除率测定是判定肾小球滤过率的较好试验之一。

1. 判断肾小球功能受损程度：80～50ml/分钟为肾功能不全代偿期，50～20ml/分钟为肾功能不全失代偿期，20～10ml/分钟为肾功能衰竭期，＜＝10ml/分钟为肾衰终末期。

2. 指导临床用药：30～40ml/分钟应限制蛋白质摄入；＜＝30ml/分钟应停用噻嗪类利尿药，改用伴利尿剂；＜＝10ml/分钟应透析治疗。

3. 观察肾移植成功与否：成功者 Ccr 逐渐回升；反之则不回升或下降。

4. 药物肾毒性观察及调整用药剂量的指标，许多药物如抗肿瘤药、免疫抑制剂，在大剂量或长期使用中易产生肾损害，进而引起血药浓度增高，损害肝脏等器官，故在用药过程中通过观察 Ccr 了解有无肾损害，并在 Ccr 下降时调整药量。

肌酸（CRN）

【正常值】

血清　男　13～54μmol/L(0.17～0.70mg/dl)。

　　　　女　27～71μmol/L(0.35～0.93mg/dl)。

尿　男　0~0.3mmol/24 小时(0~40mg/24 小时)。

　　女　0~0.61mmol/24 小时(0~80mg/24 小时)。

【临床意义】

人体内的肌酸,部分来自食物,部分在体内合成。人体含肌酸约 120 克,其中大部分(约 98%)存在于肌肉。骨骼肌及心肌的含量高于平滑肌。

1. 增高:重症肾病、皮肌炎、进行性肌营养不良、严重肌肉损伤、甲亢。

2. 减低:甲状腺机能低下、肝硬化。

尿酸(UA)

【正常值】

血清尿酸

男性　150~420μmol/L(2.5~7.0mg/dl)。

女性　90~360μmol/L(1.5~6.0mg/dl)。

(磷钨酸还原法)

男性　180~440μmol/L(3.0~7.4mg/dl)。

女性　150~360μmol/L(2.5~6.0mg/dl)。

儿童　120~320μmol/L(2.0~5.5mg/dl)。

(尿酸酶法)

尿尿酸　1.5~4.5mmol/24 小时(250~750mg/24 小时)

【临眛意义】

尿酸是核酸中嘌呤分解代谢的最终产物,成人每日尿中排泄量为 0.25~0.70 克,反映体内嘌呤代谢的动态。血液中尿酸经肾小球过滤后,大部分由肾小管重吸收和排泄。尿中尿酸主要由肾小管排泌而来,高尿酸血症是由于体内生成亢进和肾脏排泄异常两种原因所引起。

1. 增高:见于急性、慢性肾炎,痛风,子痫,白血病,多发性骨髓瘤,红细胞增多症,肿瘤化疗后,重症肝病,以及氯仿、四氯化碳和铅中毒等。

2. 减低:见于严重贫血、乳糜泻及长期应用肾上腺皮质激素。

尿 Tamm – Horsfall 蛋白测定(T—H 蛋白)

【正常值】

0.9~1.7μg/μmolCr(8~15μg/mgCr)。

15–41mg/24 小时。

【临床意义】

在间质性肾病、上尿路梗阻和肾移植排异反应时，尿 T—H 蛋白增加。T—H 蛋白为肾结石的重要成分，体外碎石成功后第 2 天 T—H 蛋白排出达高峰，以后下降；未成功时 T—H 蛋白不升。

尿微量白蛋白（mAlb）

【正常值】

 <3.17 mg/mmolCr（ <28 mg/gCr）。

 <20 ug/min。

 <30 mg/24h。

 <20 mg/L（晨尿）， <30 mg/L（随机尿）。

【临床意义】

尿中白蛋白含量为 30 ～ 200mg/L，或 30 ～ 300mg/24 小时，或排出率为 20 ～ 200ug/分钟时，尿蛋白定性试验不能检出或仅为（±）的蛋白尿称为微量白蛋白尿。mAlb 的检出说明有早期肾小球损伤，常用于糖尿病肾病、高血压肾病的早期诊断，药物治疗肾毒性监测。

尿 N－乙酰－β－D 氨基

葡萄糖苷酶（UNAG）

【正常值】

 <2.37 U/mmolCr（ <21 U/gCr）。

 <30 U/L。

【临床意义】

1. 为早期肾损伤的检测指标之一。各种肾实质性疾患引起肾小管损伤都可使尿 NAG 增高。常用于上尿路感染的定位诊断，以便与膀胱炎鉴别；还用于糖尿病肾小管—间质损伤、高血压肾病的早期诊断。

2. 肾移植出现排异反应前 1 ～ 3 天尿 NAG 可增高，有助于排异反应早期诊断。

3. 肾毒性药物，如庆大霉素、卡那霉素、抗肿瘤药可导致尿 NAG 增高，停药后可恢复正常。

4. 慢性肾功不全时，尿 NAG 减低。

尿 β－D－半乳糖苷酶（UGAL）

【正常值】

<1.14U/mmolCr（<10U/gCr）。

【临床意义】

1. 同 UNAG。

2. UGAL/UNAG 比值在肾小管损伤后的监测中有一定价值，如果 NAG 开始下降，GAL 仍较高，则比值增高，表示肾损伤正在修复；而 NAG 持续增高，比值降低，说明病变严重。

尿 γ－谷氨酰转移酶（UGGT）

【正常值】

2～3.7U/mmolCr（18～33U/gCr）。

【临床意义】

上尿路感染时增高，下尿路感染时正常，对尿路感染的定位有一定意义。急性肾炎、肾病、肾功衰竭、肾缺血、肾移植排异、药物肾毒作用，均可使尿 UGGT 增高。慢性肾盂肾炎，UGGT 排出减少。

尿丙氨酰氨基肽酶（UAAP）

【正常值】

<1.8u/mmolCr（<16U/gCr）。

【临床意义】

增高见于急性肾小球肾炎、急性肾盂肾炎、急性肾功能衰竭及药物引起的肾小管损害。

尿亮氨酰氨基肽酶（ULAP）

【正常值】

<1U/mmolCr（<9U/gCr）。

【临床意义】

增高见于各种原因引起的肾小球基底膜通透性增强及肾小管上皮损害，如各型肾小球肾炎活动期、急性肾盂肾炎、急性肾功能衰竭、肾肿瘤、白血病、淋巴瘤等肾外肿瘤和各种原因所致肾缺血。

尿碱性磷酸酶(UALP)

【正常值】

<0.7U/mmolCr(<6U/gCr)。

【临床意义】

增高见于急性肾小球肾炎、肾盂肾炎、狼疮肾炎、肾小管坏死、肾癌及肾缺血和肾移植排异反应。

尿视黄醇结合蛋白(RBP)

【正常值】

<16ug/mmolCr。

【临床意义】

早期肾小管损伤的指标。测定 a_1-MG 和 RBP 比 b_2-MG 更可靠。

尿刷缘蛋白(BBP)

【正常值】

<5U/ml。

【临床意义】

肾小管微组织损伤早期指标。

酚红排泌试验(PSP)

【正常值】

15 分钟排泌量 >25% ,2 小时排泌总量 >55%。

【临床意义】

酚红是一种染料,受试者先饮水 600 毫升,10 分钟后,由静脉注入 1ml 含 6mg 的酚红溶液。正常情况下约有 74% 的酚红由肾小管排出,肾小球滤过 6% ,约 20% 由肝脏排除。所以,此试验主要测量肾小管的排泄功能。因肾血流量影响,儿童比成人偏高,老人偏低,如 15 分钟排泌量 <25% ,不论 2 小时排泌总量如何,均属病理现象。PSP 不敏感,肾功能损害 50% 以上才有改变,主要见于慢性肾小球肾炎、肾盂肾炎等有明显近端肾小管受损时及各种原因所致肾血流量减低时。

阻塞性肝胆疾患、严重低蛋白血症、甲亢,可使2小时排泌量增加。

肾小管对氨基马尿酸最大排泄量(TmPAH)

【正常值】

成人 60～90mg/分钟。

【临床意义】

为判断近端肾小管排泌功能的试验,比PSP试验更具有定量意义。TmPAH减低见于慢性肾小球肾炎、肾盂肾炎、间质性肾炎等影响到近端肾小管功能时,肾发育不全,肾实质破坏性病变。对氨基马尿酸主要由近端肾小管排泄,通过试验可以估计近端肾小管的总量和具有排泄能力的肾小管数量。

肾小管葡萄糖最大重吸收量(TMG)

【正常值】

成人 330～440mg/分钟。

【临床意义】

TMG可反映近端肾小管重吸收功能并能代表有效肾小管数量。TMG减低见于慢性肾炎、慢性肾盂肾炎、间质性肾炎等累及肾小管功能时及肾发育不全。

尿浓缩试验(莫氏试验)

【正常值】

24小时尿量 1～2L。
夜尿 <750ml,昼夜尿量之比>=2:1。
夜尿比重 >1.020,昼尿比重最高应>1.018。
最高与最低比重差 >0.008～0.009。

【临床意义】

正常情况下,肾脏对于水分有强大的调节能力,既能保存水分,也可以排除体内多余的水分。尿液浓缩或稀释能力还是主要和肾小管,特别是远段曲管和集合管功能密切相联系。

肾浓缩功能减退时表现为夜尿量增加,夜尿比重减低,各份尿标本之间比重差减小,常固定于1.010左右。说明远端肾单位浓缩稀释功能已完全丧失。见于慢性肾小球肾炎和慢性肾盂肾炎的晚期及高血压肾病失代偿期。

尿渗量（Uosm）与血浆渗量（Posm）

【正常值】

成人　Uosm600 ~ 1000mOsm/kg. H_2O。

成人　Posm275 ~ 305mOsm/kg. H_2O。

尿渗量与血浆渗量之比为　3 ~ 4.5：1。

【临床意义】

慢性肾炎、肾盂肾炎、多囊肾、尿酸性肾病、阻塞性肾病等致使远端肾单位浓缩功能障碍时，尿渗量显著降低，且尿/血浆渗量比值可明显降低。反复测量 Uosm < 400mOsm/kg. H_2O 称为等张尿，Uosn < 200mOsm/kg. H_2O 称为低张尿，表示肾浓缩功能严重减退乃至丧失。

自由水清除率（CH_2O）

【正常值】

浓缩试验时　（-0.4）~（-10.7）ml/分钟。

稀释试验时　1 ~ 9ml/分钟。

【临床意义】

1. CH_2O 连续测定常作为急性肾功能不全早期诊断（CH_2O 近于 O）和恢复期判断（CH_2O 回升到负值）的灵敏指标。这一变化比临床表现和一般化验改变早2 ~ 3 天。

2. CH_2O 测定有助于鉴别非少尿性肾功能不全和肾外性原因所致的氮质血症，前者 CH_2O 接近于 0，后者 CH_2O 正常。

3. 各种因素引起肾实质严重损害，CH_2O 常接近于 0，如严重创伤、大手术后低血压、休克、长期尿路梗阻、肾移植排异等。

尿蛋白电泳

【正常值】

阴性。

【临床意义】

尿白蛋白或球蛋白增多，提示肾小球损伤，特别是球蛋白增加说明损伤较重。大分子或中分子蛋白尿，反映肾小球损伤；小分子蛋白尿，反映肾小管功能障碍。

肿瘤标志物测定

血清甲胎蛋白(AFP)测定

【正常值】

0 ~ 25ug/L。

【临床意义】

1. 原发性肝癌患者有 75% ~ 80% 表现为血清 AFP 上升,其浓度可为(30 ~ 50)×10^{6}ug/L 不等。

2. 其他消化道肿瘤,如胃癌、胰腺癌、结肠癌、胆管细胞癌等,也可见 AFP 升高,但肝转移癌时极少增高。

3. 病毒性肝炎、肝硬变时,AFP 也有不同程度的升高,但其水平常在 1000ug/L 以下。

4. 妊娠妇女 12 ~ 14 周血中 AFP 开始上升,32 - 34 周达高峰,一般为 380 ~ 500ug/L,以后则下降。羊水中 AFP13 ~ 16 周时为 2 × 10^{4}ug/L,40 周可下降到 20 ~ 30ug/L。

5. 异常妊娠,如胎儿有脊柱裂、无脑儿、脑积水、十二指肠和食道闭锁、肾变性、胎儿宫内窒息、先兆流产和双胎等,均会引起母体血和羊水中 AFP 升高。

血清癌胚抗原(CEA)测定

【正常值】

0 ~ 5ug/L。

【临床意义】

1. CEA 检测不能作为检出恶性肿瘤的特异手段,常用于筛选肿瘤的实验。CEA 检测在恶性肿瘤的鉴别诊断、病情监测、疗效评价方面,有重要的临床意义。

2. 不少恶性肿瘤,特别是肠管恶性肿瘤、肺癌、胃癌、乳腺癌等患者血清中 CEA 含量,可明显升高,如 90% 胰腺癌患者可见增高,结肠癌患者有 74%、肺癌患者有 70%、乳腺癌患者有 60% 可见血清 CEA 水平升高。

3. 肝癌、肾癌、卵巢癌、结肠炎、胃肠管息肉、胰腺炎、肝脏疾病及肺气肿、支气管哮喘等慢性支气管疾病,也可见血清 CEA 浓度升高。

4. 吸烟者血清中 CEA 水平略高于健康人。

5. CEA 的连续随访检测,可用于疗效观察及判断预后,一般病情好转时,血清 CEA 浓度下降,病情发展时则升高。

糖类抗原 72(CA72)测定

【正常值】

0～6ug/L。

【临床意义】

当患卵巢癌、胃肠道癌、胰腺癌、乳腺癌时,血清中 CA72 水平可明显升高。其中卵巢癌阳性率为 67%,结肠癌及直肠癌为 47%,胃癌为 45%,胰腺癌及乳腺癌为 41%。

糖类抗原 19－9(CA19－9)测定

【正常值】

0～37ug/L。

【临床意义】

1. 胰癌和消化道癌时,患者血清 CA19－9 水平可明显升高,如胰癌的阳性率为 85%～95%,胆囊癌、胆管癌的阳性率为 85% 左右,胃癌、结肠癌、直肠癌的阳性率为 30%～50% 等。该项测定可作为这类癌症的主要辅助诊断指标。若血清 CA19－9 含量很高,而肝、胆、胰未发现异常者,应全面检查胃、结肠、肺等脏器。

2. 急性胰腺炎、胆汁淤积性胆管炎、胆囊炎、纤维化胆管炎、胆石症、急性肝炎、肝硬化等,血清 CA19－9 亦可出现不同程度的升高。

组织多肽抗原(TPA)测定

【正常值】

0～130U/L。

【临床意义】

1. 组织多肽抗原(TPA)为非特异性癌标记物,是肿瘤细胞分泌的一种多肽抗原。多种组织肿瘤疾病,如卵巢癌、结肠癌、肝细胞癌、胰腺癌、肺癌、乳腺癌、子宫内膜癌、睾丸肿瘤等,都可引起它的增高。

2. 肿瘤病人经治疗病情好转后,若 TPA 再次增高,常提示有肿瘤复发。

3. 急性肝炎、胰腺炎、肺炎等血中 TPA 水平也可出现增高现象。

组织多肽特异抗原(TPS)测定

【正常值】

0～55U/L。

【临床意义】

组织多肽特异抗原(TPS)是肿瘤细胞分泌的一种多肽抗原,80%的卵巢癌病人血中 TPS 升高,肺癌病人 TPS 也可增高。

肿瘤抗原 125(CAl25)测定

【正常值】

男性:0～25U/ml。

女性:20～40 岁,0～40U/ml;50 岁以上,0～25U/ml。

【临床意义】

1.卵巢癌病人血清肿瘤抗原 125(CA125)水平明显升高,阳性率可达 60%～97%,故对诊断卵巢癌有较大的临床价值,被看作是卵巢癌的肿瘤标志物,尤其对估计治疗效果和判断有无复发危险极为灵敏。

2.其他癌症,如宫颈癌、子宫内膜癌、输卵管癌、乳腺癌、胰腺癌、胆道癌、肝癌、胃癌、结肠直肠癌、肺癌等,血清 CA125 也有一定水平的升高。

3.部分良性卵巢瘤、子宫肌瘤病人,血清 CA125 亦可偶有增高。

4.肝硬化、急慢性胰腺炎、胆囊炎病人血清 CA125 也可增高。

肿瘤抗原 15－3(CA15－3)测定

【正常值】

0～28ug/L。

【临床意义】

1.乳腺癌患者血清中肿瘤抗原 15—3(CAl5—3)水平明显增高,但在乳腺癌 I、Ⅱ 期病人血清中 CA15－3 阳性率仅为 10%～20%,Ⅳ 期肿瘤病人可达 70% 左右,故 CA15—3 检测常用于追踪乳腺癌经治疗后有复发危险的病人以及监测乳腺癌的转移。

2.其他癌症,如肝癌、胰腺癌、胆管癌、肺癌、乳头瘤、转移性卵巢癌、结肠癌、支气管癌等,血清中 CA15—3 水平也可见不同程度的增高。

鳞状细胞癌抗原(SCC)测定

【正常值】

0～2.6ug/L。

【临床意义】

1.鳞状上皮细胞癌,如子宫内膜癌、子宫颈癌、卵巢癌、肺癌、食道癌、口腔肿瘤等,血清中SCC水平可见升高。

2.临床上常用SCC含量监测上述恶性肿瘤的治疗效果、复发或转移可能,以及评价预后。

细胞角质素片断19测定

【正常值】

0～3.3ng/ml。

【临床意义】

1.细胞角质素片断19是诊断肺癌的一项重要指标,50%～70%的肺癌病人血中细胞角质素片断19水平明显增高。

2.其他器官肿瘤如结肠癌、胃癌等,其水平仅轻度增高。非肿瘤性疾病一般不升高。

肿瘤基因P53自身抗体(P53-Ab)测定

【正常值】

阴性。

【临床意义】

肿瘤基因P53自身抗体测定,常用于各种肿瘤的早期诊断和筛选。10%～20%的肿瘤患者血清中P53抗体呈阳性,而且其出现时间比临床症状出现早。

前列腺酸性磷酸酶(PAP)测定

【正常值】

0～3ug/L。

【临床意义】

1.前列腺癌患者血清中前列腺酸性磷酸酶(PAP)浓度明显升高,而且其升高程度与癌瘤发展基本呈平行关系。早期前列腺癌病人血清中约有 10% PAP 升高，晚期则 80% 的病人血中 PAP 升高。当病情好转，PAP 降低后再次升高时，常提示癌症有复发、转移等情况，预后不良。

2. 一些非恶性肿瘤的前列腺病变，如前列腺肥大、前列腺炎等，也可见血清 PAP 水平升高。

3. 尿潴留及肛诊后 24～48 小时，亦可见血清中 PAP 轻度升高。

前列腺特异抗原(PSA)测定

【正常值】

0～4.0ug/L。

【临床意义】

1. 前列腺特异抗原(PSA)是前列腺癌的诊断和前列腺良性肿瘤鉴别诊断的重要检查项目。在前列腺癌早期，可见 PSA 轻度增高(2.7～10ug/L)，晚期 PSA 则明显升高，术后又急剧下降。当行前列腺癌外科切除术后，又见 PSA 水平升高，即有发生转移及复发的可能。

2. 良性前列腺瘤、前列腺肥大或急性前列腺炎时，血清中 PSA 水平可见轻度升高。

神经元特异烯醇化酶(NSE)测定

【正常值】

0～18ug/L。

【临床意义】

1. 神经元特异烯醇化酶(NSE)可作为小细胞性肺癌的诊断、预报复发、观察疗效和估计预后的指标。小细胞性肺癌病人血清中 NSE 活性升高，其升高阳性率与病情发展呈平行关系，其升高幅度也随病灶扩大而增大。病情缓解期血中 NSE 含量下降，复发期又可再升高。

2. 其他组织型肺癌仅 10%～20% 的病人血中 NSE 轻度升高。

风湿性疾病检查

类风湿因子(RF)

【正常值】

0～20IU/ml；阴性。

【临床意义】

类风湿因子是人体产生的一种针对体内变性免疫球蛋白(IgG)的一种抗体,无种属特异性。此种抗体在体内结构已发生了变化,可起自身抗原作用。类风湿因子作为血清中的一种非特异性免疫球蛋白,其中包括 IgM、IgG、IgA。一般临床测定的是血清中 IgM 类风湿因子,在类风湿性关节炎患者中阳性率多在 70% 左右。类风湿因子在体内能与自身的丙种球蛋白(主要是 IgG)结合,在体外同样能与同种或异种丙种球蛋白吸附的载体发生凝集反应。因此临床上对于关节炎患者常进行此项检查,将它作为诊断类风湿关节炎的条件之一,并用于和其他原因的关节炎进行鉴别。

类风湿性关节炎病人和约 50% 的健康人体内都存在有产生类风湿因子的 B 细胞克隆,在变性 IgG 或 EB 病毒直接作用下,可大量合成类风湿因子。因此类风湿因子作为血清中存在的一种非特异性免疫球蛋白。类风湿性关节炎患者可出现类风湿因子阳性。此外,还可见于以下一些情况:

1. 类风湿因子在正常人中阳性率为 2% ~5%,且随年龄增高呈增高趋势。

2. 免疫风湿性疾病如系统性红斑狼疮阳性率为 53%,皮肌炎为 80%,硬皮病为 80%,恶性贫血为 80%,自身免疫性溶血性贫血为 75%,慢性活动性肝炎为 60%,干燥综合症等也有不同程度阳性。

3. 慢性感染性疾病如亚急性细菌性心内膜炎、结核、梅毒等疾病。

4. 急性病毒感染,如肝炎、流感、单核细胞增多症以及疫苗注射后。

5. 肿瘤,尤其是在放疗、化疗后更明显。

6. 高球蛋白血症、寄生虫感染患者中也可出现不同程度阳性。因此单纯类风湿因子阳性,尚不足以诊断类风湿性关节炎,如能定量检测类风湿因子才有临床意义。

风湿性关节炎的化验

目前诊断风湿病尚缺乏特异的实验室检查方法,因此多依据临床症状及体征进行诊断。但实验室检查仍不失为一项重要的参考依据。常用的实验室检查方法如下:

1. 反映近期内链球菌感染的试验。

(1)咽拭子链球菌培养阳性者对诊断有一定的帮助。但近半数风湿病患者,特别是在抗菌药物治疗后,培养常为阴性,故阴性结果不能排除风湿病。另外,有不少正常人咽部处于长期带菌状态,可以产生假阳性,其所占比例甚至与患者的阳性率相近,故诊断意义不大。

(2)链球菌抗体的测定应用最广的是抗链球菌溶血素 O(抗链 O,ASO)试验。

ASO 定量检测值较高者,发生风湿病的可能性较大。

2. 反映炎症存在的试验。

(1)血沉(ESR)所有在急性期未经治疗的风湿病,血沉都增快,女青年特别是女孩血沉增加更明显。血沉增快后,恢复非常缓慢,有的患者在其他表现消失后,血沉异常仍可维持数年。

(2)C 反应蛋白(CRP)风湿病时,CRP 浓度增高比血沉增快出现得早,除皮质激素治疗可使其呈假阴性反应外,一般不受其他因素的影响,且维持阳性的时间一般不超过 3 周,所以较血沉更敏感而可靠。

抗链 O(ASO)

【正常值】

0 ~ 200IU/mL 或阴性。

【临床意义】

溶血性链球菌感染人体后,可产生多种毒素和酶,其中包括链球菌溶血素 O。这是一种含有—SH 基的蛋白质,具有溶血作用并能破坏血小板。在有氧条件下溶血素的—SH 基被氧化成—SS 基,暂时失去溶血能力,但可借助还原剂的作用,重新激活,恢复溶血能力。溶血素 O 抗原性较强,人受感染后 2 ~ 3 周,患者血清中即可出现一定量的抗溶血素 O 的抗体即抗链 O(ASO),直至数月或一年内仍可检测到这种抗体。其中 IgM 类 ASO 多见于链球菌感染的急性期;IgG 类 ASO 多见于恢复期。

患者血清 ASO 阳性或 ASO 水平不断上升,提示近期有化脓性链球菌感染。风湿热患者 ASO 水平明显增高,而类风湿关节炎患者 ASO 水平不增高。少数肝炎、肾病综合症和多发性骨髓瘤患者,ASO 也可有轻度增高。

C 反应蛋白(CRP)

【正常值】

0 ~ 80mg/dL。

【临床意义】

C 反应蛋白(CRP)首先是在急性炎症患者血清中发现的,它是可以结合肺炎球菌细胞壁 C - 多糖的蛋白质。它具有激活补体和促进粒细胞及巨噬细胞的吞噬作用,是目前临床上最有用的急性时相反应指标。

血清 CRP 水平变化的临床意义为:

1. 可作为判断感染和观察疗效的指标。急性炎症和组织损伤时,C 反应蛋白的含量可急剧增加,当病理状态恢复期,其含量迅速下降,而且又受其他急性时相指标(如血压、呼吸、心率等)因素的影响和常用的抗感染药或免疫抑制药物的直接影响。

2.可作为细菌感染的鉴别。大多数微生物的感染,血清 CRP 均有不同程度的升高,而细菌性感染又比病毒性感染 CRP 升高明显。

3.可作为风湿症有无活动的指标。急性风湿热的血清 CRP 明显升高,慢性风湿性关节炎活动期多数 CRP 升高。活动性风湿性心脏病患者血清 CRP 持续增高。

4.可提示手术中组织损伤程度和术后有无感染。在施行手术后,患者 CRP 升高,术后 7～10 天 CRP 水平降低。CRP 水平不降低或再次升高,提示并发感染或血栓栓塞等并发症。

5.用于鉴别某些炎症。某些炎症性疾病,包括系统性红斑狼疮、多发性皮肌炎、混合性结缔组织病和溃疡性结肠炎等,C反应蛋白仅轻度升高或不升高。

人类的细胞抗原(HLA)

【正常值】

阴性。

【临床意义】

强直性脊柱炎是以中轴关节慢性炎症为主的、原因不明的全身性疾病,其特点为几乎全部累及骶髂关节,常发生腰、颈、胸段脊柱关节的椎间盘纤维环及其附近韧带钙化和骨性强直。人类白细胞抗原(HLA)是人类的主要组织相容性复合物。HLA 基因位于人类第 6 号染色体的短臂,HLA—B27 是其等位基因。强直性脊柱炎病人 HLA—B27 阳性率高达 90%～96%,HLA—B27 阳性者强直性脊柱炎发病率约为 10%～20%,但应当看到,HLA—B27 阳性者并不都发生强直性脊柱炎。HLA—B27 检测采用微量淋巴细胞毒试验,一般仅需空腹静脉采血,当天即可得到检测报告,临床医生根据患者的临床症状、X 光和 HLA—B27 检测结果即可做出诊断。

自身抗体测定

抗核抗体(ANA)测定

【正常值】

阴性。

【临床意义】

抗核抗体阳性见于系统性红斑狼疮(SLE)、药物(抗心律不齐药如普鲁卡因酰胺,降压药如肼苯达嗪等)引起的胶原病重叠综合症、混合性结缔组织病(MCTD)、全身性硬皮病、皮肌炎、干燥综合症、类风湿性关节炎、自身免疫性肝炎(狼疮性肝炎)、甲状腺炎、重症肌无力等。

抗脱氧核糖核酸抗体(抗 DNA)测定

【正常值】

1. 抗双链脱氧核糖核酸(ds—DNA)   抗体   阴性。
2. 抗单链脱氧核糖核酸(dss—DNA)   抗体   阴性。

【临床意义】

1. 抗 ds—DNA 阳性:见于系统性红斑狼疮(SLE)活动期,特别是肾炎活动期(狼疮性肾炎),阳性率可达 90% 以上,其他自身免疫性疾病的阳性率则很低。抗 ds—DNA 抗体滴度变化与 SLE 患者病情变化有关。

2. 抗 dss—DNA 抗体阳性:见于 SLE,尤其是合并肾炎时,还可见于一些重叠结缔组织病。

抗核糖核酸(抗 RNA)抗体测定

【正常值】

阴性。

【临床意义】

抗 RNA 抗体阳性最常见于多发性硬化症,其检出率为 54%,其次为系统性红斑狼疮,检出率为 26%,其他结缔组织病则在 10% 以下。

抗线粒体抗体(AMA)测定

【正常值】

阴性。

【临床意义】

抗线粒体抗体阳性常见于原发性胆汁性肝硬变及慢性肝炎活动期,阳性率可高达 90% 以上,肝硬化阳性率为 30% 左右。

抗可提取性核抗原(ENA)抗体测定

【正常值】

阴性。

【临床意义】

1. 抗 ENA 抗体是针对核内可提取性核抗原(ENA)的一种自身抗体,主要是抗 RNP(抗核糖核蛋白抗体)和抗 Sm。

2. 抗 RNP 抗体阳性可见于各种风湿病患者、系统性红斑狼疮、进行性全身性硬化症。皮炎患者的阳性率通常为 10%～50%,但混合性结缔组织病(MCTD)患者的阳性率可达 95%～100%,故一般认为高滴度的抗 RNP 抗体是诊断 MCTD 的重要依据。

3. 抗 Sm 抗体对系统性红斑狼疮(SLE)有高度特异性,是 SLE 的标记抗体,阳性率可达 95%。

抗平滑肌抗体(ASMA)测定

【正常值】

阴性。

【临床意义】

1. ASMA 是一种存在于狼疮性肝炎后人血清中的自身抗体,主要见于自身免疫性肝炎(狼疮性肝炎),其阳性率可达 80% 左右。

2. 急性病毒性肝炎,可出现 70% 的阳性率,但一般在发病第 1 周出现,3 个月后 ASMA 即消失。

3. 原发性胆汁性肝硬化、晚期肿瘤肝细胞受损、类风湿性关节炎、传染性单核细胞增多症、心肌梗塞后综合症等,亦可出现 ASMA 阳性。

抗心肌抗体(AMA)测定

【正常值】

阴性。

【临床意义】

1. 抗心肌抗体(AMA)阳性,可见于 100% 的风湿热病人。

2. 心肌梗塞后综合症、心包切开后综合症等,均可出现阳性反应。

3. 不合并风湿热的链球菌感染患者,也可有少量抗心肌抗体产生。

4. 克山病患者也可出现 AMA 阳性。

抗胃壁细胞抗体(APCA)测定

【正常值】

阴性。

【临床意义】

1. 抗胃壁细胞抗体(APCA)阳性,主要见于恶性贫血及萎缩性胃炎患者,其阳性率可达 80% ~85%。

2. 原发性肾上腺萎缩、原发性甲状旁腺机能减退、甲状腺机能亢进、慢性肾炎、缺铁性贫血、糖尿病等,可有 10% ~30% 的 APCA 阳性率。

抗甲状腺微粒体抗体(ATMA)测定

【正常值】

阴性。

【临床意义】

抗甲状腺微粒体抗体阳性,主要见于甲状腺炎、甲状腺机能亢进、原发性甲状腺功能低下患者。

抗甲状腺球蛋白抗体(ATGA)测定

【正常值】

阴性。

【临床意义】

1. 抗甲状腺球蛋白(TG)抗体阳性:常见于甲状腺炎(检出阳性率可达 90% ~95%)、恶性甲状腺肿、原发性甲状腺机能减退、恶性贫血、阿狄森病、重症肌无力、肝病、各种胶原血管病、糖尿病、各种染色体异常。

2. 有些正常人特别是妇女,也可检出 ATGA,且其阳性率随年龄增长而增高。

抗肾上腺皮质抗体(AA)测定

【正常值】

阴性。

【临床意义】

1. 抗肾上腺皮质抗体阳性:见于慢性肾上腺皮质功能减退,其阳性率为 50%

左右。

2. 亦可见于原发性甲状腺功能减退患者。

抗精子抗体(ASA)测定

【正常值】

阴性。

【临床意义】

抗精子抗体阳性,主要见于一部分不育患者(常见女性不孕症,阳性率为10% ~20%)。用激素或中药治疗,使抗精子抗体转阴后,部分患者可恢复正常生育能力。

电解质检查

人体从饮食中获得水和各种无机盐,以维持正常的生理功能,并不断地排出一定量的水和盐,使体内体外以及体内各种体液之间保持一种动态平衡。然而当人们遭受到疾病时,出现水盐代谢的失调叫电解质紊乱。人体中的主要电解质有 K、Na、Cl、Ca、P。

血清钾(K)

【正常值】

3.5 ~ 5.5mmol/L。

【临床意义】

正常时,钾盐自肠道吸收进入血液,约90%由尿排出。钾盐的主要生理作用为调节细胞内外渗透压及酸碱平衡。在肌肉收缩和神经兴奋传导时,钾起着特别重大的作用。神经肌肉系统必须有一定浓度的钾才能维持正常的应激性。钾的浓度升高时,能使神经肌肉兴奋;钾的浓度减低时,可使神经肌肉陷于麻痹。当血清钾低于 3.0mmol/L 时,即可出现症状,主要表现为肌肉软弱无力,甚至出现呼吸肌麻痹或麻痹性肠梗阻、肾脏浓缩功能下降、多尿,重者还可出现心律紊乱、血压降低,以致心力衰竭。当血清钾过高时,可产生尿闭、少尿、尿路阻塞、尿毒症等肾功能衰竭症状。急性支气管哮喘、急性肺炎也可导致血清钾升高。

血清钠(Na)

【正常值】

135～150mmol/L。

【临眯意义】

正常成人每天需钠4～5g,大多数情况下来自饮食,平时每天饮食约含10～12g氯化钠。正常时,钠盐自肠道吸收进入血液,然后自尿排出。钠随尿排出体外占总排出量的95%,其余则随汗和粪便排出。重症腹泻时,氯化钠主要随粪便排出。当饥饿和大量出汗时,由尿排出的钠也会减少。钠离子的主要功能为调节细胞外液和细胞内液的正常分布,维持体内的渗透压及酸碱平衡。钠离子在体液中保持一定浓度,并与其他离子保持适当的比例,才能保证神经肌肉处于正常的应激性。血清钠升高见于肾上腺皮质腺瘤及原发性醛固酮增多症等;而血清钠减低可见于肾上腺皮质功能减退、肠道梗阻引起的严重呕吐、长期腹泻、及各种原因引起的肠液丢失和出汗过多。糖尿病在发生酸中毒时钠也可下降。

血清氯化物(C1)

【正常值】

99～110mmol/L。

【临床意义】

人体一昼夜氯的需要量相当于7～10g食盐,主要来源是食入的氯化物成分,如氯化钠、氯化钾、氯化钙等。血清中的氯化物主要是氯化钠。氯化物的主要功能是维持酸碱平衡、体内电解质平衡及血液与组织间渗透压的平衡。血清氯化物增高,主要见于:

1. 氯化物排泄减少,如尿路阻塞、慢性肾炎、摄入蛋白量少。

2. 氯化物摄入过多,如食入食盐过多或大量静脉输入生理盐水后。

3. 血清氯化物减低,主要是由于体内氯化物丢失过多或摄入过少所致,如严重腹泻、上段肠道梗阻、严重呕吐、出汗过多而未及时补充食盐、糖尿病酸中毒和各种肾病,尤其是合并尿毒症和慢性肾上腺皮质功能减退。

血清钙(Ca)

【正常值】

2.12～2.62mmol/L。

【临床意义】

钙是机体内分布最广的物质之一,绝大部分以磷酸钙和碳酸钙的形式存在于骨骼,它约占钙量的97%,其余的部分则分布于组织和血液中。钙主要通过尿液和粪便排出。钙在机体中的作用很多,钙可用做结构的材料,构成骨骼和牙齿,钙离子还与机体内酶有关。钙参与肌肉的收缩作用。在正常情况下,血清中钙与无机磷的浓度呈反比,钙愈多无机磷愈少,反之亦然。血钙升高主要见于甲状旁腺功能亢进、骨肿瘤。血钙减少,见于甲状旁腺功能减退、骨质软化症、佝偻病、钙磷和维生素 D 缺乏。

血清无机磷

【正常值】

0.8 ~ 1.4mmol/L。

【临床意义】

人体需要的磷可全部由无机磷盐供给。在幼儿时期,磷的需要量很大,乳婴约需 40 ~ 50mg/kg,成人所需的磷要少得多,约为 13mg/kg。在体内,大部分(80% ~ 83%)的磷与骨中的钙相结合,以磷酸钙的形式存在于骨骼中。血清磷升高主要见于甲状旁腺功能减退症和维生素 D 过多症。尿毒症或慢性肾炎晚期等肾脏疾患时,磷酸盐排泄障碍,可使血清磷升高。高血磷已被视为肾功能衰竭的指标。血磷减少主要见于甲状旁腺功能亢进症和骨软化症。因维生素 D 缺乏引起的佝偻病,其钙和磷吸收均不良,磷也降低。

甲状腺功能检查

甲状腺素(T₄)测定

【正常值】

儿童 83 ~ 194nmol/L。

成人 65 ~ 155nmol/L。

【临床意义】

1. 升高:见于甲状腺功能亢进(甲亢)。

2. 降低:见于甲状腺功能低下、甲状腺次全切除术及地方性甲状腺肿等。

游离甲状腺素(FT4)测定

【正常值】

$10.3 \sim 31.0$ pmol/L。

【临床意义】

同"T_4测定",但由于 FT_4 不受甲状腺结合球蛋白(TBG)的影响,对孕妇、口服避孕药者的甲状腺功能具有特殊的诊断价值。

三碘甲状腺原氨酸(T_3)测定

【正常值】

儿童　$1.4 \sim 4.0$ nmol/L。

成人　$1.8 \sim 2.9$ nmol/L。

【临床意义】

1. T_3 是体内生物活性最高的甲状腺激素,故为诊断甲状腺功能亢进较灵敏的指标。在甲亢复发时,T_3 的升高早于 T_4。

2. 对甲状腺功能减低的病人,T_3 下降不如 T_4 敏感。

反三碘甲状腺原氨酸(rT_3)测定

【正常值】

$0.54 \sim 1.46$ nmol/L。

【临床意义】

1. rT_3 是诊断甲亢最灵敏的指标,灵敏度较 T_3、T_4 高。甲亢时血清 rT_3 浓度增高,甲状腺功能低下(甲低)时 rT_3 浓度降低。轻型及亚临床型甲低的诊断 rT_3 优于 T_3 及 T_4,但不如 TSH(促甲状腺素)灵敏。

2. rT_3 结合 T_3、T_4 测定可判定疗效。甲亢治疗中若 T_4、rT_3 均低于正常,表明用药过量;甲低甲状腺激素替代治疗时,若 rT_3、T_3 正常反映用量适当,若 rT_3、T_3 明显升高,T_4 正常或偏高,则提示用量过大。

3. 鉴别原发性甲低和低 T_3 综合症:原发性甲低时,T_3 和 rT_3 同时减低,而许多非甲状腺疾病如慢性肝炎、肝硬变、肾功能不全、糖尿病等临床上发生低 T_3 综合症时,血清 rT_3 水平明显升高,病情好转时可恢复至正常。

T$_4$ 摄取试验

【正常值】

0.35~0.45。

【临床意义】

1.增高:见于甲状腺功能亢进(甲亢)、非甲状腺病引起甲状腺结合球蛋白(TBG)减少的病人等。

2.降低:见于甲状腺功能减低(甲减),因生理因素或用药所致 TBG 增高而引起 T$_3$、T$_4$ 升高者等。

甲状腺^{131}I 摄取试验

【正常值】

2 小时　0.04~0.25。

6 小时　0.08~0.35。

24 小时　0.30~0.60。

【临床意义】

1.增高:见于甲状腺机能亢进、缺碘性及单纯性甲状腺肿大、青春期、绝经期及妊娠期。

2.降低:见于甲状腺机能减退、甲状腺炎。

血清甲状腺素结合球蛋白(TBG)测定

【正常值】

15~34mg/L。

【临床意义】

1.甲状腺功能减退症以外 TBG 增多:妊娠、雌激素治疗中、传染性肝炎、骨肿瘤、先天性 TBG 增多症、急性间歇性卟啉症等。

2.甲状腺功能亢进症以外 TBG 减少:肾病综合症、肝硬化、转移性恶性肿瘤、先天性 TBG 缺乏症、雄激素治疗中、蛋白丧失性肠炎等。

甲状旁腺激素(PTH)测定

【正常值】

170~400ng/L。

【临床意义】

1. 增高:见于原发性和继发性甲状旁腺功能亢进症、维生素 D 代谢障碍、慢性甲状旁腺功能减退症、吸收不全综合症、特发性高尿钙症等。

2. 降低:见于甲状旁腺功能减退症、暴发型流脑、高钙尿症以及非甲状旁腺素所致的高血钙等。

降钙素(CT)测定

【正常值】

男　0~14ng/L。

女　0~28ng/L。

【临床意义】

1. 增高:见于甲状腺髓样癌、肾功能衰竭、肺癌、原发性甲状腺机能亢进等。

2. 降低:见于暴发性流脑、原发性甲状腺机能减退等。

肾脏相关激素测定

醛固酮(Ald)测定

【正常值】

立位　94~204ng/L(普通饮食)。

卧位　55~139ng/L(普通饮食)。

【临床意义】

1. 增高:见于原发性醛固酮增多症(如肾上腺皮质腺瘤或癌)、肾病综合症、巴特综合症、Desmit 综合症、特发性浮肿、充血性心力衰竭或异常钠丢失等。

2. 降低:见于肾上腺皮质机能减退症、单纯性醛固酮缺乏、Addison 病、18 - 羟类固醇脱氢酶或 18 - 羟化酶缺乏等。

促红细胞生成素(EPO)测定

【正常值】

12.5~34.5U/L。

【临床意义】

1.增高:常见于骨髓造血功能不全、再生障碍性贫血等。

2.降低:常见于肾性贫血等。

血管紧张素Ⅰ(AT−Ⅰ)测定

【正常值】

11~88ng/L。

【临床意义】

1.增高:

(1)生理性升高:见于低钠饮食、月经周期黄体期、妊娠等。

(2)病理性升高:见于继发性醛固酮增多症、Bartter 综合症、肾血管瘤、单侧肾动脉狭窄、肾脏球旁细胞肿瘤、Desmit 综合症、出血、肾上腺功能低下、利尿治疗所致的血容量减少、口服避孕药、肝硬化、肾炎、充血性心力衰竭、原发性高血压、甲亢、嗜铬细胞瘤等。

2.降低:

(1)生理性降低:见于高钠饮食、月经周期卵泡期等。

(2)病理性降低:见于类固醇治疗、原发性高血压病等。

血管紧张素Ⅱ(AT−Ⅱ)测定

【正常值】

10~60ng/L。

【临床意义】

同"血管紧张素Ⅰ测定"。

皮质醇测定

【正常值】

上午　442±276nmol/L。

下午　221±166nmol/L。

【临床意义】

1.生理变化:血中皮质醇的浓度一日内有昼夜节律变化,清晨 6~8 时最高,下午 4~6 时约为晨间的一半,晚上 10 时到凌晨 2 时最低,故在一定时间内测定血浆皮质醇浓度才具有确定的临床意义。

2.病理变化:

(1)增高:见于柯兴氏综合症(皮质醇增多症)、肾上腺皮质增生、肾上腺皮质肿瘤、垂体前叶机能亢进及燕麦细胞型肺癌、肾上腺外肿瘤(异位促肾上腺皮质激素肿瘤)等。

(2)降低:见于垂体功能低下、Addison 病(慢性肾上腺皮质功能减退症)或长期使用肾上腺皮质激素等。

11 - 去氧皮质酮测定

【正常值】

61~576nmol/L。

【临床意义】

1.增高:见于柯兴氏综合症、肾上腺肉瘤等。

2.降低:见于阿狄森病、席汉综合症等。

肾上腺素(Ad)测定

【正常值】

血浆　＜480pmol/L。

尿　0~80nmol/24h。

【临床意义】

肾上腺素升高常见于持续刺激神经、精神紧张、寒冷、长期给予利血平治疗、嗜铬细胞瘤等。

去甲肾上腺素(NA)测定

【正常值】

血浆　615~3240pmol/L。

尿　0~590nmol/24h。

【临床意义】

同"肾上腺素测定"。

多巴胺(DA)测定

【正常值】

血浆　　＜888pmol/L。

尿　　424～2612nmol/24h。

【临床意义】

1. 增高:见于精神错乱、恐惧、幻觉、恶心、呕吐等。

2. 降低:见于震颤麻痹综合症等。

性激素测定

雌二醇(E₂)测定

【正常值】

男　　29～132pmol/L。

女　卵泡期:37～330pmol/L。

排卵期:367～1835pmol/L。

黄体期:184～881pmol/L。

绝经期:37～110pmol/L。

【临床意义】

1. 增高:见于正常妊娠、双胎或多胎妊娠、卵巢肿瘤、原发性或继发性性早熟、无排卵功能性子宫出血、不明原因的男性乳房发育、雌激素分泌瘤、肝硬化等。

2. 降低:见于胎盘娩出后、妊娠毒血症、无脑儿、女性青春期延迟、原发或继发性闭经和绝经、下丘脑癌变、垂体前叶功能减退、卵巢炎症及功能不足等。

雌三醇(E₃)测定

【正常值】

男及未孕妇女　　＜7nmol/L。

妊娠期　　104～1215nmol/L。

【临床意义】

1. 增高:见于正常妊娠(并随妊娠时间而升高,分娩后迅速下降)、先天性肾上腺增生对胎儿男性化影响等。

2. 降低:见于先兆子痫、无脑儿、胎儿宫内死亡、出生低体重婴儿、母体类固醇激素治疗后、妊娠时胎儿患有 Down 综合症等。

雌酮(Est)测定

【正常值】

男　41 ~ 240pmol/L。

女　卵泡期:29l ± 77pmol/L。

排卵期:1472 ± 558pmol/L。

黄体期:814 ± 163pmol/L。

【临床意义】

1. 增高:见于正常妊娠妇女第 12 周以后、肝脏疾病及某些睾丸肿瘤等。

2. 降低:见于闭经妇女、原发性或继发性卵巢功能减退等。

孕酮(P_4)测定

【正常值】

男　< 3.2nmol/L。

女　卵泡期　0.6 ~ 2.7nmol/L。

黄体期　9.5 ~ 111.3nmol/L。

绝经后　0.09 ~ 0.9nmol/L。

【临床意义】

1. 增高:见于正常妊娠(从第 1 周开始孕酮升高,35 周达高峰)、先兆流产(若出现下降则有流产可能)、葡萄胎、轻度妊娠中毒等。

2. 降低:见于绒毛膜癌、重度妊娠中毒等。不管胎位如何,若单次血清孕酮≤15.9nmol/L,可提示为死胎。

睾酮(T)测定

【正常值】

男　14.5 ~ 25.5nmol/L。

女　< 2nmol/L。

【临床意义】

1. 增高:见于睾丸间质细胞瘤、先天性肾上腺皮质增生(21 – 羟化酶或 11 – 羟化酶缺陷)及肾上腺肿瘤、部分多囊卵巢综合症患者、肥胖者及注射睾酮或促性腺激素等。

2.降低:见于先天性睾丸发育不全综合症、睾丸炎或 X 线照射后、垂体前叶机能减退、性腺功能减退、先天性嗅觉缺陷、类睾综合症(如 Kallman 综合症)及睾丸不发育或睾丸消失综合症等。

双氢睾酮(DHT)测定

【正常值】

男　1.03～2.92nmol/L。

女　0.14～0.76nmol/L。

【临床意义】

1.增高:见于女性多毛症、甲状腺功能亢进等。

2.降低:见于 5 - α 还原酶缺陷所致的性分化异常、甲状腺功能减退等。

人绒毛膜促性腺激素(HCG)测定

【正常值】

<10IU/L。

【临床意义】

参阅"妊娠试验"。

胎盘泌乳素(HPL)测定

【正常值】

未妊娠妇女　0.5mg/L。

妊娠妇女　1.0～12.0mg/L。

【临床意义】

1.正常妊娠,自第 5 周起子母血中可测出胎盘泌乳素(HPL),并随着妊娠的发育而逐渐增高,到第 35 周达最高峰,一直持续到分娩,产后 7 小时消失。双胎妊娠或多胎妊娠时母血中胎盘泌乳素可增高。

2.先兆流产时母血中 HPL 低于正常,而且 HPL 较 HCG 更敏感,首先出现低落。一旦出现 HPL 下降,往往会发生流产。

3.葡萄胎时 HPL 降低,而 HCG 增高。绒毛膜上皮癌,随着恶性程度的增高,HPL 逐渐降低。

促甲状腺激素(TSH)测定

【正常值】

成人　2～10mIU/L。

儿童　0.9～9.1mIU/L。

【临床意义】

促甲状腺激素(TSH)是诊断原发性甲状腺功能减退症的最灵敏指标。

1. 增高:见于原发性甲状腺功能低下,而且升高水平与甲状腺损伤程度成正比。地方性缺碘病、高碘性甲状腺肿和单纯弥漫性甲状腺肿,血清TSH升高。

2. 减低:常见于甲状腺功能亢进(甲亢)。

促甲状腺激素释放激素(TRH)测定

【正常值】

14～168pmol/L。

【临床意义】

1. 原发性甲状腺功能低下(甲低)时,血清TRH及TSH都升高,重症时TRH可达1142pmol/L。

2. 继发性甲状腺功能低下,可由垂体及下丘脑病变引起。垂体性甲低如临床上常见的席汉综合症,TRH升高,TSH减少。而下丘脑性甲低则TRH和TSH、T_3、T_4均降低。

3. 甲状腺功能亢进时TRH正常或降低,也可升高。

4. 亚急性甲状腺炎早期血TRH正常,后期甲低时则升高。

5. 先天性单独性TRH缺乏症临床上罕见。

6. 脑外伤可引起下丘脑释放激素的减少,TRH降低。

促肾上腺皮质激素(ACTH)测定

【正常值】

1.1～11.0pmol/L。

【临床意义】

1. 增高:常见于垂体ACTH细胞瘤、异源性ACTH分泌综合症、原发性肾上腺皮质减退症、Nelson综合症、各种应激反应等。

2. 降低:常见于垂体或鞍旁肿瘤、垂体前叶受损(如席汉综合症)和肾上腺皮质肿瘤等。

黄体生成素(LH)测定

【正常值】

青春期前 2~12IU/L。

成人 4~20IU/L。

绝经后 >40~200IU/L。

【临床意义】

1.增高:原发性睾丸衰竭、卵巢衰竭、过早绝经等。

2.降低:见于垂体机能减退、妊娠、无生殖力综合症、性机能减退、女性染色体病(如两性畸形)等。

卵泡刺激素(FSH)测定

【正常值】

男性 2.5~15U/L。

女性 4~20U/L。

绝经后 >40~200U/L。

【临床意义】

1.增高:见于睾丸精原细胞瘤、Klinefelter综合症、Turher综合症、原发性闭经、阉割、肾上腺皮质激素治疗后、原发性性腺功能减退、早期垂体前叶机能亢进症以及巨细胞退行性肺癌与异位性腺样物质的分泌。

2.降低:见于雌激素治疗、孕酮治疗、继发性性腺功能减退、席汉综合症及晚期垂体前叶机能减退等。

催乳素(PRL)测定

【正常值】

男 <20ug/L。

女 卵泡期:<23ug/L。

黄体期:5~40ug/L。

妊娠期:<80~400ug/L。

【临床意义】

1.生理性增高:常见于新生儿期、妊娠、月经、应激状态、吸吮、产后、泌乳期、夜间睡眠等。某些药物也可引起高泌乳血症，如冬眠灵、酚噻嗪、利血平、口服避孕药、雌激素治疗及抗组织胺类药物等。

2.病理性增高：常见于垂体性肿瘤、下丘脑紊乱、肿瘤、肉瘤、脑膜炎、Chiari—Frommel综合症、Nelson综合症、闭经、乳溢综合症。慢性肾功能不全、甲状腺功能低下、肾上腺功能低下，也可引起PRL升高。

生长激素(GH)测定

【正常值】

儿童　　<10ug/L。

成人　　<5ug/L。

【临床意义】

1.增高：

(1)生理性增高：常见于活动、睡眠、蛋白餐后、应激、空腹及使用某些药物如胰岛素、L－多巴、注射氨基酸、麻醉、服用泻药后等。

(2)病理性增高：常见于急性疾患、灼烧、外科手术、肢端肥大症、巨人症、溴隐停治疗失败、低血糖症等。

2.降低：

(1)生理性降低：常见于休息、肥胖、使用皮质激素过量等。

(2)病理性降低：常见于垂体功能低下、垂体性侏儒、高血糖等。

抗利尿激素(ADH)测定

【正常值】

1.0～1.5ng/L。

【临床意义】

1.增高：

(1)生理性增高：常见于低血压、渗透压降低、吸烟等。

(2)病理性增高：常见于恶性肿瘤组织中抗利尿激素的异位分泌、中枢神经系统疾病等。

2.降低：

(1)生理性降低：常见于寒冷,乙醇也可抑制ADH分泌。

(2)病理性降低：常见于原发性或因感染、损伤、肿瘤等引起的垂体尿崩症等。

免疫球蛋白 G(IgG)测定

【正常值】

脐带　7.6～17.0g/L。

新生儿　7.0～14.8g/L。

1～6个月　3.0～10g/L。

6个月～2岁　5.0～12.0g/L。

6～12岁　7.0～16.5g/L。

成人　6～16.0g/L。

【临床意义】

1. 增高:见于 IgG 型多发性骨髓瘤、系统性红斑狼疮、类风湿性关节炎、各种慢性感染、慢性肝病、肝癌、淋巴瘤、黑热病、结核病等。

2. 降低:见于非 IgG 型多发性骨髓瘤、重链病、轻链病、肾病综合症、某些肿瘤和白血病、原发性无丙种球蛋白血症、继发性免疫缺陷等。

免疫球蛋白 A(IgA)测定

【正常值】

脐带　0～0.05g/L。

新生儿　0～0.22g/L。

1～6个月　0.03～0.82g/L。

6个月～2岁　0.14～1.08g/L。

6～12岁　0.29～2.7g/L。

成人　0.76～3.9g/L。

【临床意义】

1. 增高:见于 IgA 型多发性骨髓瘤、类风湿性关节炎、系统性红斑狼疮、肝硬化、湿疹、血小板减少及某些感染性疾病等。

2. 降低:见于非 IgA 型多发性骨髓瘤、重链病、自身免疫病、输血反应、共济失调、毛细血管扩张症、原发性无丙种球蛋白血症、反复呼吸道感染、继发性免疫缺陷病及吸收不良综合症等。

家庭健康宝典

家庭醫生

医学常识篇

免疫球蛋白 M(IgM)测定

【正常值】

脐带 0.04~0.24g/L。

新生儿 0.05~0.3g/L。

1~6个月 0.15~1.09g/L。

6个月~2岁 0.43~2.39g/L。

6~12岁 0.5~2.6g/L。

成人 0.4~3.45g/L。

【临床意义】

1.增高:见于巨球蛋白血症、类风湿性关节炎、系统性红斑狼疮、黑热病、肝病及某些感染性疾病等。

2.降低:见于原发性无丙种球蛋白血症、继发性免疫缺陷等。

免疫球蛋白 D(IgD)测定

【正常值】

新生儿 0~少量。

成人 0.16~81.54mg/L。

【临床意义】

1.增高:见于IgD型多发性骨髓瘤、结核病、单核细胞性白血病、何杰金氏病、过敏反应性支气管炎、接触性皮炎、荨麻疹、老年慢性支气管炎、小儿哮喘、孕妇、系统性红斑狼疮等。

2.降低:见于原发性无丙种球蛋白血症、矽肺等。

免疫球蛋白 E(IgE)测定

【正常值】

0.1~0.9mg/L。

【临床意义】

1.增高:见于IgE型多发性骨髓瘤、湿疹、过敏性支气管哮喘、荨麻疹、特发性皮炎、寄生虫感染、嗜酸性粒细胞增多症、药物及食物过敏等。

2.降低:见于免疫缺损者,如V球蛋白缺乏症和共济失调、毛细血管扩张的病人。

尿液检查

尿十一项(尿液自动分析仪)

【正常值】

PRO(蛋白质)neg(<0.25～0.3g/L,或 <25～30mg/dl)。

PH(酸碱度)反映4.5～9.0 范围变化。

GLU(葡萄糖)neg(<2.8mmol/L,或 <50mg/dl)。

KET(酮体)neg 乙酰乙酸 <0.86mmol/L,或 <5mg/dl;neg(丙酮 <6.89mmol/L,或 <40mg/dl)。

BIL(胆红素)neg(<8.55μmol/L,或 <0.5mg/dl)。

NIT(亚硝酸盐)neg(<0.03mg/dl)。

LEU(白细胞)neg(<25/ul)。

ERY 或 BLD(红细胞或隐血)neg(<10/ul)。

SG(比重)随机尿 1.005～1.030,晨尿 1.015～1.025。

UBGURO(尿胆原)norm(<2.8mmol/L,或 <50mg/dl)。

VTC(维生素 C) <0.6mmol/L(<10mg/dl)。

注:neg,阴性;norm,正常。

【临床意义】

1. 蛋白质(PRO):

在正常人的肾小球滤液(原尿)中,主要含有一些低分子蛋白质,它们的总量约为 0.10～0.20g/L(10～20mg/dl)。原尿在流经肾小管时,通过上皮细胞的胞饮和吞噬作用,这些低分子蛋白质几乎全部被重吸收,因此在正常人 24 小时的尿液内,所含蛋白只有 20～80mg。正常人每天的尿量在 1000～1500 毫升之间,因此,每百毫升尿液的蛋白含量只有 2～5mg。当肾小球通透性能亢进(如肾炎),或血浆中低分子蛋白质过多,这些蛋白质大量进入原尿,超过了肾小管的重吸收能力时,便产生蛋白尿,前者称为肾小球性蛋白尿,后者称为血浆性(或溢出性)蛋白尿。此外,当近曲小管上皮细胞受损,重吸收能力降低或丧失时,则产生肾小管性蛋白尿(如汞、铅、镉及药物中毒)。常见原因如下:

(1)肾小球性蛋白尿:见于累及肾小球的疾病如急性肾小球肾炎、肾盂肾炎、肾病综合症、肾肿瘤等。

(2)肾小管性蛋白尿:见于累及肾小管的疾病如间质性肾炎、肾小管性酸中毒、重金属(汞、铅、镉)中毒、应用庆大霉素、多黏菌素 B 及肾移植术后发生排异反应等。

(3)混合型蛋白尿:原因是肾脏病变同时累及肾小球与肾小管,见于慢性肾小球肾炎和慢性肾盂肾炎。

(4)溢出性蛋白尿:尿中出现大量低分子量蛋白质,如多发性骨髓瘤、原发性巨球蛋白血症常出现本—周氏蛋白尿;骨骼肌严重损伤及大面积心肌梗塞时,常见肌红蛋白尿;而在发生溶血时则出现血红蛋白尿。

(5)生理性蛋白尿:因各种内外环境因素对机体影响而导致的蛋白尿。如功能性蛋白尿,指剧烈运动、发热、低温刺激、精神紧张所致暂时性、轻度的蛋白尿,定性一般在±~+;体位性蛋白尿(直立性蛋白尿),因直立体位腰部脊柱向前弯曲、突出使肾血流异常引起的蛋白尿,晨尿定性常阴性,直立若干时间后尿蛋白++~+++。

2.尿液酸碱度(PH值):

正常人的尿液PH值在6.0左右波动,但受饮食及药物的影响很大,生理情况下即可有较大波动。病理情况有:强酸性尿见于代谢性酸中毒、糖尿病酮症酸中毒、痛风及服用酸性药物等;强碱性尿见于代谢性碱中毒、应用碱性药物后。

3.葡萄糖(GLU):

尿液中的糖类,主要是葡萄糖,在正常生理情况下,尿中可以含微量葡萄糖,其浓度为2~20mg/dl,每天排出总量为40~85mg,用一般检查方法呈阴性反应。在血糖超过肾糖阈或肾糖阈降低时,便产生葡萄糖尿。糖尿分以下几类:

(1)饮食性糖尿:健康人短时间内服用大量糖类或一次性进食200克以上的葡萄糖,即可产生糖尿。

(2)暂时性糖尿:因暂时性原因而引起糖尿。如剧烈运动后、头部外伤、脑溢血、癫痫发作、各种中毒、皮质激素用量过多,可有暂时性糖尿。

(3)持续性糖尿:见于糖尿病、甲亢等。

发现尿糖阳性后,需反复做尿糖检查,以明确尿糖是暂时的还是持续性的,并做空腹和餐后尿糖检查(餐后2小时)。此外,还要检查血糖,必要时做糖耐量试验。

4.酮体(KET):

KET阳性见于糖尿病酮症酸中毒、妊娠剧烈呕吐、子痫、禁食过久及全身麻醉后。

5.胆红素(BIL):

胆红素是由衰老红细胞被破坏后的血红蛋白产生的,分为间接胆红素和直接胆红素两种,前者不能通过肾脏排至尿中,而后者则可通过肾脏排至尿中。在阻塞性黄疸或肝细胞性黄疸,血液中直接胆红素增高,当达2.0~3.0mg/dl以上时,则排至尿中。溶血性黄疸血中间接胆红素增高,不能通过肾脏排至尿中,尿胆红素为阴性。尿内胆红素的检查对于黄疸的诊断和判断预后上有重要价值。

阳性见于:阻塞性黄疸、胆石症、胆道肿瘤、胰腺肿瘤、肝硬变、肝炎。

6. 亚硝酸盐(NIT):

已知大肠杆菌、副大肠杆菌、变形杆菌、产气杆菌及绿脓杆菌有将硝酸盐还原为亚硝酸盐的能力,凡由这些细菌引起的泌尿系感染 NIT 呈阳性反应。而肾盂肾炎、膀胱炎多由大肠杆菌引起,其 NIT 阳性率可达69% ~ 80%。所以尿检亚硝酸盐阳性时,多见于由大肠杆菌引起的泌尿系感染。

7. 白细胞(LEU):

在正常人的尿液中只可以有少数白细胞,当尿液中白细胞增多达到每微升(u1)尿液中的白细胞数大于 25 个时,LEU 为阳性反应,主要见于细菌性感染,如肾盂肾炎、肾结核、膀胱炎、尿道炎、前列腺炎等。

8. 红细胞(ERY)或隐血(BLD):

在正常人的尿液中只能有极微量的红细胞(<10/ul),当每微升尿液中红细胞数量大于 10 个时,ERY 或 BLD 则呈阳性反应。尿液中如混有 0.1% 以上的血液时,用眼睛可以看到血尿,称为肉眼血尿;血量在 0.1% 以下时,便只能用隐血反应或借助仪器检测才能发现,称为镜下血尿。血尿多见于急性肾小球肾炎、肾盂肾炎、泌尿系结石、肿瘤、肾结核等。另外,某些药物如庆大霉素、卡那霉素也可引起血尿;某些全身性疾病如白血病、再生障碍性贫血、过敏性紫癜、系统性红斑狼疮等也可引起血尿。

9. 比重(SG):

水的比重为 1.00,因为尿液里含有体内代谢产物,所以尿的比重应该大于 1.00。尿比重的高低随尿中水分、盐类及有机物含量而异,受饮食影响很大,病理情况下还受尿蛋白、尿糖及细胞成分等影响。尿比重的数值可粗略的反映肾小管的浓缩稀释功能。

10. 尿胆原(UBG 或 URO):

尿胆原是无色的,在体外容易被氧所氧化变为褐色的尿胆素,因此也把两者合称为尿胆素体。阳性见于溶血性贫血、疟疾、严重烧伤所致黄疸和肝细胞严重受损。由于尿中尿胆原的排出量受多种因素的影响,变动很大,所以当尿胆原含量仅有少许变化时,很难说明有什么意义,只有明显增高或缺如时,才有明确的临床意义。

11. 维生素 C:

尿液中维生素 C 的含量本身临床意义不大,但当尿液中维生素 C 的含量大于 0.6mmol/L(>10mg/dl)时,会对上述 10 项的检测结果产生影响,出现假阳性或假阴性反应。当检测结果反映 VTC 超过标准时,应考虑其对结果的影响,可让病人暂停使用维生素 C 制剂后再进行检测。

尿量(UV)

【正常值】

1.0~2.0L/24 小时。

【临床意义】

尿量在生理情况下与饮水多少及出汗量有极大关系。健康成人每天的尿量约为 1000~2000ml(1~2L)。而多种病理情况可以影响尿量,每日尿量在 2500ml 以上者称为多尿;少于 500ml 者为少尿;少于 100ml 者为无尿。

1. 多尿:

可因饮水过多,特别是饮料摄入过多,或使用利尿剂及静脉输液等。病理性多尿主要见于糖尿病、尿崩症等。

2. 少尿或无尿:

多见于急性肾小球肾炎少尿期、脱水致血液浓缩、休克、急性心功能不全、急性发热性疾病。

尿本–周氏蛋白(B–JPro)定性

【正常值】

阴性。

【临床意义】

本—周氏蛋白是免疫球蛋白的二聚体或单体。阳性常见于多发性骨髓瘤、原发性巨球蛋白血症。另外,在肿瘤骨转移、骨肉瘤、白血病、某些淋巴瘤、骨软化症等病人的尿液中 B–JPro 也可呈阳性反应。

尿沉渣显微镜检查(US–Mi)

红细胞

【正常值】

混匀,滴尿 0–偶见/HPF(每高倍视野)。

离心尿 0~3/HPF(平均每高倍视野 0.4~1.0 个)。

自动分析仪混匀尿 男性 0~12/ul,女性 0~24/ul。

【临床意义】

如果每高倍视野红细胞在 1 个以上,离心尿大于或等于 3 个即为镜下血尿。主要见于急性肾炎、急性肾盂肾炎、泌尿系统结石、肿瘤、结核等。另外,成年妇女的尿液,常因混入月经血而有许多红细胞,应注意区别。

白细胞

【正常值】

混匀,滴尿　0 - 偶见/HPF。

离心尿　0—5/HPF(平均每高倍视野 0.6~2.1 个)。

自动分析仪混匀尿　男性 0~12/ul,女性 0~26/ul。

【临床意义】

增多常见于泌尿系细菌性感染,如肾盂肾炎、肾结核、肾脓肿、膀胱炎、尿道炎、前列腺炎等。

上皮细胞

【正常值】

鳞状上皮细胞及移行上皮细胞:偶见。

肾小管上皮细胞:无。

【临床意义】

在急进性肾小球肾炎、肾小管损伤、急性肾小管坏死的利尿期、肾移植术后排异反应时可见肾小管上皮细胞。膀胱炎、尿道炎、肾盂肾炎时多见移行上皮细胞并伴有较多白细胞。

管型

【正常值】

除激烈运动后、发热、麻醉后及老年人偶见透明管型外,正常尿中见不到管型。

【临床意义】

管型在肾实质形成,其形成与尿液的酸化、尿液的浓缩、尿液的停滞等因素有关。最简单的管型为透明管型,主要在远曲小管和集合管中形成。在透明管型的基质发生凝胶化时,如果同时混入了来自于肾小管上皮的脱落、破坏产物或红、白细胞等,便形成上皮管型、颗粒管型、血细胞管型等。因此根据管型的种类和情况,可以推测肾小管的破坏过程和尿液停滞程度,从而判断肾损伤的严重程度。

1. 透明管型：是蛋白质在肾小管内凝固而成的。它是一种变性的蛋白质，像凝固的蛋清一样透明，不含有其他细胞成分，在尿蛋白多时，有利于透明管型的形成。常见于急性肾小球肾炎的早期及恢复期、急性肾盂肾炎、恶性高血压及肾动脉硬化、充血性心功能不全。

2. 红细胞管型：是尿蛋白与红细胞在肾小管内凝固在一起而形成的。常与血尿同时存在，多见于急性肾小球肾炎、急性肾小管坏死、肾移植术后排异反应、肾出血、肾梗塞等。

3. 白细胞管型：肾小管的尿蛋白与白细胞凝固在一起形成的，管型内含有大量白细胞，表示肾脏有感染性病变，如急性肾盂肾炎。

4. 上皮细胞管型：是由脱落的肾小管上皮细胞团形成的管型，表示肾小管有病变。见于妊娠子痫、重金属或药物所致的急性肾小管坏死及肾移植术后发生排异反应。

5. 颗粒管型：在管型基质中含有许多大小不等的黄褐色颗粒，这些颗粒主要是肾上皮细胞的碎解产物，含粗大颗粒的叫做粗颗粒管型，含细小颗粒的为细颗粒管型。细颗粒管型偶见于正常尿，易见于运动后、脱水及发热时，如大量出现应考虑有肾实质损伤。粗颗粒管型常提示肾小管病变严重，可见于肾炎、肾盂肾炎、肾病综合症病人的尿中。

6. 蜡样管型：为一种微黄色蜡样形状，是由于尿蛋白在已经变形、增粗的远端肾小管内凝固且时间较久所形成的管型。可见于严重肾小管变性坏死，如慢性肾小球肾炎的晚期、肾病综合症、肾功能不全及肾淀粉样病变时。

7. 脂肪管型：管型内含有大量脂肪颗粒，该颗粒是细胞脂肪变性的裂解产物。多见于肾病变和肾类脂性变，如肾病综合症、慢性肾小球肾炎的肾病期。

8. 宽大管型：也叫肾衰竭管型。这种管型的直径为普通管型的 2～6 倍，故名宽大管型。其组成基质是各种各样的，最多见的类型是宽大的蜡样管型。尿内出现宽大管型表明在扩张的肾小管和集合管内发生过阻塞，见于肾功能衰竭、肾移植排异反应等。

尿中有形成分定量计数（艾迪斯氏尿沉渣计数）

【正常值】

管型　（0～5）×10^3/12 小时（0～5000 个/12 小时尿）。

红细胞　（0～5）×10^6/12 小时（0～50 万个/12 小时尿）。

白细胞（含小圆上皮细胞）　（0～10）×10^6/12 小时（0～100 万个/12 小时尿）。

【临床意义】

急性肾小球肾炎时,出现红细胞 4×10^6（4000000）左右、中等量的红细胞管型和透明管型 7×10^5（700000）左右、白细胞及上皮细胞 5×10^7（50000000）左右,随着病情的好转,数量渐少至正常。

肾病时出现许多各种管型 1×10^6（1000000）左右,少数白细胞及上皮细胞 13×10^6（13000000）左右、红细胞 2×10^5（200000）左右。

1 小时尿中有形成分计数

【正常值】

红细胞　男性 < 30000 个,女性 < 40000 个,小儿（2 ~ 7 岁） < 82000 个。

白细胞　男性 < 70000 个,女性 < 140000 个,小儿（2 ~ 7 岁） < 87000 个。

【临床意义】

本试验主要用于肾盂肾炎的诊断,每小时白细胞排泄率在 20 ~ 30 万个之间者为可疑,白细胞排泄率在 30 万个以上者为肾盂肾炎。

尿乳糜试验（U – CHY）

【正常值】

阴性。

【临床意义】

尿液中混有脂肪时称为脂肪尿;脂肪和蛋白质混合,使尿液呈乳化状态而混浊,呈特有的乳状外观而称为乳糜尿。

阳性见于丝虫病,腹内结核或肿瘤,腹部创伤或手术,阻塞或破坏了胸淋巴导管,使尿路的淋巴管破裂,淋巴液进入尿中从而形成乳糜尿。另外,肾盂肾炎、妊娠、包虫病、疟疾等偶尔也可见到乳糜尿。

尿卟啉及卟胆元

【正常值】

阴性。

【临床意义】

阳性见于卟啉病。

粪便检查

粪便常规检查（SRT）

【正常值】

外观:成人粪便为黄褐色,软而成形,多呈圆柱形。婴儿便为黄色或金黄色。

显微镜检查(生理盐水涂片):无定形细小颗粒,偶见未消化植物纤维、残渣、淀粉颗粒及白细胞。

【临床意义】

1. 性状:

稀水样便见于急性胃肠炎、伪膜性肠炎、艾滋病患者并发隐孢子虫感染;米汤样便见于霍乱或副霍乱;黏液样便见于肠道受到刺激或发炎;脓血便见于细菌性痢疾、溃疡性结肠炎、局限性肠炎、结肠或直肠癌;胶冻便见于过敏性结肠炎;鲜血便见于直肠或肛门出血,如痔疮、直肠癌;柏油样便见于上消化道出血,如溃疡病;白陶土样便见于完全阻塞性黄疸;细条状便见于直肠狭窄,如直肠癌;乳凝块状便见于乳幼儿消化不良。

2. 病理成分:

(1)红细胞:正常粪便内不应有红细胞,上消化道出血时,红细胞经消化被破坏而不能识别,必须做隐血试验才能验证。肠管下段的炎症或出血,则可见形态完整的红细胞,如痢疾、溃疡性结肠炎、结肠癌、乙状结肠癌等。

(2)白细胞:增多见于肠道炎症、痢疾等。

(3)寄生虫卵或原虫:肠道寄生虫病时可见寄生虫虫卵,如蛔虫;阿米巴痢疾时可见阿米巴滋养体及孢子;隐孢子虫感染时可见隐孢子的卵巢。

(4)淀粉颗粒和脂肪小滴:腹泻、肠炎及慢性胰腺炎时可以见到。

(5)结晶:阿米巴痢疾、钩虫病时可见夏科—雷登结晶。

隐血试验

【常值】

阴性。

【临床意义】

当消化道出血量较少时,粪便外观可无异常改变,肉眼不能识别。特别是上消化道少量出血,红细胞被消化、破坏,在显微镜下也不能证实是否出血。用肉眼及显微镜均不能证明的微量血液,只能用化学方法测定,此为隐血试验。阳性反应见于上消化道出血。胃、十二指肠溃疡病时为间断性阳性,肿瘤(如胃癌)时为持续性阳性反应。

胆汁色素检查

【正常值】

胆红素　阴性。

粪胆素　可呈阳性。

粪胆原　可呈阳性。

【临床意义】

胆红素在肠内被细菌作用,还原成为尿(粪)胆原,再经氧化成为粪胆素,使粪便呈黄褐色,随粪便排泄。检查粪便尿(粪)胆原的增减,对于鉴别黄疸的种类及观察病情,具有重要意义。阻塞性黄疸病人的粪便中,尿(粪)胆原减少甚至全无,而肝细胞性黄疸及溶血性黄疸尿(粪)胆原不减少,甚至增加,尤其是溶血性贫血。正常人粪便内并无胆红素,但长期或大量应用抗生素及严重的腹泻时可以查见胆红素。另外,乳幼儿因肠道中正常菌群尚未建立,粪便中也可查见胆红素,属生理原因。

虫卵浓集试验

【正常值】

阴性。

【临床意义】

一般来说用显微镜直接检查粪便,多数即可检出虫卵。如果粪便中虫卵很少或虫卵无色且较小时,则需用集卵法检查。集卵法能将多量粪便中的虫卵,浓集在1张载物玻片上,而且能够清楚地观察虫卵形态,从而确定虫卵种类。

肛门拭子检查

【正常值】

阴性。

【临床意义】

肛门拭子检查法主要用于蛲虫病的检出,因雌性蛲虫在夜间到肛门外四周产卵,故用肛门拭子检查法易于找到蛲虫卵,而用粪便涂片则很难检出蛲虫卵。另外,猪绦虫及牛绦虫病时也可用此法查到相应的虫卵。

原虫包囊浓集试验

【正常值】

阴性。

【临床总义】

寄生在人体肠道中的病原虫,最重要的是阿米巴原虫和蓝氏贾第鞭毛虫。痢疾阿米巴原虫有滋养体和包囊两期,其包囊是感染期,人吞食包囊而感染,并寄生于结肠。

粪便内原虫包囊含量少,直接涂片检查判断比较困难时,可用浓集法进行检查。阳性见于:

1. 阿米巴病:可查到阿米巴原虫的包囊。

2. 隐孢子虫感染:可查到隐孢子虫的卵囊,此为艾滋病患者及儿童腹泻的重要病原。

虫卵计数试验

【正常值】

阴性。

【临床意义】

肠道寄生虫病时可见虫卵,根据虫卵的数量可以判断寄生虫感染的程度以及评价驱虫效果。

成虫计数试验

【正常值】

阴性。

【临床意义】

根据大便中成虫数量来判断感染程度或评价驱虫效果。

血吸虫毛蚴孵化法

【正常值】

阴性。

【临床意义】

孵化法适用于检查日本血吸虫卵。日本血吸虫卵在20℃~30℃的温度下,能孵化出毛蚴,因而检查有无毛蚴,作为诊断是否有日本血吸虫感染的指标。

精液检查

精液为一种乳白色的液体,是由睾丸、附睾、前列腺及精囊的分泌物所组成,并混有一部分尿道腺体的分泌物。精子是精液中最重要的有形成分,液体成分称为精浆,是输送精子所必需的介质,在生殖上起重要作用。

精液检查的目的有以下几个:

1.寻找男性不育的原因。

2.观察输精管结扎术后的效果。

3.作为男性生殖系统炎症、结核、肿瘤的诊断参考。

4.法医鉴定。

一般检查

【正常值】

量 2~5ml。

颜色 灰白色,若久未射精时可为浅黄色。

黏稠度和液化 刚排出的精液呈高黏稠度胶冻样,于37℃,30~60分钟即可液化。

酸碱度(PH) 7.2~8.0。

显微镜检查 (须在排精后60分钟内检查)。

精子活动率 >70%(活动精子占总精子的百分比)。

精子活动度 精子活率>60%以上。

精子活力 Ⅲ级以上。

精子重度(精子计数) (50~150)×10^9/L。

一次排精精子数 (4~6)×10^8/L。

畸形精子 <10%~15%。

凝集精子　<10%。

未成熟精细胞　<1%。

精原细胞　1.9%。

初级精母细胞　9.3%。

次级精母细胞　7.5%。

精子细胞　81.8%。

白细胞　<5 个 HPF(每高倍视野)。

红细胞　<5 个 HPF。

【临床意义】

1. 精液量:小于 1ml 时,由于精液太浓,精子不能活动,是男性不育的原因之一。每次射精量大于 6ml 时,往往因精子浓度低,营养条件差,活动力不好,也不易生育。

2. 生殖系统炎症、结核和肿瘤时,可见血性精液;精囊炎或前列腺炎时,可见黄色、棕色脓样改变。

3. 前列腺炎时精液常不液化或液化时间延长,精子的活动力受损,多表现为精子无力症,是不育原因之一。

4. PH 值小于 7 或大于 8 可降低精子的活动力和代谢。

5. 精子活动率:50%～70%者受孕力降低,50% 以下可致不育。

6. 精子活动度:包括(1)精子活力:指精子的活动状态,我国分为 5 级,0 级为死精子,Ⅰ级不良,Ⅱ级一般,Ⅲ级较好,Ⅳ级良好。精子活力 0 级和 Ⅰ级占 40% 以上为活力减弱,可致不育。(2)精子活率:活精子占总精子的比率小于 60% 可导致不育。

7. 精子重度:WHO(世界卫生组织)规定致孕低限为 $20 \times 10^9/L$。低于此数或一次排精小于 $1 \times 10^8/L$ 个精子为不正常,多次未查到精子为无精症,主要见于睾丸生精功能低下、先天性输精管、精囊缺陷、输精管阻塞、输精管结扎术 2 个月后。

8. 畸形精子大于 20% 为异常,见于精索静脉曲张;药物或其他物理、化学因素损伤睾丸曲细精管生精功能时,精液中可出现未成熟精细胞。精液中凝集精子增加提示生殖道感染或免疫功能异常。生殖系统炎症、肿瘤时,红、白细胞可增高,有时可见癌细胞。

9. 血精症:由输精管道中某一部位出血所致,外观依出血程度不同,形成粉红色、血红色、咖啡色或黑色精液。大部分的血精病都不是严重疾病,也很难找出原因,一般不治自愈,但其中一小部分可能是肿瘤(良性或恶性)的表现,所以也不可忽视。

10.生育力指数:Ⅰ为0者完全不育,Ⅰ在0~1之间表明有不同程度生育障碍,大于Ⅰ者生育力正常。

精子功能试验

【正常值】

体内穿透试验:宫颈口黏液可见大于70个有正常活动力的精子HPF。

体外穿透试验:精子可穿过精液与宫颈黏液界面。

无透明带仓鼠卵—精子穿透试验(ZFHESPT):受精率(穿透率)大于或等于10%。

【临床意义】

1.宫颈黏液异常或有抗精子抗体时,穿透能力减低或丧失。

2.ZFHESPT对判断精子的活动力以及体外受精有重要意义。穿透力较高的精子可作为人工授精用的精子。

精浆生化检查

【正常值】

果糖测定 9.11~17.67mmol/L。

乳酸脱氢酶-X同功酶测定(LD-X) 相对活性大于或等于42.6%。

柠檬酸测定 3.49~6.71克/L。

酸性磷酸酶测定 882±412布氏单位/ml、272~408K-A单位/ml。

肉碱测定 239.56±105.59,2nmol/L。

顶体酶活性测定 36.72±21.43mU/mL。

【临床意义】

1.果糖是精液中的主要糖类,果糖来源于精囊腺分泌,无果糖或含量降低见于先天性精囊缺如及精囊炎,果糖不足不易受孕。

2.精子发生缺陷时无LD-X,睾丸萎缩LD-X降低或消失,少精、无精及服用棉酚者LD-X活性减低。

3.柠檬酸来自前列腺,含量减低反映前列腺功能减低;此外与睾酮水平相关,可判断雄激素分泌状态。

4.酸性磷酸酶活力增高见于前列腺肥大或肿瘤。

5.肉碱主要由附睾分泌,若与果糖均减低,表示精囊与附睾功能均障碍;肉碱高于正常 50%,果糖减低,表示精囊障碍;肉碱减低,果糖正常,说明附睾功能障碍。

6.顶体酶活性减低不易受精。

精浆微量元素检测

【正常值】

锌　（163.02 ±45.26）ug/ml。

镁　（189.03 ±59.22）ug/ml。

钙　（164.19 ±66.62）ug/ml。

铁　（0.563 ±0.24）ug/ml。

铜　（0.141 ±0.04）ug/ml。

【临床意义】

锌参与性腺发育,精子生成、成熟、激活、获能过程等,是多种酶的辅因子,锌不足时可影响生育功能。

镁主要来自前列腺,患前列腺炎时降低。

钙参与精子运动,低钙不利精子运动,高钙使精子异常。

精浆免疫学检查

【正常值】

1.精浆免疫球蛋白测定:

IgG　28.6 ±16.7mg/L。

IgA　90.3 ±57.7mg/L。

IgM　2.3 ±1.9mg/L。

2.抗精子抗体（AsAb）检测:

精子凝集试验（SAT）　阴性。

精子制动试验（SIT）　阴性。

间接免疫荧光试验　阴性。

3.精浆补体 C_3 测定:

4.1 ±4.3mg/L。

【临床意义】

生殖系统炎症时 IgA 增高,抗精子抗体阳性者 IgM 增高。

AsAb 检测对不育原因(约占 25% ~ 30%)的检查有重要临床价值,血清、生殖道分泌物如存在 AsAb,则有关 AsAb 检测的试验均可阳性。

不育男性的补体 C_3 含量增高。

精液细菌学检查

【正常值】

阴性。

【临床意义】

为确定致病菌的种类和对抗生素的敏感性,可作涂片革兰氏染色、抗酸染色及细菌培养和药敏试验。前列腺炎常见的致病菌为葡萄球菌、大肠杆菌及链球菌。生殖系结核菌感染时,抗酸染色阳性反应。

前列腺液检查

一般检查

【正常值】

外观:乳白色稀薄液体。

PH:6.3 ~ 6.5。

显微镜检查:可见多数卵磷脂小体,红细胞小于 5 个 HPF(每高倍视野),白细胞小于 10 个 HPF,上皮细胞少许。

【临床意义】

前列腺炎时为浓性黏稠液体,或为黄色混浊,并有絮状物的液体,镜检可见成堆白细胞及前列腺颗粒细胞;精囊炎或前列腺癌时前列腺液可为血性,镜检可见大量红细胞;前列腺癌时还可见癌细胞;滴虫病时可查到滴虫。

在老年人的前列腺液中还可见到前列腺颗粒细胞和淀粉样体,无特殊临床意义。

如果发现体积大、畸形、成片的细胞,应进一步做细胞学染色检查,证实为癌细胞时,即可诊断为前列腺癌。

细菌学检查

【正常值】

阴性。

【临床意义】

为确定致病菌和对抗生素的敏感性,可做涂片革兰氏染色、抗酸染色及细菌培养。前列腺炎常见的致病菌为葡萄球菌、大肠杆菌及链球菌。

胃液检查

外观性状

【正常值】

正常胃液为无色透明或稍带乳白色的液体。

【临床意义】

胃液内可因混有血液、胆汁、食物微粒等,而呈现种种颜色。如含有反流的胆汁,胃液呈黄色或黄绿色混浊;咖啡残渣样色表示胃内有陈旧性出血,且常伴有食物残渣潴留,多见于胃癌;如果胃液中见到少量红色血丝,多为咽管擦伤或为抽取胃液时强力吸引损伤黏膜所致。

气味

【正常值】

正常胃液略带酸味,无其他臭味。

【临床意义】

腐败性臭味,为食物在胃内停滞过久而发酵所致,见于幽门狭窄、胃张力高度缺乏。氨臭味见于尿毒症;粪臭味见于小肠低位梗阻;腥臭味见于胃癌。

量

【正常值】

正常空腹胃液约为 50 ~ 70 毫升。

【临床意义】

大于 100 毫升为增多,见于十二指肠溃疡、胃泌素瘤、胃蠕动功能减退、幽门梗阻。小于 10 毫升为减少,见于胃蠕动亢进。

胃酸测定

【正常值】

PH 值　0.8～1.8。

空腹胃液游离酸　0～30U。

总酸度　10～50U。

基础胃酸分泌量（BAO）　1.92～5.88mmol/小时。

最大胃酸分泌量（MAO）　3～23mmol/小时。

高峰胃酸分泌量（PAO）　12.23～28.97mmol/小时。

【临床意义】

1. 溃疡病的诊断与鉴别诊断：十二指肠溃疡 BAO 及 PAO 均增高，BAO 大于 5mmol/小时有诊断意义。如 PAO 大于 40mmol/小时提示出血、穿孔可能性大。单纯性胃溃疡 BAO、PAO 近于正常。

2. 萎缩性胃炎及胃癌诊断：二者胃酸均明显减低，约 1/5 胃癌患者为真性胃酸缺乏，胃液 PH 值大于 7。

乳酸测定

【正常值】

阴性。

【临床意义】

胃液中的乳酸是由细菌或酵母菌分解糖类而生成的，当胃液呈中性或碱性，而且食物滞留 6 小时以上时产生。胃液内测到乳酸或沉渣中检出乳酸杆菌，即为胃酸缺乏或食物滞留的依据。

隐血试验

【正常值】

阴性。

【临床意义】

任何原因导致消化道出血如急性胃炎、消化性溃疡、胃癌时，隐血呈阳性。另外，牙龈出血咽下后也可呈阳性反应。

显微镜检查

【正常值】

红细胞　无。

白细胞　少量。

鳞状上皮细胞　少量。

食物残渣　极少量。

【临床意义】

1. 红细胞:正常胃液内无红细胞。即使有少量的出血,常被胃内盐酸溶解而难以发现,在胃溃疡或胃癌出血量大时,镜检可发现大量红细胞。

2. 白细胞:白细胞是胃液中经常存在的细胞。特别是在消化食物时,白细胞从胃黏膜游出至胃液中。正常人空腹胃液内的细胞数可为 100 ~ 1000/ul,增加至 1000/ul 以上时,则有病理性意义。白细胞只占其中的 10% ~ 25%,其余为上皮细胞及组织细胞。慢性胃炎时白细胞增多,可达 50% 以上。若胃液中有咽下的痰液或其他分泌物也可见多量白细胞。

3. 上皮细胞:正常胃液内,可见来自口腔、咽喉、食管黏膜的扁平上皮细胞,多无临床意义。患胃炎时,可见到来自胃黏膜的大量柱状上皮细胞。

4. 癌细胞:检查胃液中的癌细胞,是诊断胃癌的主要检查方法之一。发现癌细胞即可确诊。

5. 食物残渣:正常人空腹胃液中几乎无食物残渣,当胃内容物滞留时,其空腹胃液中可见到肌肉纤维、植物纤维、脂肪滴、淀粉颗粒等,多见于胃蠕动功能减低或幽门梗阻时。

细菌学检查

【正常值】

正常胃液可偶见咽喉部天然寄居菌。

【临床意义】

1. 八叠球菌:幽门梗阻时可见八叠球菌。

2. 波一奥杆菌:晚期胃癌时可见。

3. 螺杆菌:消化性溃疡可见。

4. 结核杆菌:胃液中检出的结核杆菌,多是肺结核含有结核杆菌的痰液咽下所致。

生化及免疫学检查

【正常值】

总唾液酸　0.05±0.042mmol/L。

癌胚抗原　148.8l±113.23ug/L。

胎儿硫糖蛋白抗原　阴性。

【临床意义】

胃癌时总唾液酸及癌胚抗原增高,胎儿硫糖蛋白抗原阳性;胃溃疡和浅表性胃炎时总唾液酸含量轻度增高。

痰液检查

一般检查

【正常值】

量　正常人无痰或仅有少量痰液。

颜色及性状　白色或灰白色,黏液性。

气味　正常无特殊气味。

【临床意义】

1.痰量增多:多见于肺内有慢性炎症或空腔性化脓性病变,如支气管扩张、肺脓肿。在病程中痰量的增多,反映气管、支气管和肺的化脓性炎症进展,痰量减少提示病情好转。

2.黄色脓性痰:凡由化脓性细菌、真菌、菌体蛋白质、细菌毒素、化学药品的侵袭所引起的发炎,都能形成脓性痰,见于化脓性支气管炎、肺炎、支气管扩张、肺脓肿。红色或棕红色痰:指痰中混有血液,如咯出物系纯粹鲜血或血块,则为咯血而非血痰,见于肺癌、肺结核、支气管扩张。铁锈色痰:见于细菌性肺炎(大叶肺炎)、肺梗塞。粉红色浆液泡沫性痰:见于急性左心功能不全(心衰)、肺水肿。烂桃样痰:见于肺吸虫病。灰黑色痰:见于煤矿工及大量吸烟者。

3.血性痰具有血腥味:见于肺脓肿及晚期肺癌的病人,因伴有厌氧菌感染,常有恶臭味。

4.支气管管型:痰液中的纤维蛋白常和黏液及白细胞相混,形成于支气管内的树状分枝样物,白色或灰白色,含血红蛋白时呈红或棕红色。在刚咯出的痰液中常卷曲呈球状或交缠成块。如将其浮于盐水中,则迅速展开成典型的树枝状,见于大叶性肺类、慢性支气管炎、纤维性支气管炎病人的痰中。

显微镜检查

【正常值】

白细胞　少量白细胞(中性粒细胞)。

红细胞　无。

上皮细胞　少量。

【临床意义】

白细胞:增多见于各种呼吸道炎症,白细胞受到破坏则成脓细胞。

红细胞:有出血时可大量存在于痰中。

口腔鳞状上皮细胞:多见于上呼吸道炎症。

黏液柱状上皮细胞:气管、支气管炎多见。

纤维柱状上皮细胞:下呼吸道炎症多见。

心力衰竭细胞:常见于肺部长期淤血和心脏功能不全的患者,尤其是二尖瓣机能不全时;另外,肺炎、肺气肿、肺栓塞等患者的痰中有时也可见到。

载碳细胞:煤炭工人及长期吸烟者可见。

弹力纤维:肺脓肿、肺坏疽、肺癌等可见。

枯什曼螺旋体:支气管哮喘者可见。

寄生虫:肺吸虫病及肠道寄生虫患者可见相应的寄生虫成分。

夏科－雷登结晶:支气管哮喘及肺吸虫病患者可见。

免疫学检查

【正常值】

IgA　2.03±0.21ug/ml。

IgE　极微量。

【临床意义】

IgA 含量减少或缺乏易诱发呼吸道感染,慢性支气管炎急性发作时痰中 IgA 减低。正常人痰中极少有 IgE,在患支气管哮喘、过敏性支气管炎时含量增高。

微生物学检查

【正常值】

阴性(无致病菌)。

【临床意义】

有条件时应做细菌及厌氧菌的培养、鉴定和药敏试验。根据病情还应做病毒检查、肺炎支原体检查、真菌检查、结核杆菌检查。

微生物学方面的检查,对于疾病的诊断及治疗有极为重要的意义。

阴道分泌物及阴道细胞学检查

正常情况下,妇女阴道内有少量白色黏性分泌物,也称白带,这种分泌物主要由阴道壁的渗出液和前庭大腺、宫颈、宫体内膜腺体分泌的少量黏液所组成。其中含有较多上皮细胞、阴道杆菌,还可见少量白细胞,偶见少量红细胞。阴道杆菌可以分解上皮细胞所含糖原转化成乳酸,维持阴道的 PH 值在 $3.8 \sim 4.4$ 之间,以抑制杂菌生长。

微生物学检查

【临床意义】

滴虫性阴道炎:可在阴道后穹窿分泌物中查见阴道毛滴虫。

霉菌性阴道炎:取米渣样分泌物,通过涂片、染色、镜检找到菌丝、芽孢,主要有白色念珠菌(白色假丝酵母菌)、阴道纤毛菌、放线菌。

淋病:可有淋病奈瑟菌。

其他有泌尿生殖道沙眼衣原体、单纯疱疹病毒、人巨细胞病毒,以及可引起宫颈癌的人乳头状病毒。

阴道清洁度检查

【临床意义】

清洁度是以阴道杆菌、上皮细胞、脓细胞和杂菌的多少来判断的。在雌激素水平增高时,阴道上皮增生,其糖原含量增多为阴道杆菌所利用,以清洁阴道,如果卵巢功能不足,雌激素水平减低,则不利于阴道的清洁。

阴道清洁度的判定标准如下:

Ⅰ度:大量阴道杆菌和上皮细胞,白细胞0～5HPF(每高倍视野),杂菌无或极少。

Ⅱ度:中等量阴道杆菌和上皮细胞,白细胞10～l5HPF,杂菌少量。

Ⅲ度:少量阴道杆菌和上皮细胞,白细胞15～30HPF,杂菌较多。

Ⅳ度:无阴道杆菌,有少量上皮细胞,白细胞大于30HPF,大量杂菌。

Ⅰ度和Ⅱ度为正常,Ⅲ度提示有阴道炎症,Ⅳ度多表示有重度阴道炎。

阴道脱落细胞学检查巴氏分级

巴氏分级标准

Ⅰ级	无癌细胞	Ⅰ级	正常阴道细胞。
Ⅱ级	可见核异质细胞	Ⅱ级	炎症。
Ⅲ级	见可疑癌细胞	Ⅲ级	可疑癌。
Ⅳ级	肯定有癌细胞	Ⅳ级	高度可疑癌。
Ⅴ级	癌症。		

妊娠试验

绒毛膜促性腺激素(HCG)检测

人类绒毛膜促性腺激素(HCG)检测,也就是常说的妊娠试验,在临床妇产科的应用已有五十多年的历史。一般HCG测定主要应用于早期妊娠的诊断,以便对计划内的妊娠得到早期的护养,对计划外妊娠能及早处理,以利于计划生育和提高优生率;同时也用于生殖系统某些疾病的诊断和鉴别。HCG能通过血液从尿中排出,在末次月经后40天左右浓度开始升高,其含量在妊娠6～12周时最多。因此,临床上可以采用好几种方法来测定尿中HCG的存在,来协助诊断早期妊娠。12周后,就不采用这些方法了。因为此时HCG水平迅速下降,且妊娠子宫已明显增大,能在耻骨联合上触到子宫底,可以根据临床表现来诊断了。目前常用的妊娠试验的方法有下列几种:

1. 雄蟾蜍妊娠试验。

2. 胶乳凝集抑制试验。

3. 单克隆抗体酶联免疫法。

HCG的临床应用如下:

1. 妊娠时尿中HCG含量增高,一般孕后35～40天开始增高,60～70天出现高峰,因此,常用的 HCG 检测方法均能出现阳性反应。120 天后阳性率逐渐减低,直至分娩后转变为阴性。

2. 子宫外孕时妊娠试验有 60% 的阳性率,故有利于子宫外孕与其他急腹症的鉴别。

3. 不完全流产,子宫内尚有胎盘组织存活,妊娠试验仍可呈阳性;完全流产或死胎时,试验可由阳性转为阴性,故妊娠试验可作为保胎或吸宫治疗的参考依据。

4. 葡萄胎、恶性葡萄胎、绒毛膜上皮癌、男性睾丸畸胎瘤的尿中 HCG 含量显著增高,可用妊娠稀释试验进行诊断,正常妊娠尿液经 1:100 稀释后应呈阴性反应,葡萄胎常在 1:200 以上呈阳性,绒毛膜上皮癌在 1:100:500 仍可呈现阳性,结合临床即可诊断。葡萄胎和绒毛膜上皮癌常易复发,故手术后应定期检查。葡萄胎半年检查一次,绒毛膜上皮癌 1~3 个月检查一次,以后半年或一年检查一次,用妊娠浓缩试验检测,以便早期发现复发,早期治疗。

脑脊髓液(CSF)检查

一般性状检查

【正常值】

外观:无色水样液体。

透明度:清晰、透明。

凝块或薄膜:放置 24 小时后无凝块、沉淀或薄膜产生。

【临床意义】

1. 外观:

(1)红色见于蛛网膜下腔出血和脑出血。(2)黄色主要见于出血,系进入脑脊液内的红细胞破坏后,释放出血红蛋白所分解的结果,见于陈旧性蛛网膜下腔出血及脑出血、椎管梗阻、脑和脊髓肿瘤、结核性脑膜炎、重症黄疸。(3)乳白色:主要因白(脓)细胞增加所致,见于化脓性脑膜炎。(4)褐或灰色:见于中枢神经系统黑色素肉瘤,当侵犯脑膜时更易出现。(5)绿色见于铜绿假单胞菌性脑膜炎。

2. 透明度:白细胞数量增高或含有大量细菌时可使 CSF 变混浊,见于化脓性脑膜炎、脑脓肿破裂(脓性外观)、结核性脑膜炎(毛玻璃样外观)、乙型脑炎、病毒性脑炎、脊髓灰质炎也可见微混外观。

3. 凝块或薄膜:化脓性脑膜炎的脑脊髓液 1~2 小时内可形成凝块或沉淀,结核性脑膜炎则可在 12~24 小时形成薄膜。

细胞学检查

【正常值】

红细胞:无。

白细胞:成人$(0 \sim 8) \times 10^6 / L$。

儿童$(0 \sim 15) \times 10^6 / L$。

分类:主要是淋巴细胞和单核细胞,其比例为7:3。

【临床意义】

脑脊液中的细胞数,在正常情况下基本恒定不变,但在病变时因疾病种类的不同,各种白细胞的数量变化很大,所以细胞计数对疾病的辅助诊断具有重要意义。

1. 细菌性脑膜炎:细胞数明显增高,主要为中性粒细胞。

2. 结核性脑膜炎:细胞数也可增高,起病初期以中性粒细胞为主,继而以淋巴细胞为主。

3. 病毒性脑膜炎:细胞数轻度增高,以淋巴细胞为主。

4. 寄生虫脑病:可见较多的嗜酸粒细胞。

5. 中枢神经系统肿瘤:细胞总数正常或稍高,以淋巴细胞为主,有时可见肿瘤细胞。

6. 急性白血病并发脑膜白血病:细胞数量增高,分类时可见白血病细胞。

7. 脑及蛛网膜下腔出血:除有大量红细胞外,可见周围血中的各种白细胞,以中性粒细胞为主。

蛋白质检查

【正常值】

Pandytest(潘迪试验) 阴性。

脑脊液蛋白质定量。

腰穿:

初生儿 $200 \sim 1200 mg/L$。

儿童 $200 \sim 400 mg/L$。

成人 $150 \sim 450 mg/L$。

侧脑室穿刺 $50 \sim 150 mg/L$。

小脑延髓池穿刺 $100 \sim 250 mg/L$。

【临床意义】

正常时蛋白质主要由血浆通过血脑屏障而至脑脊液内。

1.增高：见于细菌性或结核性脑膜炎、脑出血、脑血栓、脑脓肿、脊髓灰质炎、蛛网膜下腔出血及梗阻时呈阳性；病毒性脑膜炎轻度增高；中枢神经系统外伤、肿瘤及其转移癌时也可增高。

2.降低：见于甲状腺机能亢进、颅内压增高、头部创伤引起脑脊液渗漏后。

葡萄糖定量

【正常值】

成人　2.8～4.5mmol/L(50～80mg/dl)。

儿童　3.1～4.5mmol/L(55～80mg/dl)。

婴儿　3.9～5.0mmol/L(70～90mg/dl)。

【临床意义】

正常成人脑脊液葡萄糖为血液中含量的60%～70%，血浆中葡萄糖含量可以影响脑脊液中糖的含量，一般需2小时以上。因此准确地测定脑脊液中糖含量时，就要求血浆中的葡萄糖含量相对地稳定。

1.降低：脑脊液中葡萄糖降低一般是指患者的空腹血糖含量正常，而脑脊液中低于40mg/dl时，临床意义较大，见于细菌性脑膜炎，如急性化脓性脑膜炎、结核性脑膜炎、霉菌性脑膜炎和低血糖。

2.增高：可见于糖尿病、静脉输注葡萄糖后、颅内压增高时(因脑创伤、出血肿瘤所致)及饱餐后。

氯化物定量

【正常值】

成人　120～132mmol/L。

儿童　117～127mmol/L。

婴儿　110～122mmol/L。

【临床意义】

正常脑脊液中氯化物含量比血浆浓度高20%左右，从临床应用考虑，目前认为氯化物的测定意义不大。

1.降低：结核性脑膜炎时明显降低，化脓性脑膜炎也可降低。病毒性脑炎、脑肿瘤时一般无改变。

2.增高：见于慢性肾衰、尿毒症、脱水及生理盐水静脉滴注者。

CSF 蛋白电泳分析

【正常值】

前白蛋白(preAlb)　0.02~0.06(2%~6%)。

白蛋白(Alb)　0.55~0.69(55%~69%)。

α_1 球蛋白　0.03~0.08(3%~8%)。

α_2 球蛋白　0.04~0.09(4%~9%)。

β 球蛋白　0.10~0.18(10%~18%)。

γ 球蛋白　0.04~0.13(4%~13%)。

【临床意义】

测定脑脊液蛋白质含量和对各种成分的分析,是比较准确而又可靠的方法。电泳分析可以判定蛋白量和质的变化,有时蛋白质总量虽然正常,但蛋白的各种成分可出现异常;有时总蛋白量虽异常而各种成分仍可正常。

1.前白蛋白(preAlb):增高见于舞蹈病、帕金森病、手足徐动症、脑萎缩、脑积水等。减低见于脑膜炎时。

2.白蛋白(Alb):增高见于脑血管疾病、脑梗塞、脑出血时。减低见于脑外伤急性期。

3.α_1 球蛋白:增高见于脑部感染,如急性细菌性脑膜炎、脊髓灰质炎。

4.α_2 球蛋白:增高见于脑肿瘤、脑转移癌、脑胶质瘤等。

5.β 球蛋白:增高见于退行性病变,如帕金森病、外伤后偏瘫、周围神经炎、脑瘤等。

6.γ 球蛋白:增高见于脱髓鞘病变(多发性硬化症)、脑部感染、周围神经炎、癫痫、脑胶质瘤、重症脑外伤等。

髓鞘碱性蛋白(MBP)

【正常值】

<4ug/L。

【临床意义】

增高见于多发性硬化症、神经性梅毒、脑血管意外、脑外伤等。其中90%多发性硬化症者急性期增高,以大于 8ug/L 为多,是髓索受到破坏的近期指标,病证消退后 2 周 MBP 恢复到正常标准。

酶学检查

【正常值】

丙氨酸氨基转移酶(ALT)、天门冬氨酸氨基转移酶(AST):5～22U/L(约为血清中该酶活性的 1/2)。

肌酸激酶(CK):0～8U/L。

溶菌酶(LZM):甚微或缺如。

乳酸脱氢酶(LD):<20U/L(约为血清中该酶活性的 1/10)。

LD 同工酶:正常 CSF 电泳仅见微量 LD_1、LD_2、LD_3。

浓缩 CSF 同工酶电泳:

LD_1　(27.2±1.1)%。

LD_2　(27.0±0.9)%。

LD_3　(23.8±0.8)%。

LD_4　(17.6±1.5)%。

LD_5　(2.4±0.8)%。

【临床意义】

在中枢神经系统疾病时,脑脊液中各种酶可发生有规律性的变化,这种变化是由于:血脑屏障的渗透性增强,血液中的酶过多地进入脑脊液;来自病变的神经系统组织;脑脊液中所含的白细胞、红细胞;脑脊液循环通路附近肿瘤所致。

1. ALT、AST 增高:见于脑梗塞、脑萎缩、急性颅脑损伤、中毒性脑病及中枢神经系统转移癌。

2. LD 增高:见于脑血管病、脑瘤、脑膜炎及脱髓鞘病有脑组织坏死时。细菌性脑膜炎 LD 总酶活性明显或中度增高,以 LD_4、LD_5 增高为主,病毒性脑膜炎 LD 总酶活性轻、中度增高,以 LD_1、LD_2、LD_3 增高为主。

3. CK 增高:见于化脓性脑膜炎、结核性脑膜炎、蛛网膜下腔出血、慢性硬膜下血肿、脑供血不足及脑肿瘤、进行性脑积水、继发性癫痫、多发性硬化症。

4. 溶菌酶(LZM):于结核性脑膜炎时明显增高,化脓性脑膜炎、病毒性脑膜炎也可增高。

免疫学检查

结核抗原胶乳颗粒凝集试验(LPA)

【正常值】

阴性。

【临床意义】

结核性脑膜炎时 LPA 呈阳性。

化脓菌抗原 LPA 协同凝集试验(COA)

【正常值】

阴性。

【临床意义】

化脓菌感染所致脑膜炎时 COA 呈阳性。

免疫球蛋白测定

【正常值】

IgG   10 ~ 40mg/L。

IgA   0 ~ 6mg/L。

IgM   0 ~ 13mg/L。

蛋白总量不高时 IgA、IgE 和 IgM 不易检出。

【临床意义】

脑脊液中的 Ig 含量远较血液中的低。在脑脊液中 IgG 含量最高,约占总量的 70%,对多种细菌、细菌毒素、病毒、真菌和寄生虫等都有作用。IgA 约占总量的 8%,也具有抗菌、中和细菌毒素、抗病毒和真菌的作用。IgM 分子量最大,是受抗原刺激后最早出现的抗体,活性大,是主要的凝集素,具有中和细菌毒素及病毒的能力,并参与机体的变态反应。

化脓性脑膜炎时 IgA、IgG、IgM 明显增高;病毒性脑膜炎 IgA、IgG、IgM 增高;结核性脑膜炎 IgA、IgG 明显增高;脑肿瘤 IgM 增高;神经梅毒 IgG 增高。

酸碱度及气体张力测定

【正常值】

PH　7.28~7.32。

HCO_3　22mmol/L。

PO_2　5.3~5.9kPa。

PCO_2　5.9~6.7kPa。

【临床意义】

急性脑梗塞时 PH 及 PO_2 减低。

性病的检验

性传播疾病是一组以性接触为主要传播途径的传染病。过去只将梅毒、淋病、软下疳、性病性淋巴肉芽肿和腹股沟肉芽肿这五种疾病列入性病范畴,称为经典性病或传统性病。70 年代以来,随着性传播疾病的不断增加及对性病研究的逐渐深入,性病的概念逐渐被性传播疾病替代。1975 年,世界卫生组织(WHO)规定:凡与性行为、性接触密切相关的各种传染病统称为性传播疾病(STD)。除经典性病外,还包括尖锐湿疣、非淋菌性尿道炎等 20 余种疾病。STD 的病原体种类较多,依据病原体的不同,简单将其归纳如下:

1. 细菌性:淋病、软下疳、腹股沟肉芽肿、细菌性阴道炎。

2. 病毒性:艾滋病、生殖器疱疹、尖锐湿疣、传染性软疣、乙型肝炎、巨细胞包涵体病、成人 T 细胞白血病。

3. 螺旋体:梅毒。

4. 真菌:生殖器念珠菌病、股癣。

5. 衣原体:非淋菌性尿道炎、性病性淋巴肉芽肿。

6. 原虫或寄生虫性:滴虫病、疥疮、阴虱等。

有的性传播疾病,如非淋菌性尿道炎,病原体不只限于一种,可由沙眼衣原体、解脲支原体、单纯疱疹病毒、阴道毛滴虫、白色念珠菌、类杆菌等微生物引起。另外,如乙型肝炎、疥疮、传染性软疣、股癣、成人 T 细胞白血病等在我国并不是以性行为作为主要传播方式的,一般未列入性传播疾病范围。

淋病检测

淋病由淋病奈瑟氏菌感染引起,淋菌的特点是革兰氏阴性双球菌,主要通过性交感染侵袭黏膜。性交时含淋菌的分泌物侵入尿道口、宫颈管等处繁殖而发病,也可以通过被含有淋菌的分泌物污染的手及各种用具、衣物间感染。

淋病感染后多无症状,在有症状的患者中,早期局限于下生殖道、泌尿道,随后发展而累及内生殖器。

1. 急性淋病的表现:

淋菌侵入 3～7 天后发病,在外阴部引起炎症反应。首先出现尿痛、尿频、尿急、排尿困难,同时伴有大量黄色脓性分泌物,外阴道有烧灼感。如淋病感染后未经治疗或治疗不彻底,可转为慢性。

2. 淋病的实验诊断:

(1)分泌物的涂片检查:取尿道口、阴道、宫颈口的分泌物涂片,做革兰氏染色检查。在多核白细胞内找到典型肾形革兰氏阴性双球菌 6 对以上可确诊。如涂片可疑有淋菌或临床可疑淋病而涂片阴性者,应做分泌物培养,经培养分离出淋病双球菌者,可确诊为淋病患者。

(2)免疫学检查:目前临床上常用的有检测淋菌抗原的金标法、淋菌抗体的酶免疫法和胶体金法,可做到快速检验。

(3)分子生物学检查:运用聚合酶链反应(PCR)可检测淋菌的脱氧核糖核酸(DNA)。

梅毒检测

梅毒是由密螺旋体引起的一种慢性传染病,主要通过性交传染。梅毒根据传染途径不同分为后天和先天(胎传)梅毒;根据其有无传染性可分为早期和晚期梅毒。早期梅毒有传染性,晚期梅毒传染性弱或无传染性。

当正常人受到梅毒螺旋体(学名称密螺旋体)感染后,体内产生两种抗体,一种是反应素,一种称梅毒螺旋体特异抗体。临床上常通过检测这两种抗体来诊断梅毒病。

反应素属非特异性抗体,可以用哺乳动物心肌提取制备的心类脂体进行检测。目前常用的方法有未灭活血清反应素试验(USR)及快速血浆反应素试验(RPR)。

RPR 是在纸板反应圈内加 30μL 血清或血浆,并使之铺展,然后往血清内滴加 10μLRPR 试剂,再把纸卡置在振荡器上(或手工),于 23℃～29℃室温下以每分钟 100 转的速度摇动反应卡 8 分钟。如果反应混合物保持浅灰色均匀分散状态,为反应素阴性;如出现细小团块状黑色凝集物为反应素阳性。凝集颗粒越大,出现时间越快,反应混合背景越清,指示反应素效价越高。此时可做定量试验,即将呈阳性反应的血样以生理盐水做1：2、1：4……倍比稀释后，再进行上述试验,确定反应素的最高稀释度或效价。正常人 RPR 呈阴性。梅毒患者呈阳性。但是患类风湿、系统性红斑狼疮、结核、麻风和肝炎等病人中均有一定比例的阳性,甚至2%正常人也可能呈 RPR 反应,故 RPR 试验用于梅毒诊断的初步筛选及流行病学调查和婚前检查。

用密螺旋体抗原检测密螺旋体特异性抗体的试验,包括密螺旋体抗体血凝试验(TPHA)和荧光密螺旋体抗体吸附试验(FTA – ABS),是梅毒确诊试验。

梅毒螺旋体血清学诊断方法的选择:世界卫生组织推荐用 RPR 法对患者血清进行过筛试验,出现阳性者用 FTA – ABS 法做确证试验,证实阳性结果。

沙眼衣原体检测

沙眼衣原体除引起人们常见的沙眼疾病外,还可引起由性接触传染的尿道炎。这种尿道分泌物查不到淋球菌,人们将此病称之为非淋菌性尿道炎。非淋菌性尿道炎是由衣原体或支原体感染引起的非化脓性尿道黏膜炎症病变。若发生于女性,不仅有尿道炎,而且还可发生子宫颈炎等生殖道炎症。

1.沙眼衣原体的检测。

(1)包涵体检查:取分泌物标本直接涂片进行碘染色或 Giemsa 染色,在显微镜下观察感染细胞内的包涵体,但检测阳性率较低。

(2)分离培养:采用细胞培养技术,观察细胞病变(肿大、变性、脱落)及细胞内特征性包涵体。培养时间长、技术条件要求高,难以用于临床。

(3)直接检查:沙眼衣原体抗原以单克隆抗体标记酶或荧光技术检查标本中的抗原,此法快速、准确,已广泛用于临床检测。

(4)检测患者的沙眼衣原体抗体:采用酶免疫技术、荧光免疫技术检测患者标本中的沙眼衣原体抗体,此方法已得到临床的广泛应用。

(5)分子生物学方法检测:采用基因探针技术、聚合酶链反应(PCR)检测沙眼衣原体的 DNA。

2.非淋菌性尿道炎的临床特点。

潜伏期1~3周,平均2周左右,好发于青年未婚者。

(1)男性非淋菌性尿道炎

①症状:

尿道口的炎症轻微,轻度充血发红,尿道刺痒和排尿困难,少数病例可出现尿频和排尿不尽感。晨起尿道口可见极少量透明黏液性分泌物结成的痂膜封住尿道

420

口。由于自觉症状较淋病轻,因而常被忽略,往往是偶然发现内裤上有污迹而引起注意,故易延误治疗,不少人因此转为慢性而出现合并症。

②合并症:

a. 附睾炎:多为衣原体感染,较常见的为单侧急性附睾炎。

b. 前列腺炎:常见为亚急性前列腺炎症,慢性前列腺炎可无症状或有阴茎、会阴钝痛。

c. Reiter 综合症:除有尿道炎、结膜炎之外,尚有多发性关节炎。

d. 精囊精索炎:与前列腺炎同时存在,表现与前列腺炎相似,同时有精液带血、射精疼和遗精次数增多。

e. 直肠炎:同性恋男子常见,可有肛门灼痛及黏液性分泌物。

(2)女性泌尿生殖器感染

此类女性衣原体感染不局限于尿道,多以宫颈为中心扩散到其他部位:

①黏膜脓性宫颈炎:宫颈水肿或糜烂,白带增多,可为脓性,亦可为黏液性,自觉症状不明显。

②尿道炎:尿道正常或轻度充血,有灼热感或尿频,挤压尿道有分泌物溢出,不少患者无自觉症状。

③合并症:可合并急性或慢性盆腔炎、前庭大腺炎、直肠炎、输卵管炎、子宫内膜炎,因而导致宫外孕或不育,衣原体亦可由宫颈扩散到腹膜后引起肝周围炎。

3. 非淋菌性尿道炎的治疗。

首先要确定病原体,针对病因治疗。如条件不具备,可选择有效的广谱抗生素治疗,具体方案如下:

(1)首选四环素族的药物,四环素 0.5g,口服,每日 4 次,共用 2~3 周;或强力霉素 0.1g,口服,每日 2 次,共用 7~10 天。

(2)对四环素过敏或耐药者改用红霉素治疗,0.5g,口服,每日 4 次,共用 7~14 天。

(3)另外还可选用美满霉素 0.1g,口服,每天 2 次,共用 10 天。

(4)还可选用阿奇霉素、罗红霉素、环丙氟哌酸、交沙霉素等抗生素进行口服治疗。

(5)临床上有部分患者,淋病合并感染衣原体,建议采用头孢三嗪 250mg,一次肌注和强力霉素 0.1g,口服,一天 2 次,连用 7 天联合治疗淋病,防止非淋菌性尿道炎发生。

(6)需对患者的性伙伴同时进行治疗。

解脲支原体检测

支原体是一类能独立生活的最小、最简单的原核生物,不具备细胞壁,呈高度多形性。解脲支原体常寄居在人、牛、犬、猴的泌尿生殖道黏膜,偶见从人的口咽部及牛的口咽部和结膜部分离出,可引起成人的泌尿生殖系统的感染和结石,如非淋菌性尿道炎、男性慢性前列腺炎、男女不孕症、孕妇早产等。解脲支原体主要寄居在泌尿生殖道,但在口腔、结膜、直肠等部位均能分离到,在非淋菌性尿道炎、慢性前列腺炎患者按摩尿中均可分离到。采标本时,可直接从泌尿生殖道棉拭或尿中获得。尿标本需经离心后取沉渣,先接种于液体培养基,待有生长后,再接种于固体培养基上,至72小时,如仍无菌落生长方可视为阴性。此外,临床上检测解脲支原体还可采用荧光免疫技术和酶免疫技术等。关于解脲支原体所引起的非淋菌性尿道炎的临床特点和治疗原则请见沙眼衣原体检测。

TORCH 系列检测

【正常值】

均为阴性。

【临床意义】

TORCH 是弓形体、风疹病毒、巨细胞病毒、单纯疱疹病毒的简称(上述病原体英文名称第一字母的组合)。TORCH 感染主要对孕妇、胎儿、新生儿、婴儿有严重影响,可导致流产、死胎、胎儿发育迟缓、胎儿畸形及早产等。

艾滋病抗体(抗-HIV)测定

【正常值】

阴性。

【临床意义】

1. 艾滋病(AIDS)是由人获得性免疫缺陷病毒(HIV)感染所致的一种严重传染病。当感染 HIV 数周至半年后,绝大多数病人血清中存有抗-HIV 抗体。

2. 抗-HIV 阳性:如无任何临床症状,可为抗-HIV 携带者。抗-HIV 阳性可持续数年、数十年以至终身。

3. 抗-HIV 阳性,特别是确证试验结果阳性,并伴有临床症状时,可诊断为艾滋病。艾滋病的传播途径有以下几种:

1. 性接触传播。

血液中长期携带病毒者通过性行为传给易感者,此乃该病主要的传播途径,包括同性及异性之间的性接触。

2. 经血液传播。

(1)输入受 HIV 感染的血液,或受污染的血液成分及血液制品(如 VIII 因子)。

(2)移植或接受了 HIV 感染者的器官、组织或精液。

(3)静脉注射吸毒者共用 HIV 污染的注射器或针头。

(4)医源性如使用未彻底消毒的注射器、内窥镜、透析机和其他医疗器械。

3. 母婴传播。

患艾滋病或携带 HIV 病毒的母亲,在产前或分娩过程,因接触血液、体液传染给胎儿,也称围产期传播。

4. 其他途径。

如蚊虫、蝇、蟑螂等嗜血昆虫传播 HIV,目前尚未有明确的结论。

诊断艾滋病的化验主要是空腹抽取静脉血化验 HIV 抗体和化验 HIV 抗原。现在国内一般中等以上医院都能检测 HIV_{1+2} 抗体。如果化验检查 HIV_{1+2} 抗体阳性,则需转送此病人血样本至卫生部 HIV 确认试验室,经过确认试验阳性后再报告结果。

有了化验血 HIV 结果,还必须结合临床分析才能确诊。HIV 确认为阳性后,如有以下两个主要特征和一个次要特征者,可确认为艾滋病患者,否则只视为艾滋病病毒(HIV)携带者。

(1)主要特征。

①体重减轻 10% 以上。

②慢性腹泻一个月以上。

③持续发热一个月以上。

(2)次要特征。

①持续咳嗽一个月以上。

②全身瘙痒性皮炎。

③反复发作的带状疱疹。

④口腔白色念珠菌感染。

⑤单纯疱疹。

⑥全身淋巴结肿大。

条件致病菌感染主要是卡氏肺囊虫肺炎,恶性肿瘤为 kaposi 肉瘤。如能直接自病人血液、精液、唾液等标本中分离出 HIV 病毒，即可确诊。

仪器检查部分

纤维胃镜检查

纤维胃镜检查是指用胃镜直接观察胃内各部位及十二指肠，必要时可直接取活体组织检查。它是诊治上消化道疾病的重要方法。

1. 做纤维胃镜检查应注意以下事项和方法：

（1）检查前须禁食 12 小时。

（2）手术前 30 分钟肌肉注射阿托品和安定各 0.5 毫克，并用浓度为 1% 的普鲁卡因咽部喷雾麻醉。

（3）胃液或胃内容物较多时，应先抽尽胃液及胃内容物，再行检查。

（4）术后无不良反应，2 小时后可进流食或软食。

2. 做纤维胃镜检查的目的和作用：

（1）可以诊断胃癌和溃疡病。

（2）治疗胃内的某些疾病，如胃内止血、胃内息肉的摘除等。

（3）可诊断诸如急性胃炎、慢性胃炎等各种炎症性病变。

（4）原因不明的上消化道出血。

纤维结肠镜检查

纤维结肠镜检查适用于原因不明的慢性腹泻或大便习惯及性状改变者，病因不明的便血而疑有下消化道病变者，及可以通过结肠镜检查做活检或做肠息肉摘除等，是诊治下消化道疾病的重要方法。

做纤维结肠镜检查应注意以下方面：

1. 有急性肠炎、先天性或后天性直肠、乙状结肠狭窄者不宜作此项检查。

2. 术前应检查血小板及出凝血时间，有出血倾向者禁止作黏膜活检。

3. 检查前一天晚餐时应吃少渣饮食。

4. 睡前服 25 克硫酸镁或 10 克潘泻叶泡茶饮。

5. 检查当日的早晨应禁食。

6. 术前 1 小时应清洁肠道，可以用清水灌肠以达此日的。

7. 术前半小时，可给予 0.5 毫克阿托品或 10 毫克安定。

纤维支气管镜检查

纤维支气管镜检可用于临床上疾病的诊断。用于临床疾病诊断时,可诊断原因不明的咯血,胸片显示有肺叶、肺段的不张或肺块影,临床怀疑支气管肺癌或支气管内膜结核。

纤维支气管检查应注意以下几点:

1. 全身情况极度衰弱、严重高血压、心肺功能不全、主动脉瘤及喉结核者禁做此项检查。

2. 术前 4 小时内禁食,术前半小时可给予 l 毫克阿托品,对于精神紧张者可给予 5 毫克安定使其镇静。而且患者应把有关病史、胸部 X 线摄片等有关资料带给医生参考。

3. 用 1% 普鲁卡因咽部喷雾麻醉后将气管镜缓缓插入气管及支气管,必要时可取活检。若活检后病人出血较多或出现气急,需紧急处理。

4. 术后病人若出现少量血痰、咽部不适或咳嗽,可对症给予适当处理。

5. 术后 2 小时内不能进食。

纤维支气管镜检查除用于临床诊断疾病外,还可以治疗某些疾病,如气管异物的摘取,大咯血伴有窒息现象或大量痰液阻塞气管可借助镜检直接将痰吸出,以解除气管的阻塞,对肺部肿瘤进行激光治疗时或借助镜检直接注入药物,以进行局部病变的治疗。

肺功能检查

肺功能检查是通过仪器检测呼吸系统的功能,为无创性检查,包括通气功能、换气功能、呼吸调节功能,其中通气及换气功能检查最常用。

肺功能检查的意义主要包括以下几方面:

1. 评估药物的临床疗效。

2. 配合胸外科以评估手术的适应情况。

3. 对各种呼吸困难的原因进行鉴别,如阻塞性肺气肿、哮喘、慢性支气管炎、肺间质纤维化等。

4. 可以对职业性肺病进行评估。

肺功能检查需要病人和医生很好配合,以提高检查的准确性,如果发现可疑病变还需多角度的拍片来综合分析确定。

静脉压测定

静脉压测定分为两部分:周围静脉压测定和中心静脉压测定。

周围静脉压是指在右心房水平上测定的静脉压力。在临床上常用来诊断心包积液、缩窄性心包炎、右心衰竭、上腔静脉阻塞、血栓形成等疾病,这些病证常使周围静脉压力增高(周围静脉压的正常值为 3～15 厘米水柱)。操作时,应注意测压管要垂直,零点刻度与右心房平行。中心静脉压是指右心房及胸腔段的上下腔静脉的压力,它能准确反映病人的血容量、心功能及血管张力等综合情况,正常值为 5～12 厘米水柱。常用于诊断重危病人或大手术时监测血容量及心功能情况,还用于诊断原因不明的急性循环衰竭,指导补液。

静脉压测定应注意以下问题:

1. 周围静脉压因受周围静脉腔内瓣膜的影响,不能准确反映心功能及心容量,只作为临床上的粗略估计。

2. 测定中心静脉压时应注意在局麻的情况下静脉插管,测压管留置时间不宜过长,一般不超过 5 日,以防引起静脉炎或血栓性静脉炎。时间超过 3 日以上者,可用抗凝剂冲洗留置管,预防形成血栓。

心电图检查

心脏在收缩和舒张时,有微小的生物电产生,利用心电图记录仪可从身体表面不同的部位控测到这种电位变化并记录下来,这便是心电图。它是帮助诊断心脏病的最常用方法,几乎所有的心脏病都可从心电图上发现异常。心电图主要作用为:

1. 鉴别诊断各种心律失常,并进行指导治疗。

2. 提供心脏各腔室的大小及室壁的厚度,为诊断诸如高血压病的左心室肥厚等疾病提供依据。

3. 确定心肌病变的性质,判断是缺血性还是坏死性。以及心肌受累面积的大小。

4. 影响心脏活动的其他疾病,也可从心电图的变化中得到启示或证实,如许多对心脏有影响的药物中毒、电解质的紊乱,以及严重感染、重症胰腺炎、尿毒症、糖尿病酮症酸中毒等等。另外,检查心电图时,室温应保持温暖,同时患者本身不能紧张,以免因心率增快而影响检查结果。

运动心电图试验

冠心病人在休息时不出现心肌缺血改变,而运动时,心肌耗氧量增加,超过冠状动脉供血能力时可出现心肌缺血改变。以心电图记录心肌缺血表现称为运动心电图试验。

做运动心电图试验应注意以下几点:

1. 根据患者不同身高、体重及不同的负荷试验,计算运动量。

2. 按计算出的运动量让病人运动。

3. 如果运动达终点后,让病人做心电图时,有明显的心肌缺血改变,并持续到规定的时间者,被称作运动试验阳性;运动后心电图无改变者为阴性。

4. 运动试验呈阳性即可确诊为冠心病,若为阴性,可排除患冠心病的可能。但应特别注意有时可能出现假阳性或假阴性。

动态心电图检查

动态心电图是一种连续记录被检查者在日常活动情况下的心电图。它是用一个随身携带的小型磁带记录器,通过胸壁皮肤电极,24～48 小时慢速记录心电图,然后将记录磁带,快速扫,进行电脑分析,以发现患者是否有心律失常或心肌缺血等情况。

动态心电图适用于以下几方面:

1. 用于观察抗心律失常及抗心绞痛药物的疗效。

2. 冠心病的早期诊断或冠心病药物疗效的观察。

3. 原因不明的晕厥或疑有病窦综合症时。

4. 用于心源性症状的识别。

5. 预防心脏性猝死的危险性。

6. 用于心律失常的诊断。

冠状动脉造影检查

冠状动脉造影是利用导管对心脏的冠状动脉解剖进行的放射影像学检查。其目的主要是确诊或排除冠心病。常在临床上用于下列患者:

1. 有心绞痛的典型症状,但心电图或运动试验无客观缺血性表现者。

2. 不典型心绞痛,与身体劳累无关,舌下含硝酸甘油不缓解者。

3. ST 段及 T 波异常改变需排除冠心病者。

4.临床上病人无明显的心肌缺血症状,但通过运动试验或运动心电图检查有心肌缺血表现者。

此外,作冠状动脉造影应严格掌握其适应证,以免发生如严重室性心动过速、室颤、急性心肌梗塞等致命性的并发症。

心肌灌注显像

心肌灌注显像是探测心肌缺血及心肌坏死的一种无创伤性方法。其原因为正常的心肌细胞对某些同位素有选择性摄取,从而使正常心肌显影,而病损区不显影。

心肌灌注显像的作用:

1.通过做心肌灌注显像,可准确判断心肌梗塞的坏死面积从而正确估计预后。

2.当临床上怀疑有心肌病时,尤其是扩张型的心肌病,应做此检查确诊。

3.心肌灌注显像的特异性较高,它可以帮助确诊冠状动脉性的心脏病。

4.可适用于急性心肌的再灌注及血流分布情况。

5.可以鉴别左心室壁瘤的种类:功能性或器质性,为此病的手术治疗提供依据。

超声波检查

超声检查是指运用超声波原理对人体组织的物理特性、形态结构与功能状态做出正常与否的判断,有 A 型超声、B 型超声、M 型超声及 D 型超声四种类型。由于 A 超太粗略,目前已被淘汰。

B 超应用最广,其图像富于真实感,接近于解剖的真实结构。主要用于:

1.对妇产科、泌尿、消化及心血管系统疾病的诊断,如胆结石、胆囊炎及卵巢肿瘤、前列腺肥大等。

2.指导治疗和辅助诊断某些疾病,如胸腔积液、心包积液,有时需做 B 超进行定位穿刺引流或活检。

M 超主要用于心脏病的诊断。做 M 超可观察心动周期各时相、心脏各层结构的位置、心脏大小、心壁的薄厚及有无异常回声等。

D 超主要检测心脏及血管的血流动力学状态。对先天性心脏病及瓣膜病的诊断价值尤其重大。

此外,在用超声波检查胆囊时,要在检查前 1 天少吃油腻食物,检查当天早上禁饮食,检查卵巢及输卵管时要憋尿,否则会影响检查结果。

X 线检查

X 线是一种高能量、高穿透性、能使荧光物质发光的射线。X 线检查已被广泛用来诊断疾病。X 线检查通常包括透视、摄片和造影。

透视具有可以转动体位的优点，因此可以改变方向进行观察，方便了解器官的动态变化，而且经济简单，可立即得出结论。X 线摄片的优点是成像清晰，对比度和清晰度好，可以使厚度和密度较大而差异较小的部位的病变显像，并且还留有便于对照和会诊的客观目录。造影的特点是能够阻挡 X 线，将对人体无害的造影物质通过口服或静脉注射的方法引入到被查部位，使之产生对比显像，然后进行摄片以发现病灶，但造影剂有过敏反应，不是每个病人都可以接受的。透视和摄片也各有缺点。透视的缺点是影像的对比度和清晰度较差，腹部、头颅、骨盆、脊柱等不宜做透视。摄片的缺点是不能动态观察，只能一个角度投照。如果将二者配合使用，可取长补短，提高诊断准确性。

X 线检查虽然是一种广泛应用的诊断疾病的方法，但却对人体有一定的危害性：

1. 对细胞产生电离作用，有杀伤破坏能力，过量的 X 线照射会造成组织破坏。
2. 抑制骨髓造血功能。
3. 有致畸致癌的可能。

CT 检查

CT 是用 X 线对人体扫描，取得信息，经电子计算机处理而获得的重建图像。

CT 检查有三种方法：

1. 平扫，为普通扫描，是常规检查。
2. 增强扫描，以静脉注入水溶性有机碘，再进行扫描，可以使某些病变显示更清楚。
3. 造影扫描，先行器官或结构造影，再行扫描。

CT 检查常用于以下几种疾病的诊断：

1. 对肺癌、支气管扩张等胸部疾病的诊断。
2. 对中枢神经疾病的诊断，如脑出血、脑脓肿、脑血栓等。
3. 对腹部及盆腔疾病的诊断。
4. 对颈头部疾病的诊断，如眼眶内肿瘤、鼻咽癌等。

眼底检查

眼底检查,可以查出视网膜、玻璃体、脉络膜及视神经是否有病变,并且全身许多疾病都可引发眼底病变,所以眼底检查对临床诊断有很重要的意义。

作眼底检查应注意以下几点:

1. 应在暗室进行。

2. 被查病人应向正前方直视,眼底镜靠近患者眼前。

3. 检查小儿或瞳孔过小患者的眼底时,应先散瞳后检查,但青光眼患者不宜散瞳。

家庭健康宝典

家庭医生

医学常识篇